健康ライブラリー　イラスト版

ひざの痛みがとれる本

順天堂東京江東高齢者医療センター特任教授
黒澤　尚

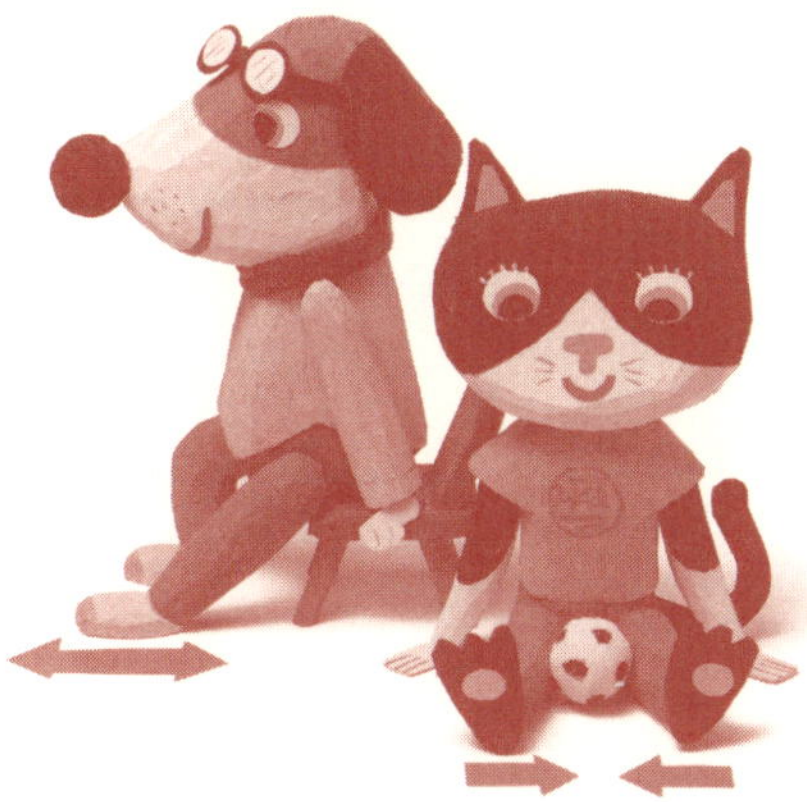

講談社

まえがき

この二〇年間、我が国は高齢化に比例して、足腰の故障に悩む方が急増しています。なかでも変形性ひざ関節症は潜在的には三〇〇〇万人も患者さんがいます。私は一九九七年に、簡単な体操をすることでひざの痛みが改善する本を講談社から出版しました（『ひざの痛みをとる本』）。幸いに、多くの方々から好評をいただきました。

その後、欧米の研究者からひざ痛に対する運動療法の研究が続々と発表され、その有効性が確認されました。二〇〇八年には変形性関節症の専門学術団体である国際的な学会（ＯＡＲＳＩ）が、世界基準となる治療のガイドラインを発表しました。注射や飲み薬などの受け身の治療ではなく、患者さん自身が自らおこなう能動的な治療を優先すべきこと、その中心になるのは下肢の体操であるとしています。これは私の提唱する方法が医学的にも適切な方法として世界的に認証されたということです。

簡単な体操によるひざ痛の治療法は、中高年者には最適の方法です。以前に比べればこの運動療法は我が国の医師（整形外科医）にも認知されるようにはなりました。しかし、現在でも医療現場での主流は飲み薬（痛み止め）とヒアルロン酸の注射です。この背景には薬や注射には健康保険上の点数が付くが、体操には点数が付かないといった欠陥が、ひとつの原因としてあります。一方では、患者さん側の「薬や注射のほうが効くのでは」という誤解もあるでしょう。そういう点では、まだ私たちの努力が足りないと痛感しています。

薬や関節注射中心の受け身の治療法では、加齢に伴う足腰の弱体化にはなす術がなく、やがて介護といった問題が身近に迫ってくることになります。

ひざ痛に悩んでおられる方はぜひ本書の体操療法を実践されて、ひざの痛みをとり、さらにウォーキングやプール歩行などにも積極的に取り組まれ、充実した、有意義な第二の人生を送っていただきたいと切に願っています。そのために本書が少しでもお役に立てるなら、著者としてこれに勝る喜びはありません。

順天堂東京江東高齢者医療センター特任教授
黒澤　尚

ひざの痛みがとれる本

もくじ

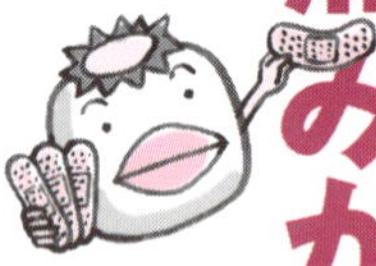

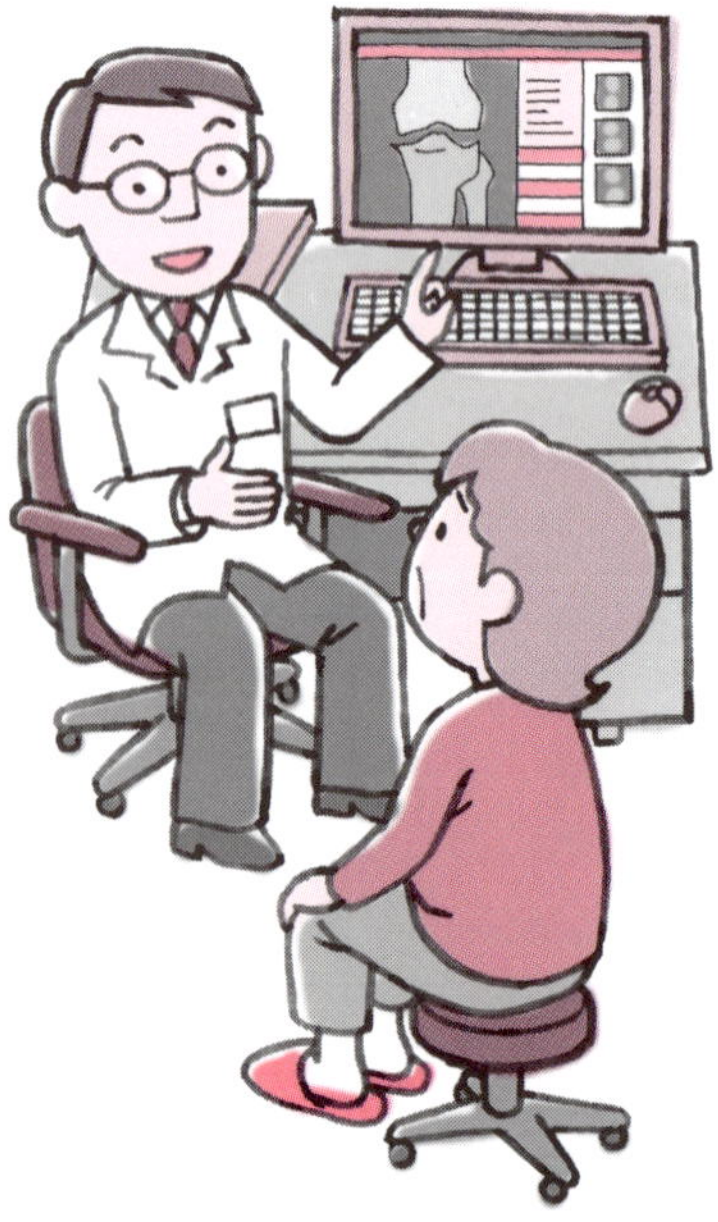

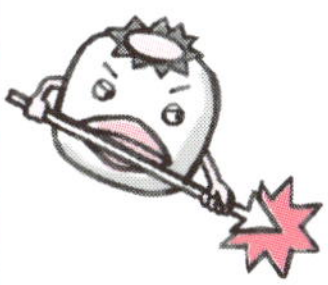

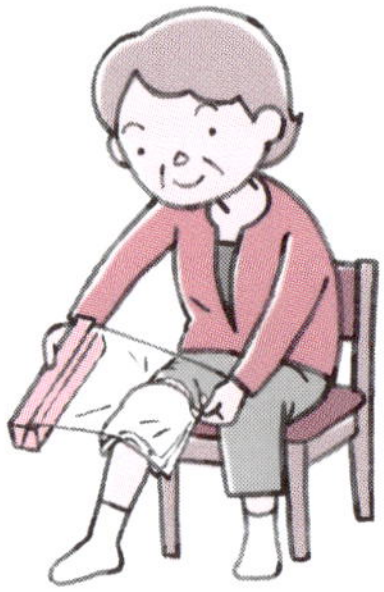

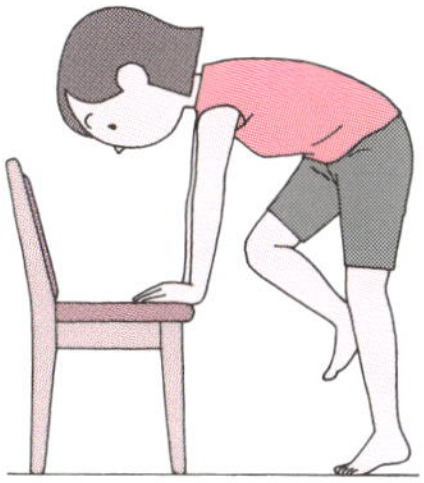

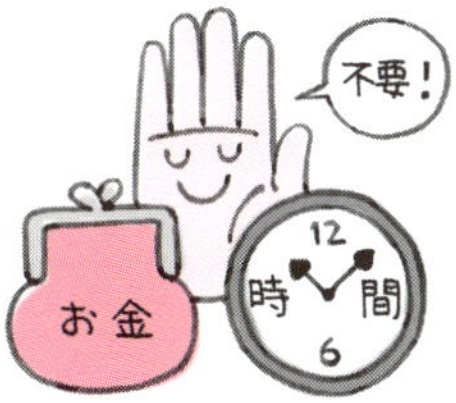

5 元気に動ける生活は自分でつくる……75

ひざの痛みの
正体は

骨ではなく関節の軟骨が悪くなる病気

ひざが痛い

ひざが痛いのは、「変形性ひざ関節症」という病気のためかもしれません。日常生活に支障が出るほど痛むこともあります。

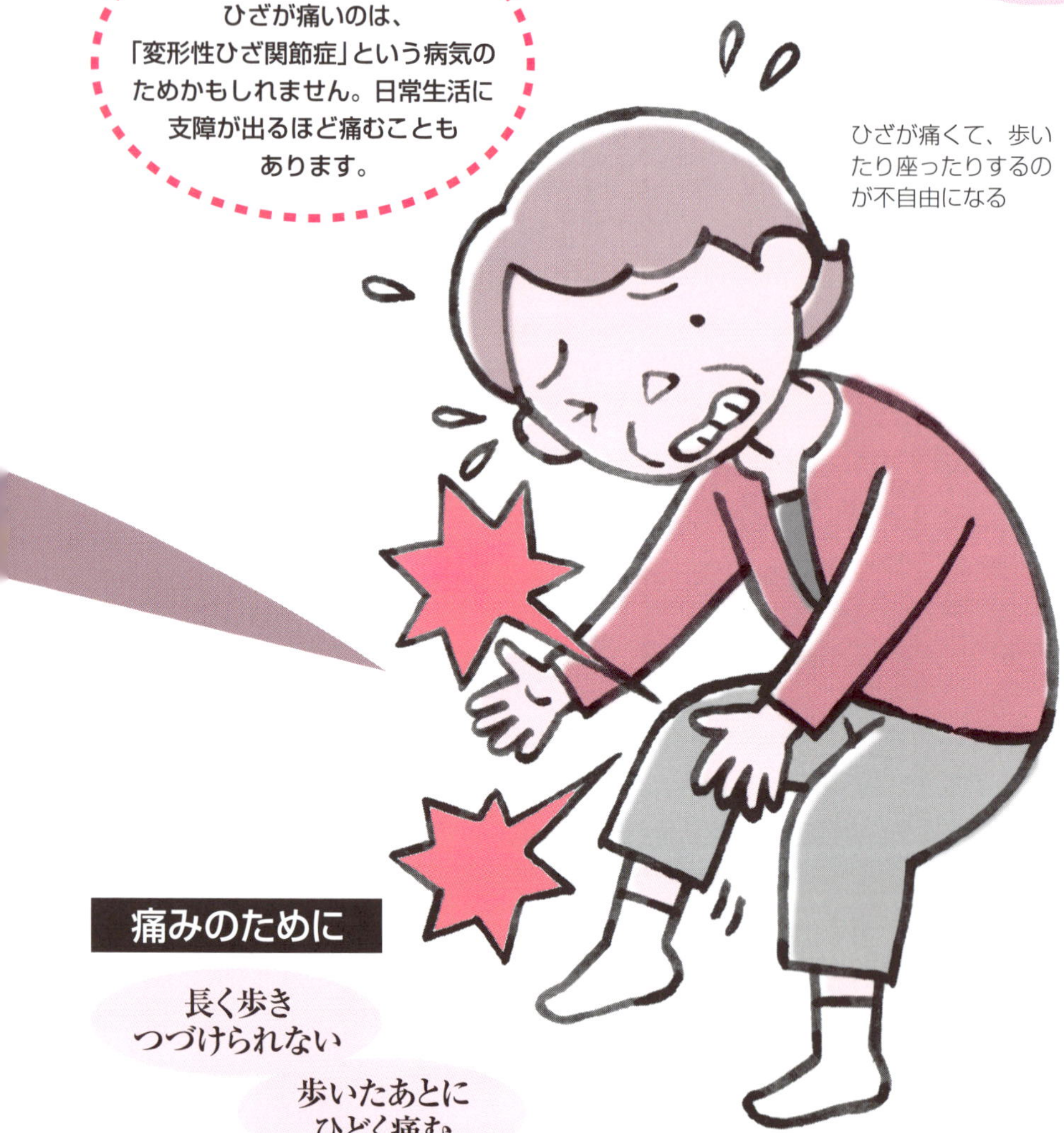

ひざが痛くて、歩いたり座ったりするのが不自由になる

痛みのために

- 長く歩きつづけられない
- 歩いたあとにひどく痛む
- 階段の上り下りができない
- 長い時間座っていられない
- 座っていて立ち上がれない

痛みの正体

関節軟骨がすり減っても、それじたいが痛みの原因ではありません。ひざの中で炎症が起こっているためです。

軟骨がすり減る

↓

摩耗《まもう》物質が出る

↓

免疫が過剰反応

↓

炎症が起こる

（P28参照）

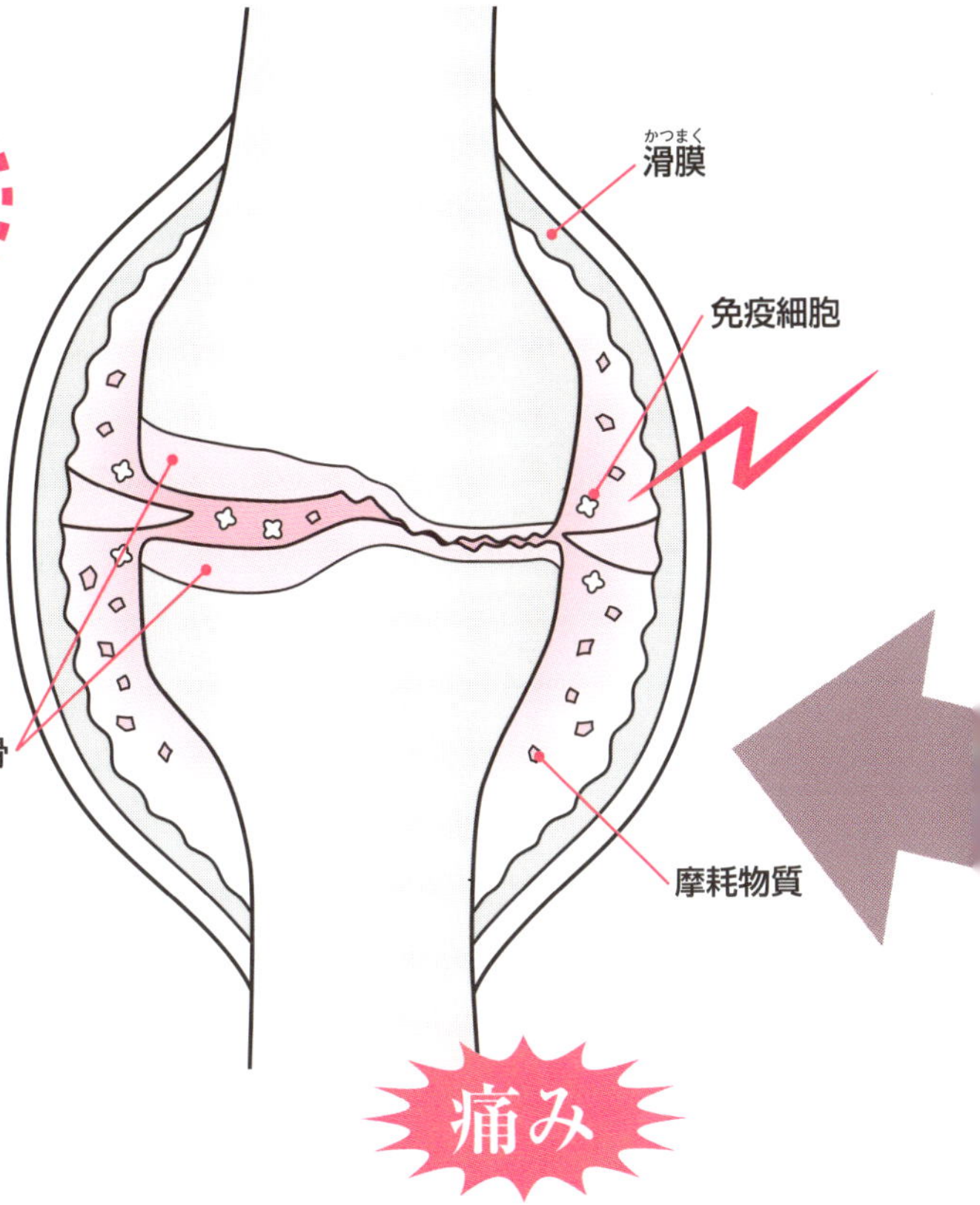

関節のつくり

骨の表面は関節軟骨でおおわれている。骨どうしが直接ふれあっているわけではない（P35参照）。

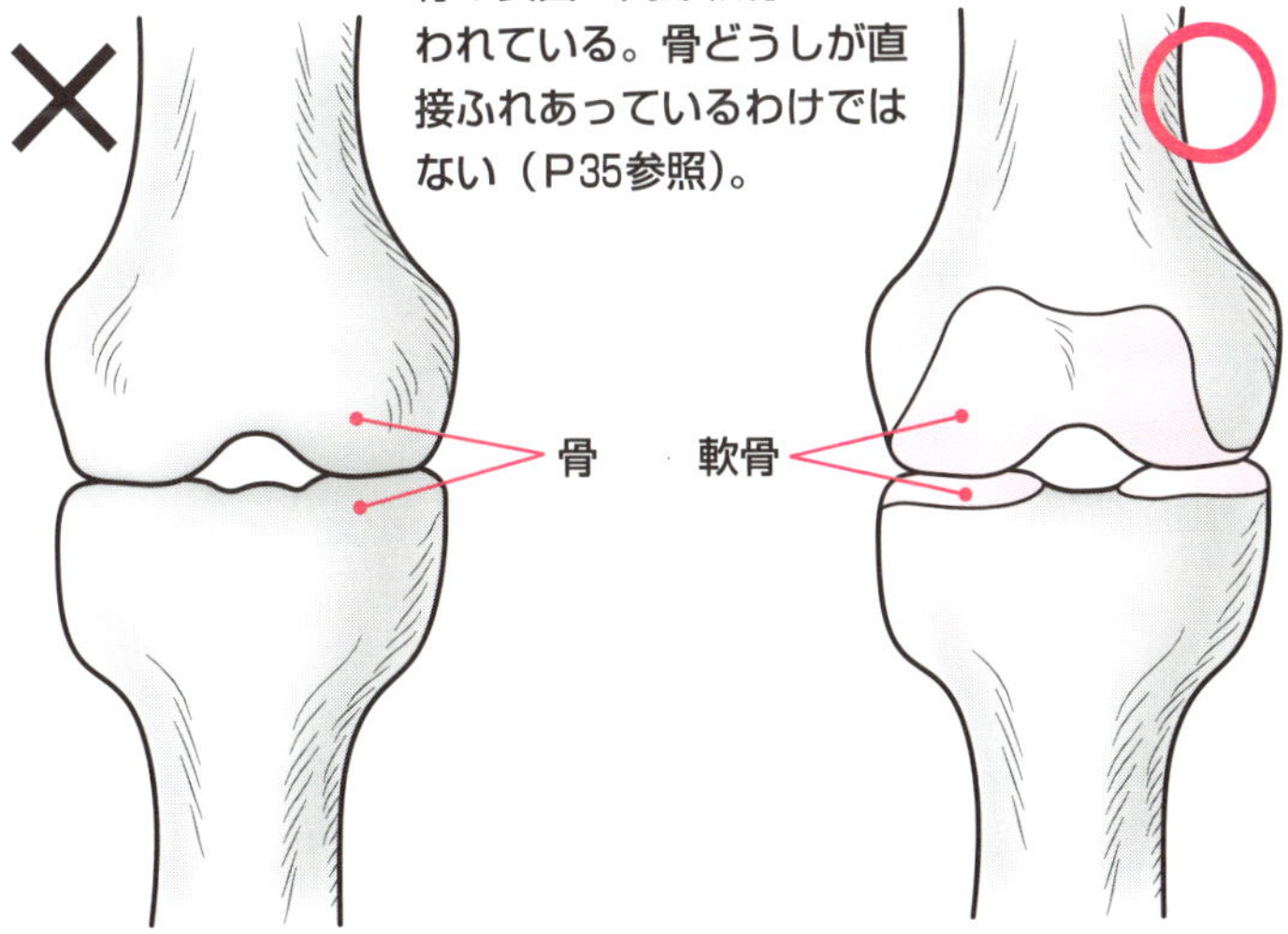

関節軟骨がすり減っている

変形性ひざ関節症は、その名のとおり、ひざがO脚に変形する病気です。ひざの関節の内側がすり減って、徐々に変形してくるのですが、すり減るのは骨ではなく、関節表面をおおう関節軟骨という部分です。

ひざの痛みの正体は

一度は受診して正しい診断を受けよう

X線検査で、ひざの関節軟骨のすり減り具合がわかる。中高年では、一次性の変形性ひざ関節症が多い

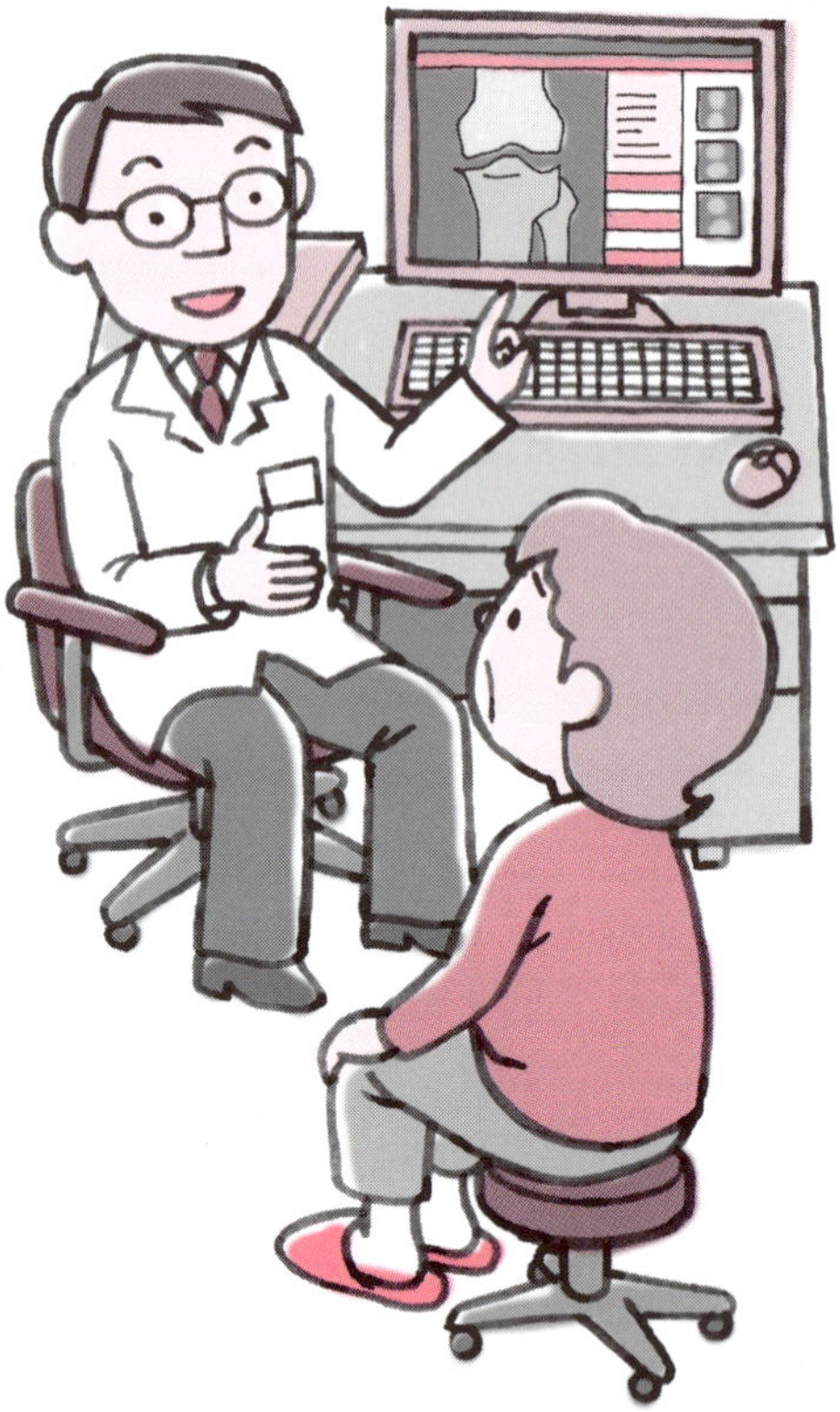

問診や検査

整形外科を受診します。
問診や触診のほか、
X線検査などから、
診断できます。

診断

変形性ひざ関節症

ほとんどが一次性。本書でも、こちらを解説していきます。

- **一次性**
  とくに思い当たる原因がないのに、ひざが痛くなった
- **二次性**
  ケガなどが原因でひざに負担がかかって痛みが出た

その他の病気

- 大腿骨《だいたいこつ》顆《か》骨《こつ》壊《え》死《し》（P44 参照）
- 関節リウマチ（P45 参照）
- 半月板損傷《はんげつばんそんしょう》（P46 参照）
- 痛風・偽《ぎ》痛風《つうふう》（P47参照）
- その他の病気やケガ（P47参照）

ほとんどは変形性ひざ関節症

中高年になってひざが痛いという場合、もっとも考えられるのは変形性ひざ関節症です。

しかし自己判断は危険です。ほかにもひざが痛む病気はあるので、一度は受診・検査をして、正しい診断を受けましょう。

1

痛みが軽くなる黒澤式ひざ体操

ひざが痛いとき、まずどうしたらよいのでしょうか。
薬を飲んだり、湿布を貼ったりする前にまず、脚をゆっくり動かしてください。
ここで紹介する「黒澤式ひざ体操」は、強い痛みがあってもできる体操です。
しかも、痛みをとるだけでなく、再発しないひざをつくります。

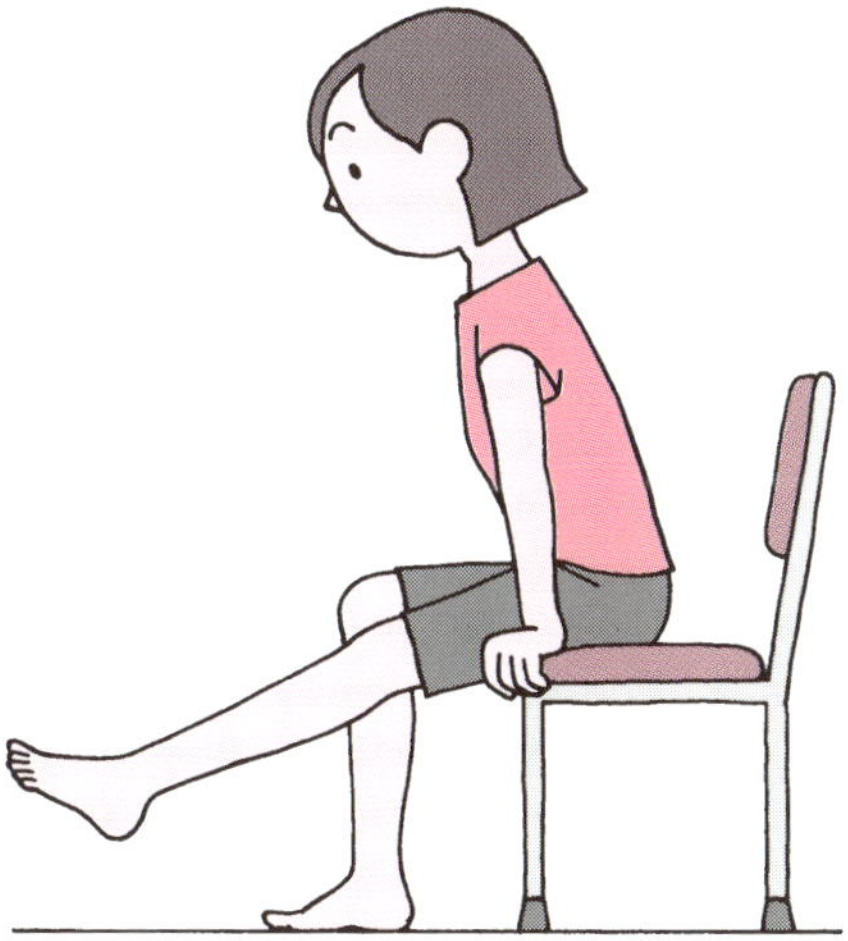

目的・効果

痛みをとり、再発のない強いひざに

ひざの痛みは、自宅で自分で軽くすることができます。本書で紹介する「黒澤式ひざ体操」をずっと続けてください。さらにウォーキング療法などの運動もおこないましょう。

黒澤式ひざ体操で変形性ひざ関節症を治す

変形性ひざ関節症は、ひざを動かさなければ痛みません。そのため痛みがあると、つい安静にして動かさなくなってしまいます。ところが、それがよくないのです。

わが国での変形性ひざ関節症の一般的な治療は、痛み止めの飲み薬とヒアルロン酸の注射が中心です。運動療法は、治療効果を上げたり、病気の進行を止める助けにする位置づけです。

「黒澤式ひざ体操」は、ひざを強くして再発を予防する目的に加え痛みをとる「治療法」です。ひざが痛くても水がたまっていてもできる体操です。続けるうちに痛みはなくなるか、軽くなります。運動は、国際的な指針（P27参照）でも、変形性ひざ関節症に第一におこなう療法とされています。

さらにウォーキング療法などをおこなうことで、ひざが強くなり、再発しなくなります。体全体にも効果があり、体力低下や高齢者の衰弱を防ぐことができます。

本書で紹介する運動

変形性ひざ関節症の運動療法として、黒澤式ひざ体操、ストレッチング、ウォーキング療法を紹介します。このほかに、痛みの程度に合わせて、自分の好きなスポーツも楽しんでください。

黒澤式ひざ体操

●くつ下体操
痛みがひどいときにおこなう
●筋肉体操
運動療法として毎日おこなう
３種類ある
（P12～19）

ストレッチング

下記のウォーキング療法の前後におこなう。また、運動療法のひとつとしておこなってもよい
（P65～74）

ウォーキング療法

●ウォーキング
●つかまり足ぶみ
痛みが軽減したら運動療法としておこなってもよい
（P76～79）

目的に合った運動のやり方

本書で紹介する運動には、３つの目的があります。薬や注射の助けにするのではなく、これらじたいが重要な治療法なのです。

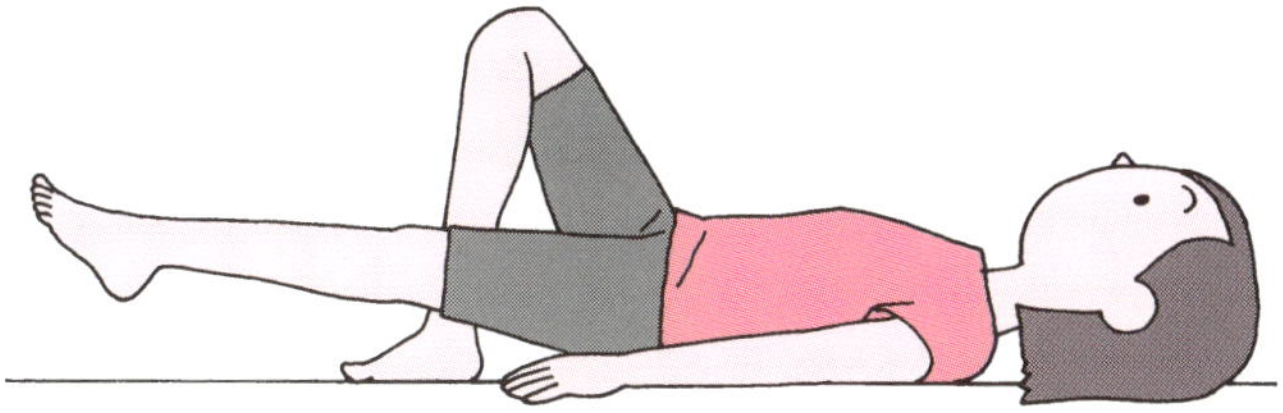

黒澤式ひざ体操のうち、筋肉体操は、どのような状況でもおこないましょう。

1 痛みがとれる

変形性ひざ関節症の人のいちばんの悩みは痛みです。黒澤式ひざ体操で痛みを軽くします。始めて２～３週間で、痛みはなくなっていきます。

2 ひざを強くする

運動を続けると、軟骨やひざを支えるももの筋肉が強くなります。お尻の筋肉（臀筋《でんきん》）や腹筋など、体全体の筋肉も強くなります。

3 再発しなくなる

さらに続ければひざの痛みが再発しなくなります。80～90歳になっても継続していれば、介護や寝たきりになるのを防止できます。

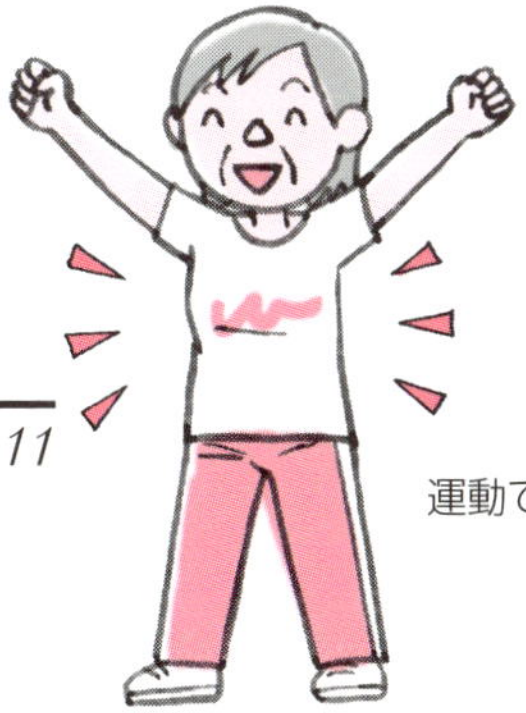

運動で健康になろう

黒澤式ひざ体操

下記の３つの運動は、ひざを強くするので、痛みが再発しなくなる

ストレッチング

ウォーキング療法

趣味などのスポーツ

ずっと続けることが大切

黒澤式ひざ体操

簡単な体操で、ひどい痛みをやわらげる

黒澤式ひざ体操は、「くつ下体操」と「筋肉体操」からなります。くつ下体操は、とくに痛みがひどいときにまずおこないます。筋肉体操は三種類。毎日どんな状況でもおこなってください。

1 くつ下体操

木綿や毛などの、すべりがいいくつ下をはき、いすに座るか、仰向けに寝て、体を安定させます。片方の足をゆっくり前後にスライドさせます。もう片方の足も、同じようにおこないます。

回数

- 片足を20往復ずつ。両足交互に3回くり返して1セット
- 朝晩各1セット、1日合計で2セット
- 痛みのない範囲で、朝昼晩の3セットおこなってもいい

座っておこなう

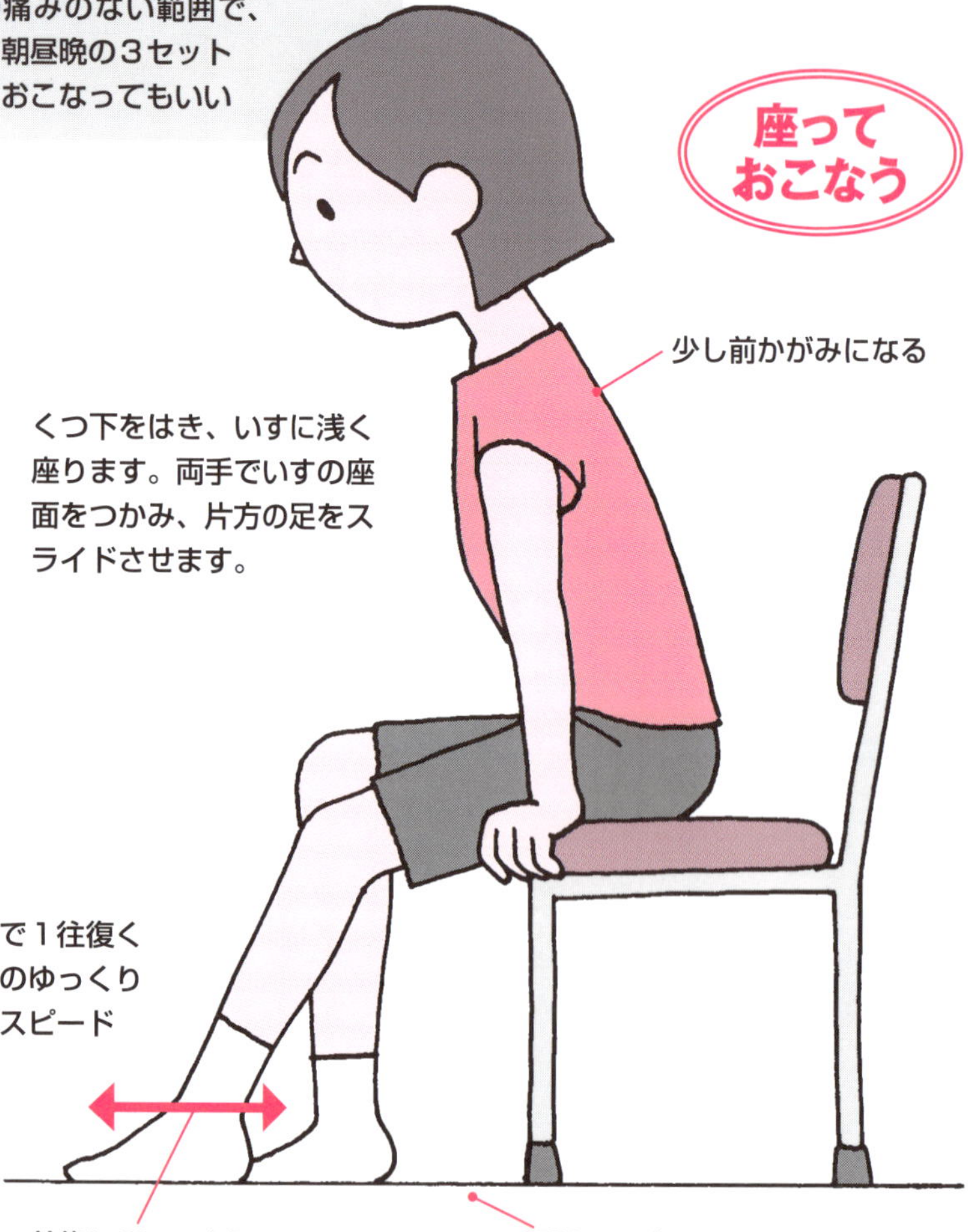

少し前かがみになる
くつ下をはき、いすに浅く座ります。両手でいすの座面をつかみ、片方の足をスライドさせます。
5秒で1往復くらいのゆっくりしたスピード
前後に20cmくらいすべらせる
板張りなどすべりのよい床

注意

これだけではダメ
↓
筋肉体操
（P14〜19参照）
をおこなう

ひざの痛みが強くても、この「くつ下体操」だけで終わらせないでください。少しでも脚を動かせるようになったら、「筋肉体操」をおこなうことが大切です。

いつおこなうか？

- 痛みがとても強いとき。まずは「くつ下体操」をおこなう
- いつでも暇をみつけておこなっていい

寝ておこなう

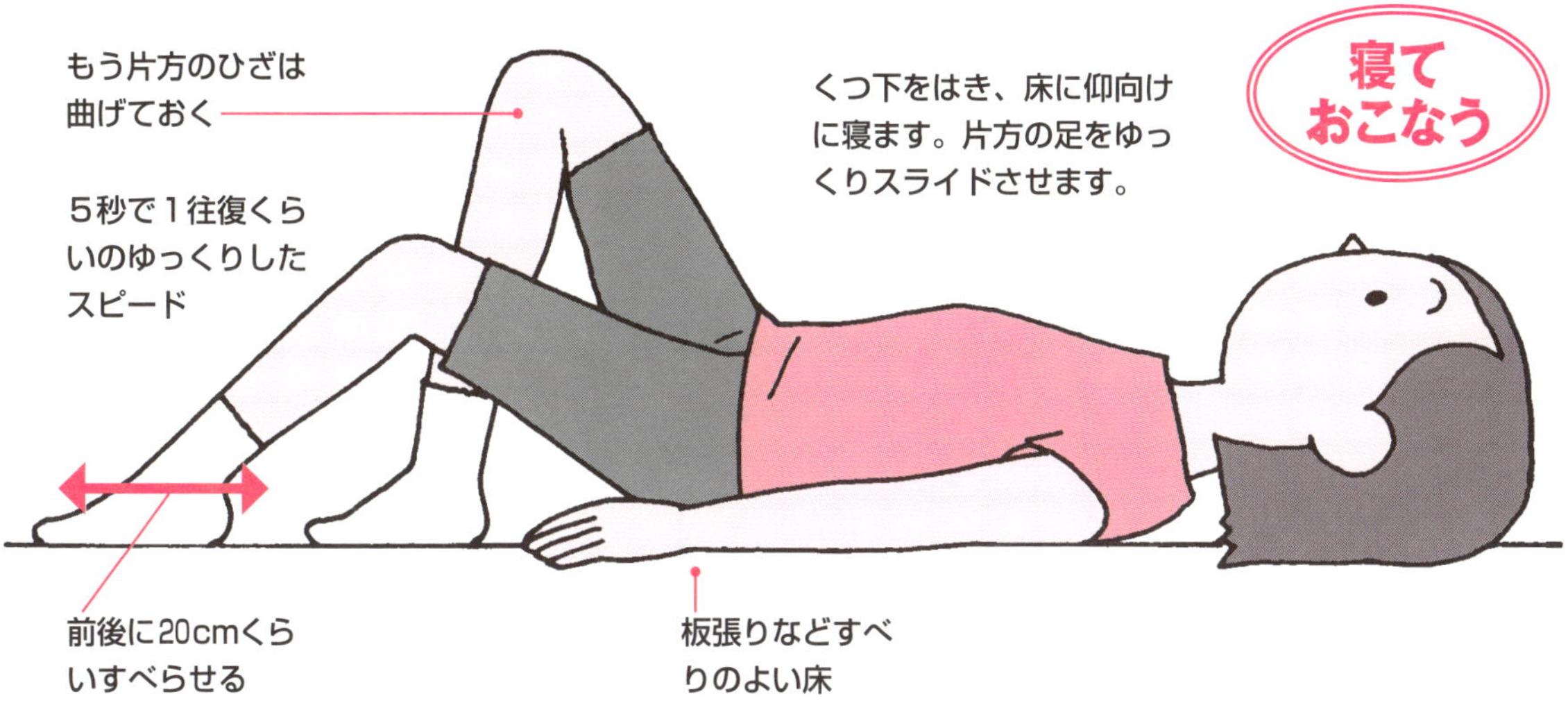
もう片方のひざは曲げておく
くつ下をはき、床に仰向けに寝ます。片方の足をゆっくりスライドさせます。
５秒で１往復くらいのゆっくりしたスピード
前後に20cmくらいすべらせる
板張りなどすべりのよい床

痛くて動かすのがこわいときにもできる

ひざの痛みが強いときは、じっとしていたくなるでしょうが、じつは少し動かしたほうがらくになるのです（P28参照）。

くつ下体操は、ひとりで簡単にできる体操です。次は脚上げ体操など筋肉体操をおこなってください。これらの「黒澤式ひざ体操」は、痛みがあってもできるだけでなく、痛みがとれていきます。痛みは一週間でやわらぎます。

体験談

三週間で階段も平気に

Aさんは七〇歳の女性です。二年ぐらい前から徐々にひざの痛みが強くなり、最近は歩くのも困難でした。そこで、くつ下体操を始めましたが、最初は半信半疑。でも根気よく続けるうちに、痛みが軽くなっていったのです。

体操を始めてから三週間ほどたったころには、階段の上り下りもできるようになりました。

2 筋肉体操 ①脚上げ体操

回数

●片脚20回ずつ、両脚おこなって1セット
●朝晩1セットずつ

もものの前側の筋肉と腹筋を使って脚を上げます。たたみや床に仰向けに寝て、ひざを伸ばしたまま脚を10cmほど上げます。痛くないほうの脚もおこなってください。ひざを伸ばしたまま上げるのが基本ですが、痛みがひどいときは、軽く曲げておこなってもいいでしょう。

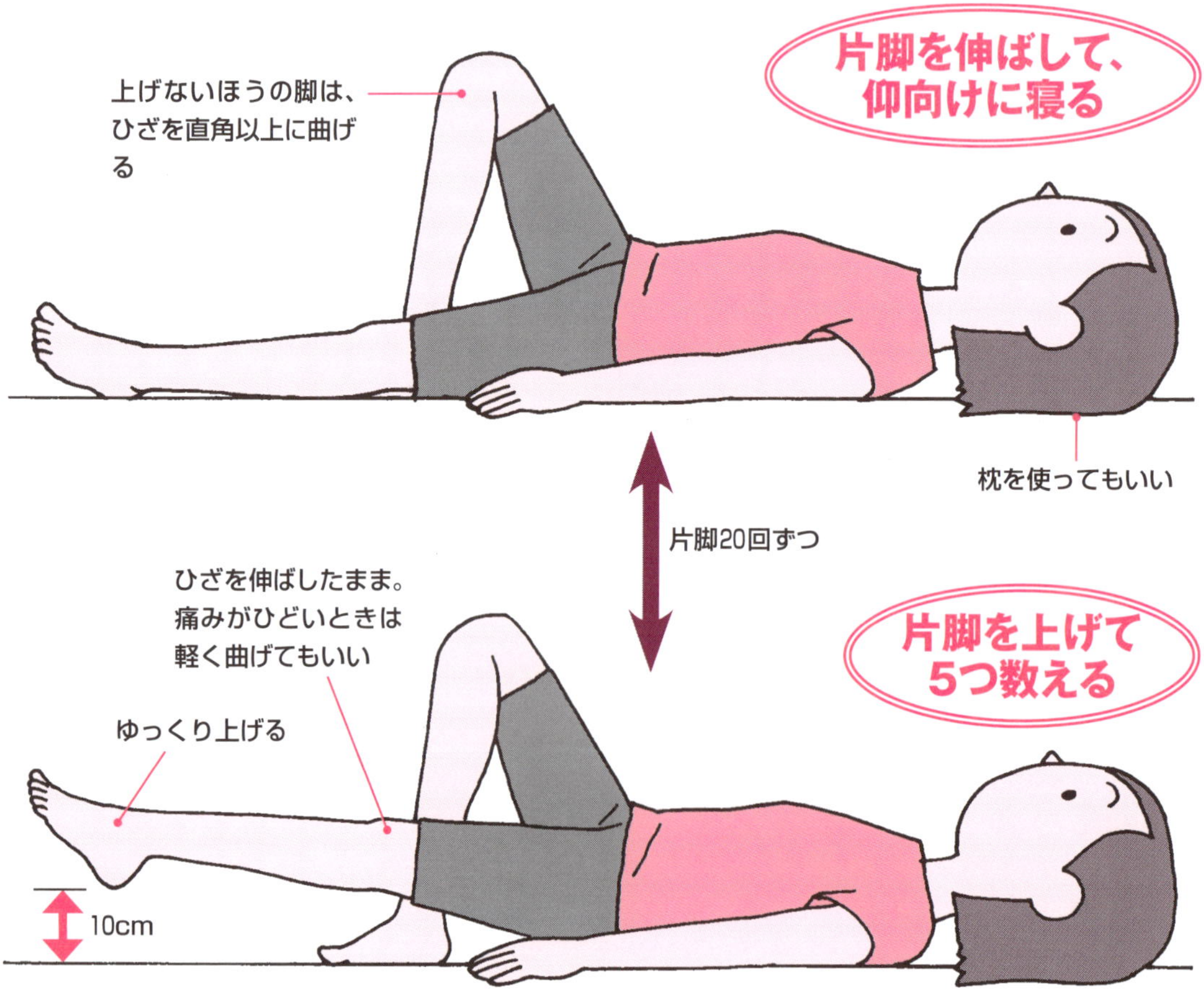

片脚を伸ばして、仰向けに寝る
上げないほうの脚は、ひざを直角以上に曲げる
枕を使ってもいい
片脚20回ずつ
片脚を上げて5つ数える
ひざを伸ばしたまま。痛みがひどいときは軽く曲げてもいい
ゆっくり上げる
10cm

慣れてきたら、回数を増やすのではなく、足首に重りをつける（P17参照）

ゆっくり元に戻して1回。20回おこなったら、もう片方の脚も同様に

いすに座っておこなってもよい

脚上げ体操は、いすに座っておこなってもかまいません。腰が弱い人は、こちらの方法がよいでしょう。

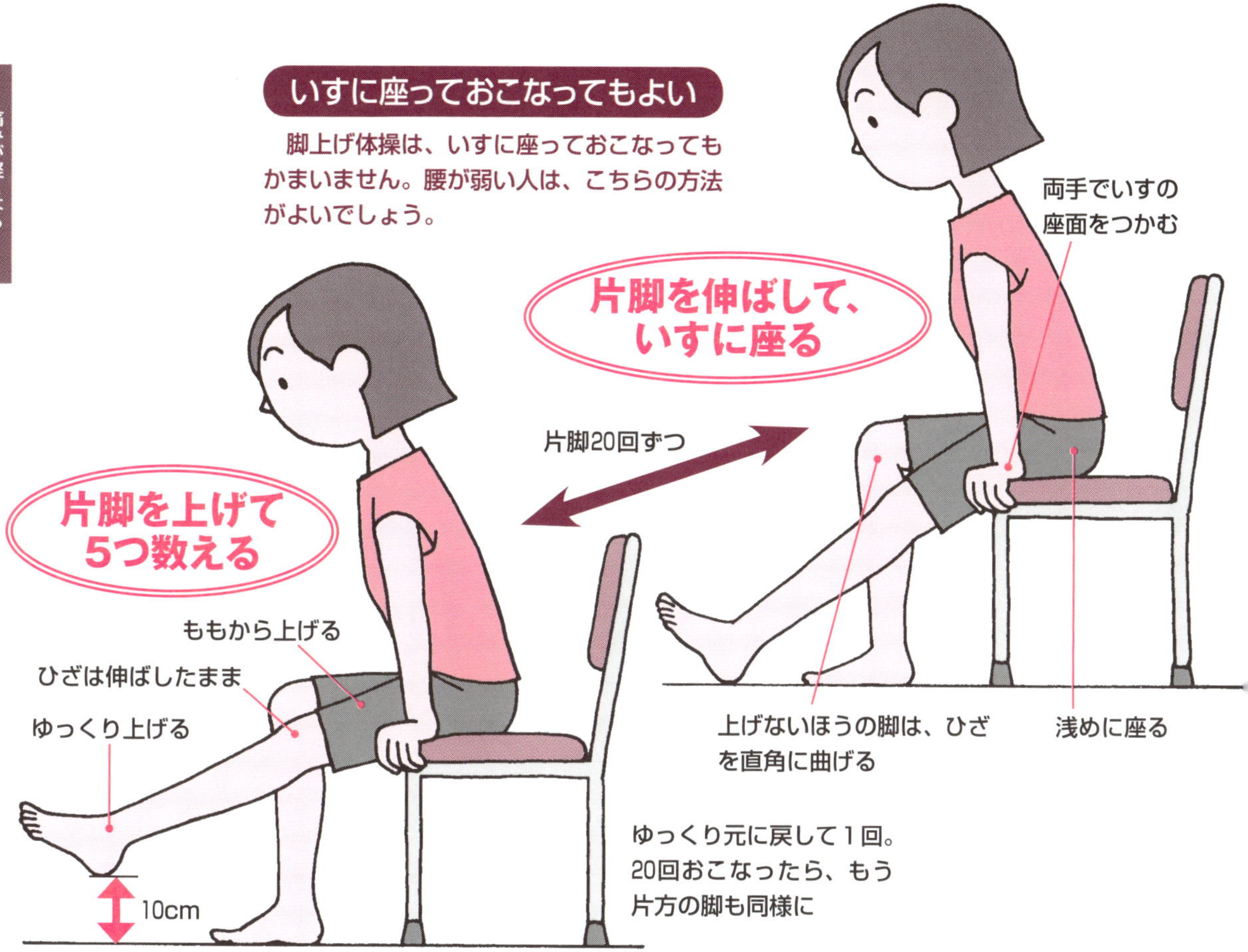
両手でいすの座面をつかむ
片脚を伸ばして、いすに座る
片脚20回ずつ
片脚を上げて5つ数える
ももから上げる
ひざは伸ばしたまま
ゆっくり上げる
10cm
上げないほうの脚は、ひざを直角に曲げる
浅めに座る
ゆっくり元に戻して１回。20回おこなったら、もう片方の脚も同様に

注意

前かがみに座るほうがいい

いすには浅く腰かけるようにする

ひざを伸ばしたまま上げ下げする

ひざを屈伸するのではない

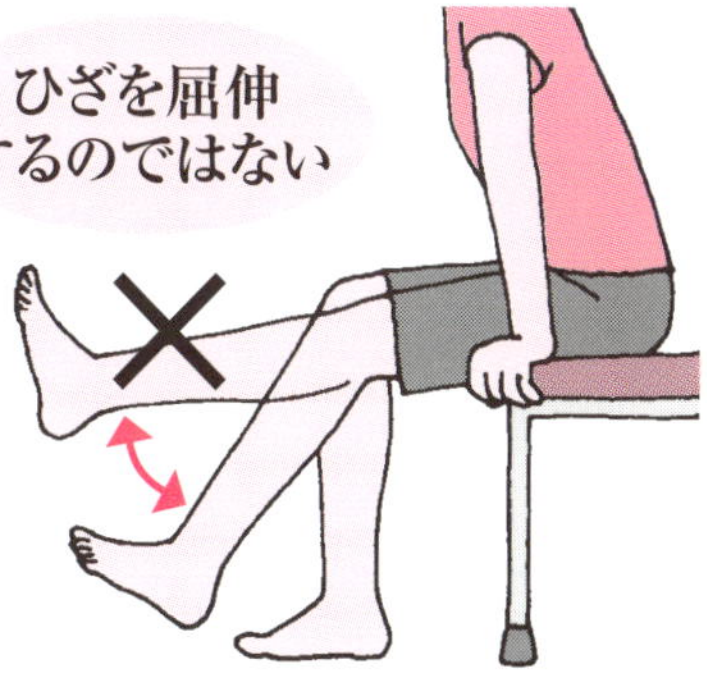

2 筋肉体操 ②横上げ体操

ももの側面の筋肉と腰の横の筋肉を使って脚を上げます。たたみや床に横向きに寝て、ひざを伸ばしたまま脚を10cmほど上げます。痛くないほうの脚もおこなってください。ひざを伸ばしたまま上げるのが基本ですが、痛みがひどいときは、軽く曲げておこなってもいいでしょう。

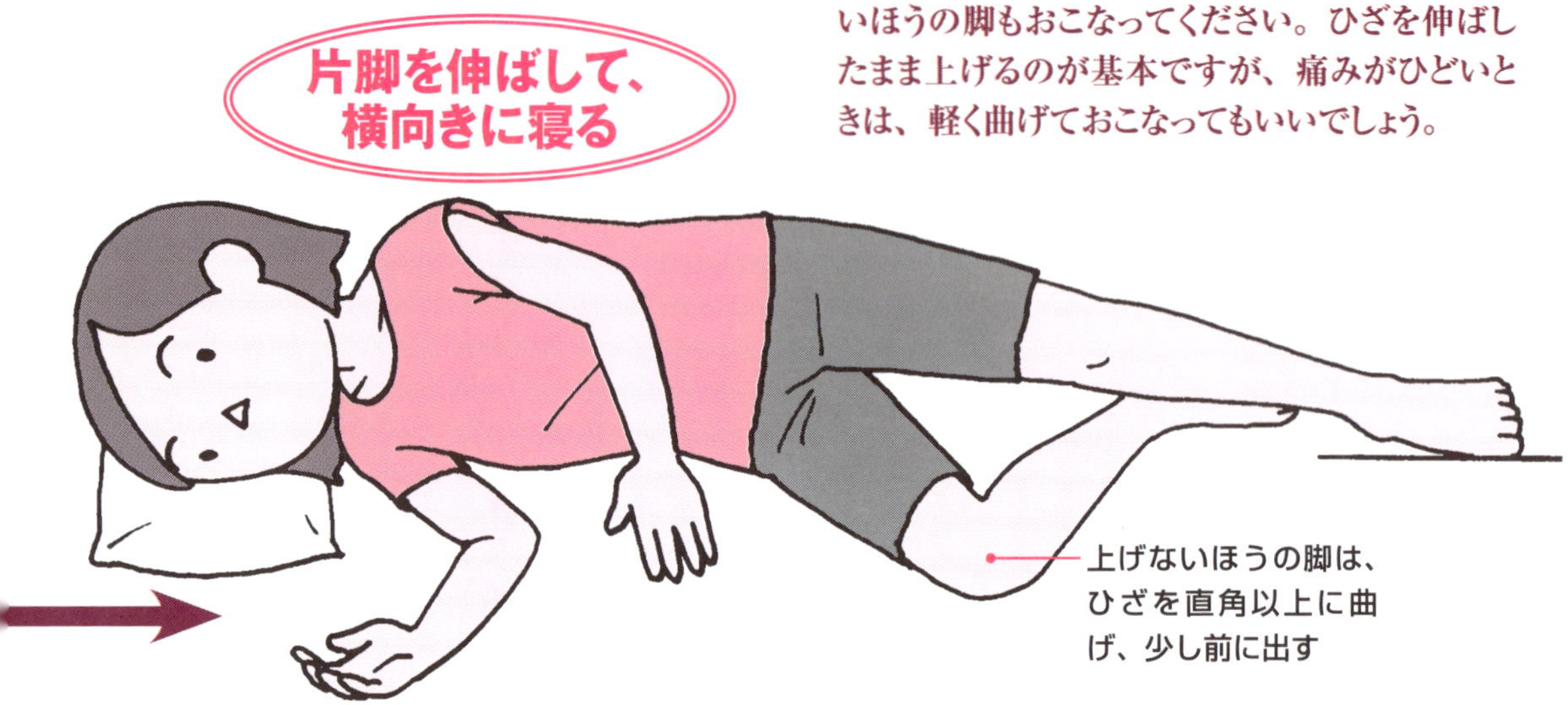
片脚を伸ばして、横向きに寝る
上げないほうの脚は、ひざを直角以上に曲げ、少し前に出す

注意
上体は床につけておこなう。上体を起こしたまま横上げ体操をすると、腰を痛めることがある

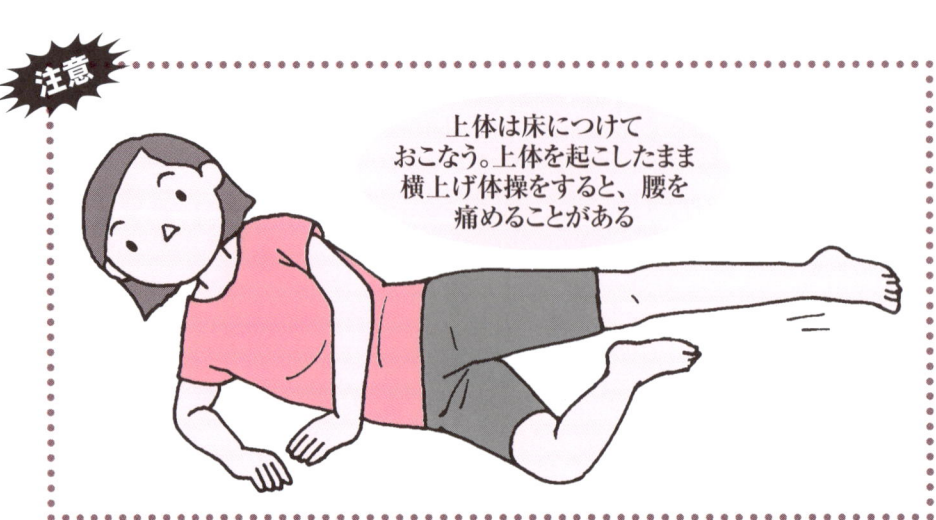

回数

●片脚20回ずつ、両脚おこなって1セット
●朝晩1セットずつ

片脚を上げて5つ数える

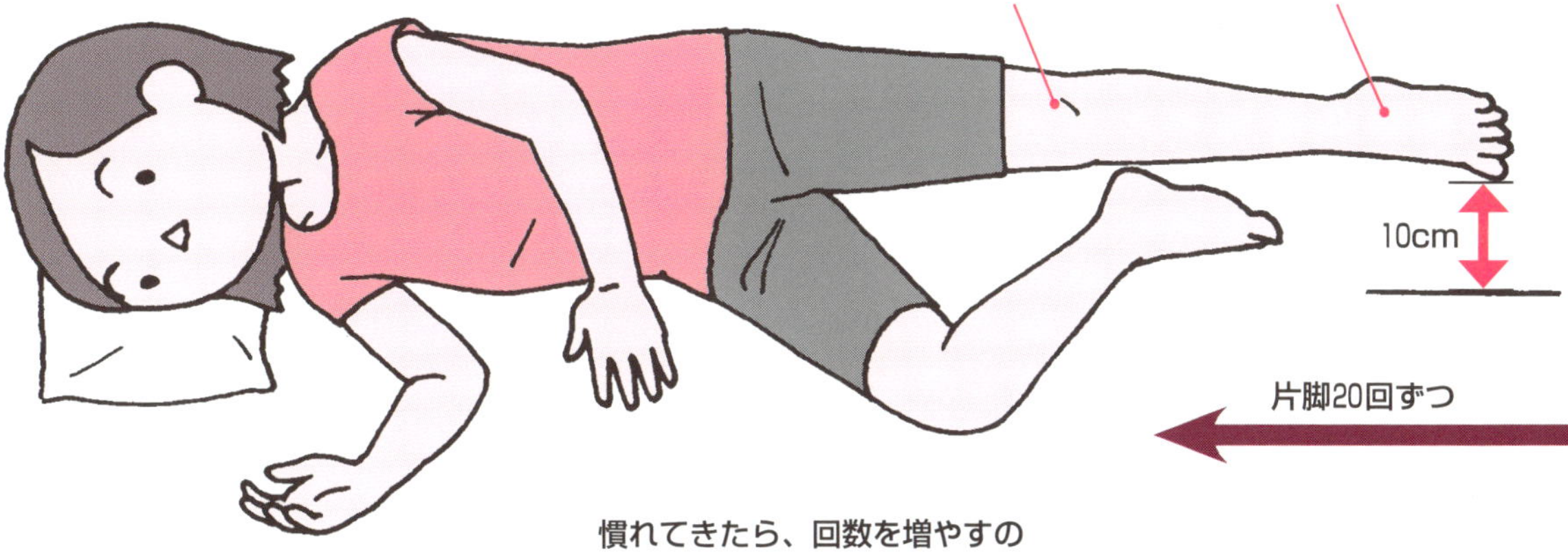

慣れてきたら、回数を増やすのではなく、足首に重りをつける

足首につける重り

少しずつ重さの負荷をかけていくと効果が上がります。

足首につける重りは、スポーツ用品店やリハビリ用品店などで購入しますが、自分でつくることもできます。年代や体力によりますが、五〇〇グラムから始めるといいでしょう。

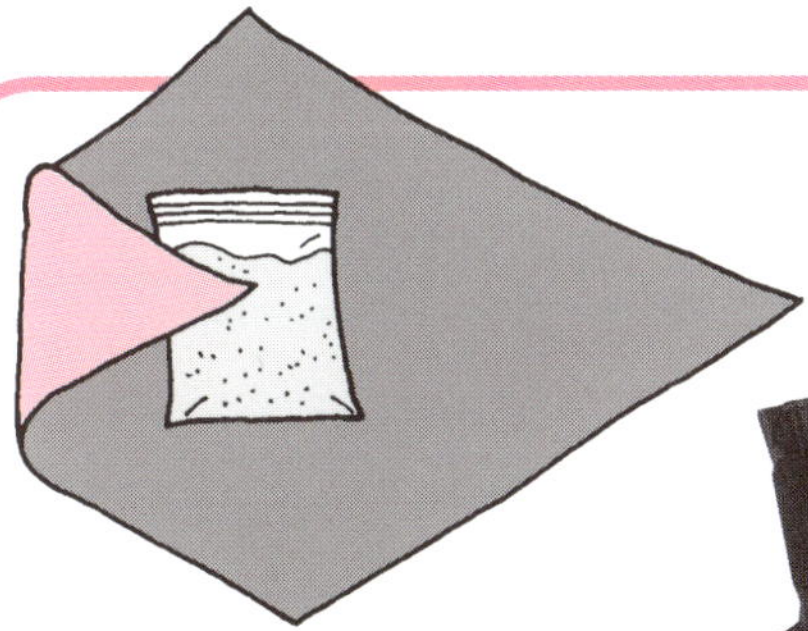

砂や塩をポリ袋につめ、風呂敷などで足首にゆわえつける

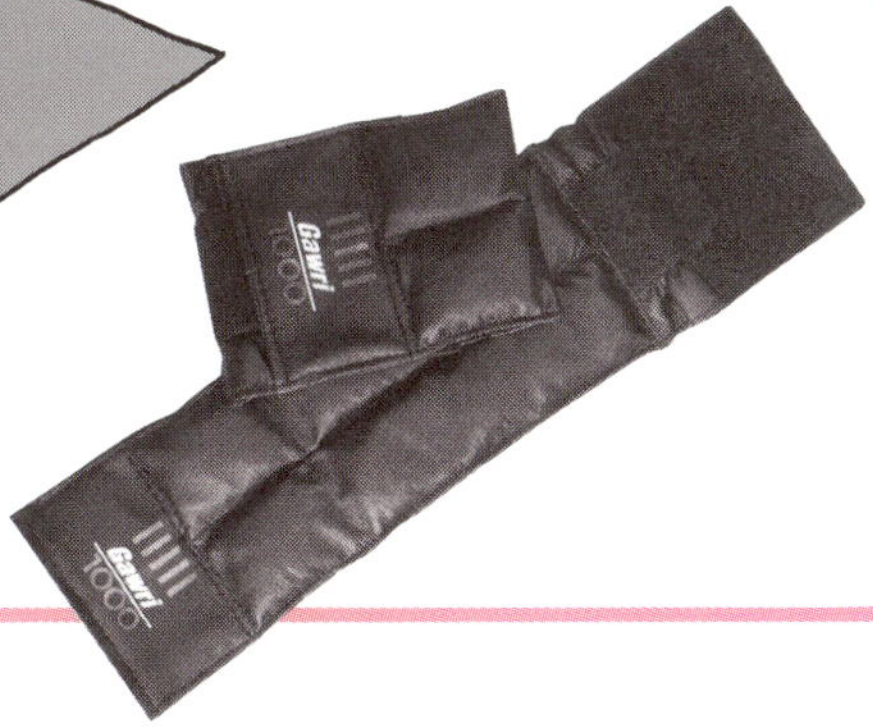

アンクルウェイト、アンクルスパッツなどとよばれる

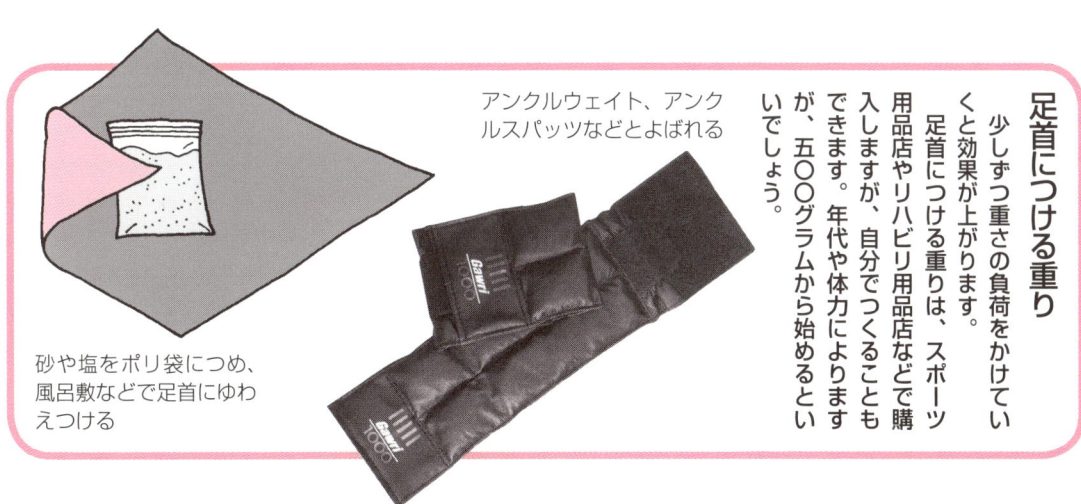

2 筋肉体操 ③ボール体操

ももの内側の筋肉、ももの付け根内側の筋肉、腹筋を使います。軽くひざを曲げてたたみや床に座り、ももにボールをはさんで力を入れます。サッカーボールやバレーボール程度のかたさと大きさがいいでしょう。小さいと、ももから外れやすくなります。

回数

- ●20回で１セット
- ●朝晩１セットずつ

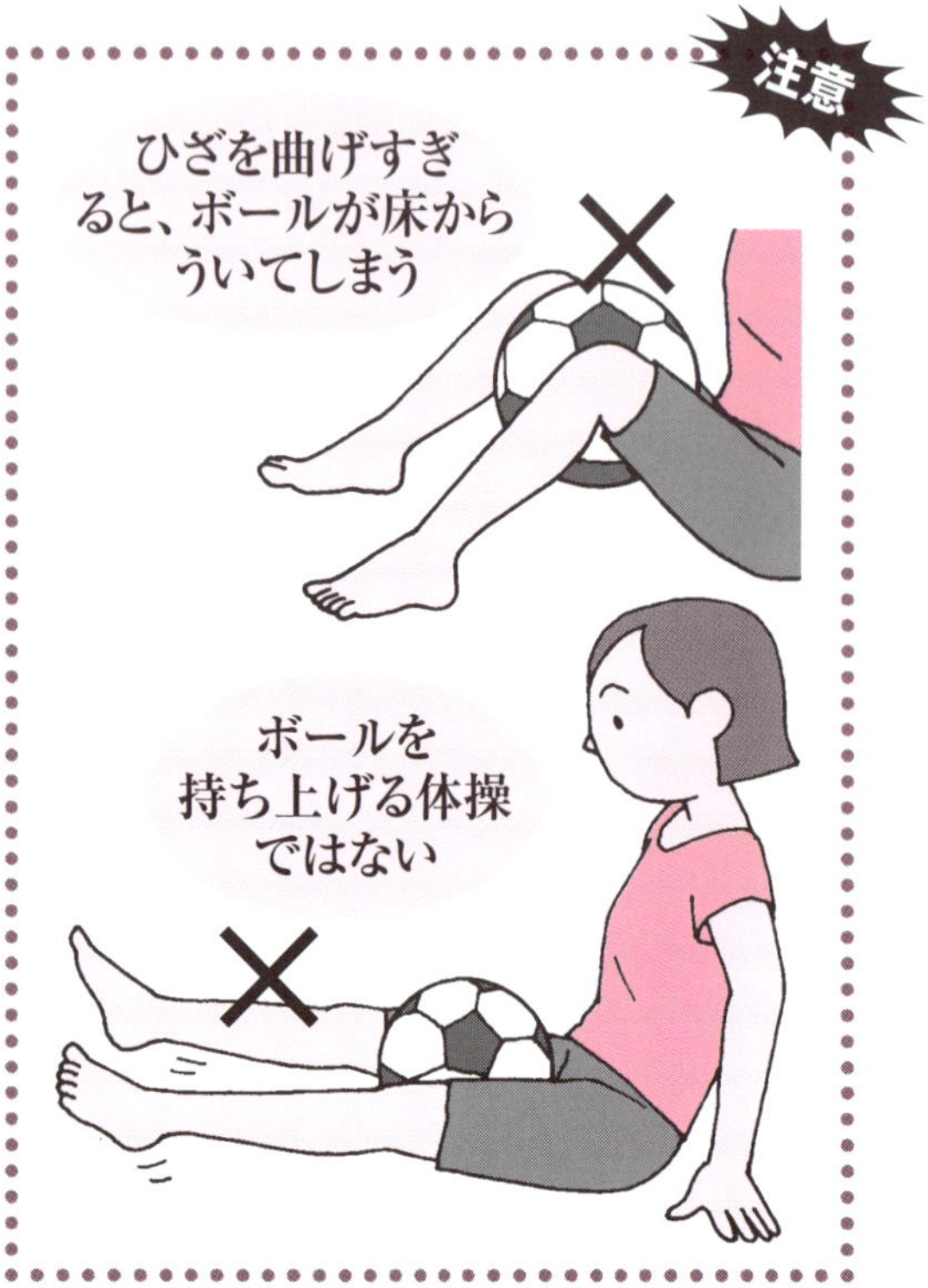

注意
ひざを曲げすぎると、ボールが床からういてしまう
ボールを持ち上げる体操ではない

いったん力を抜いて１回。
20回くり返す

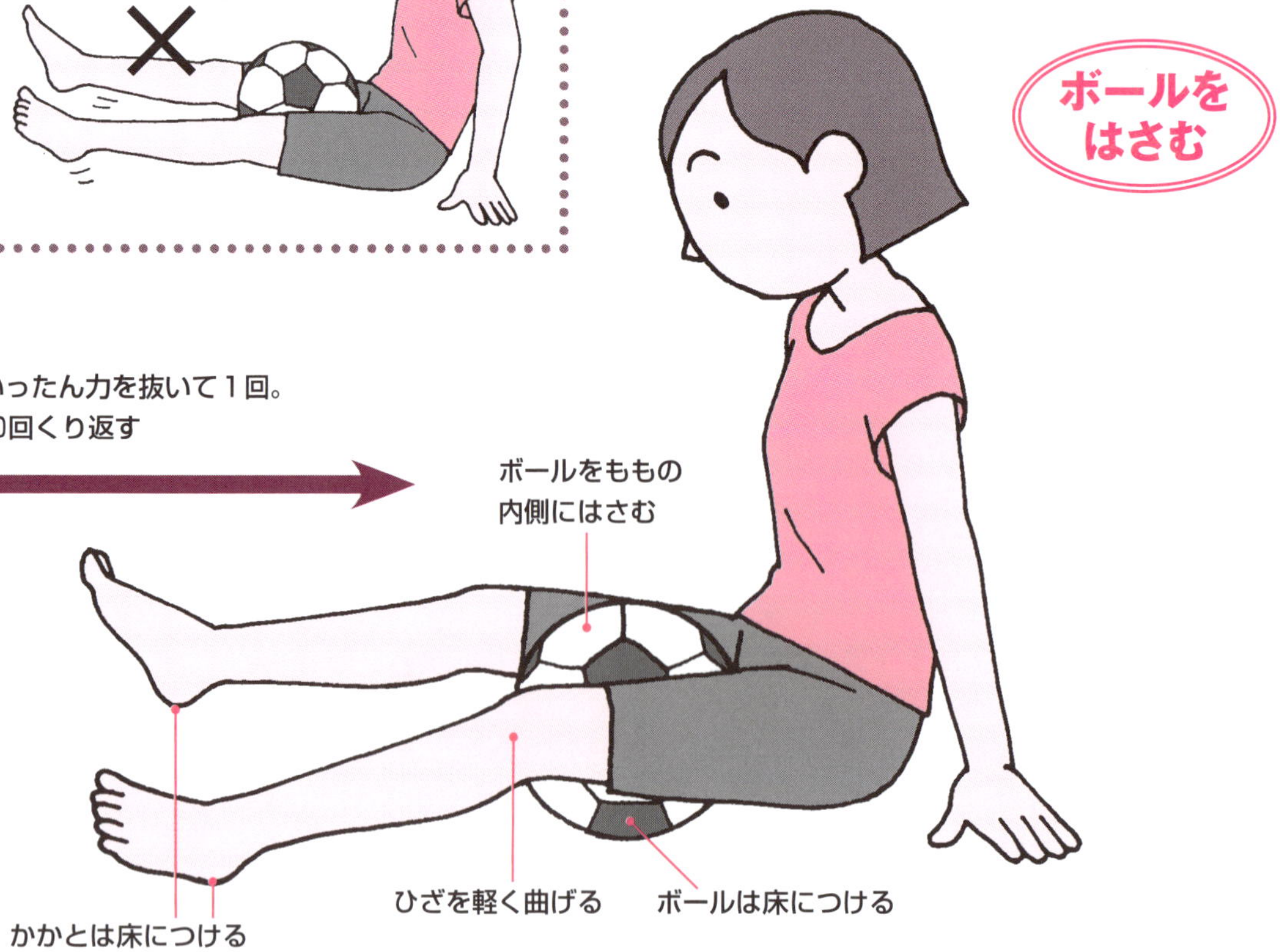

ボールをはさむ
ボールをももの内側にはさむ
ひざを軽く曲げる
ボールは床につける
かかとは床につける

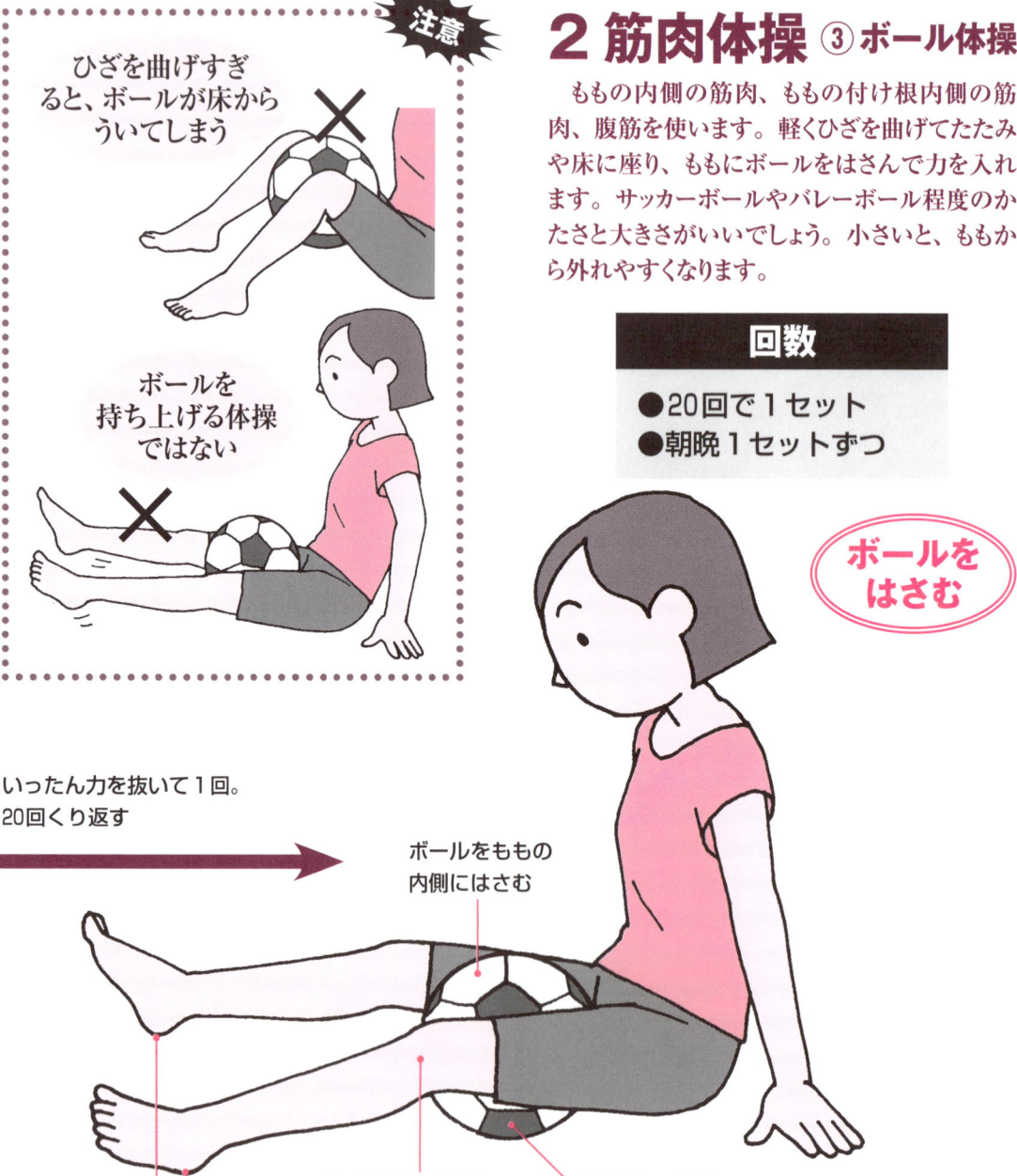

くつ下体操を合わせておこなっても

ひざの痛みが少し軽くなり、いつも一日二セットは「筋肉体操」をおこなっている人。そのような人は、自宅で食卓に座ってテレビをみているときや、外出してどこかでいすに座っているようなとき、足だけ動かして、くつ下体操をおこないましょう。

そのままの格好でできる体操ですから、どこでもできます。

ボール以外には

クッションや枕では柔らかいので、力を入れるとつぶれて、やりにくいことがあります。2つ折りのザブトンや、バスタオル2枚を丸めると代用になるでしょう。

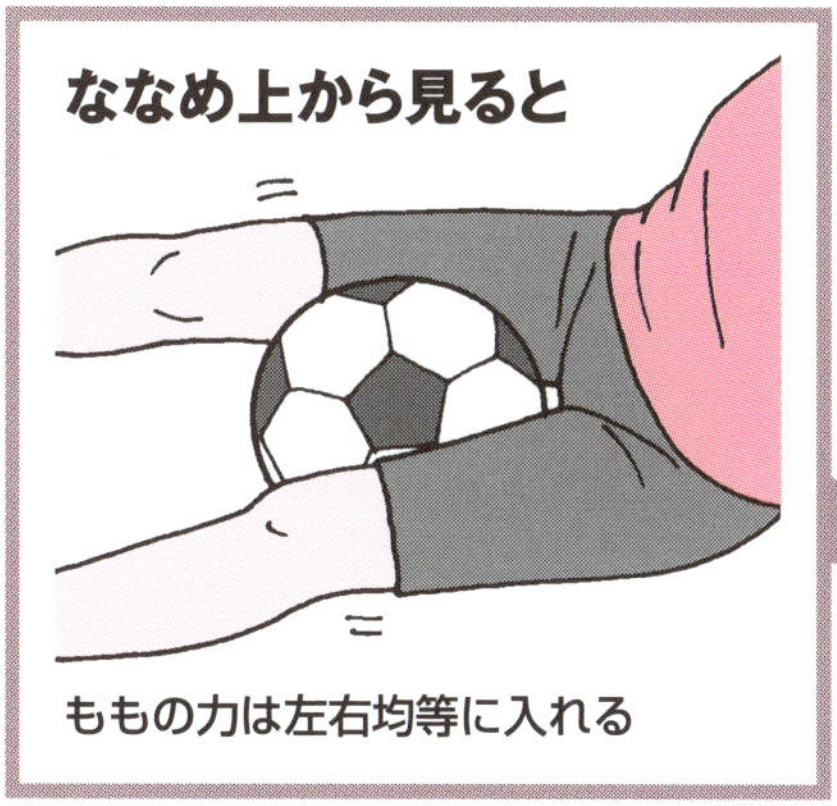
ななめ上から見ると
ももの力は左右均等に入れる

ももに力を入れて5つ数える

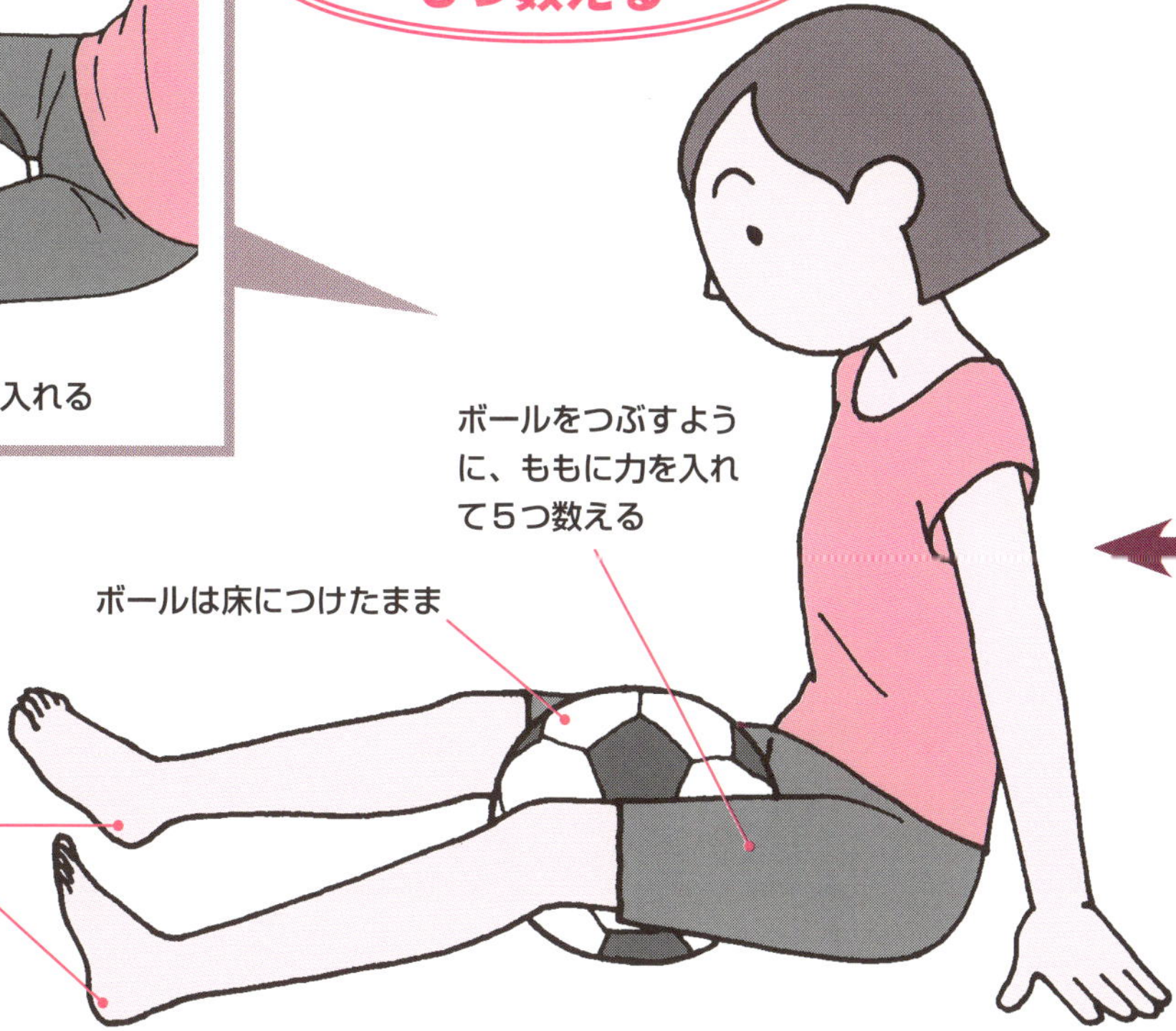
ボールをつぶすように、ももに力を入れて5つ数える
ボールは床につけたまま
かかとは床につける

冷やす

熱っぽく腫れがあるときにはアイシング

変形性ひざ関節症の急性期には、ひざが腫《は》れたり、熱をもったりします。このようなときには、体操をおこなってから、ひざを冷やします。冷やすことをアイシングといいます。

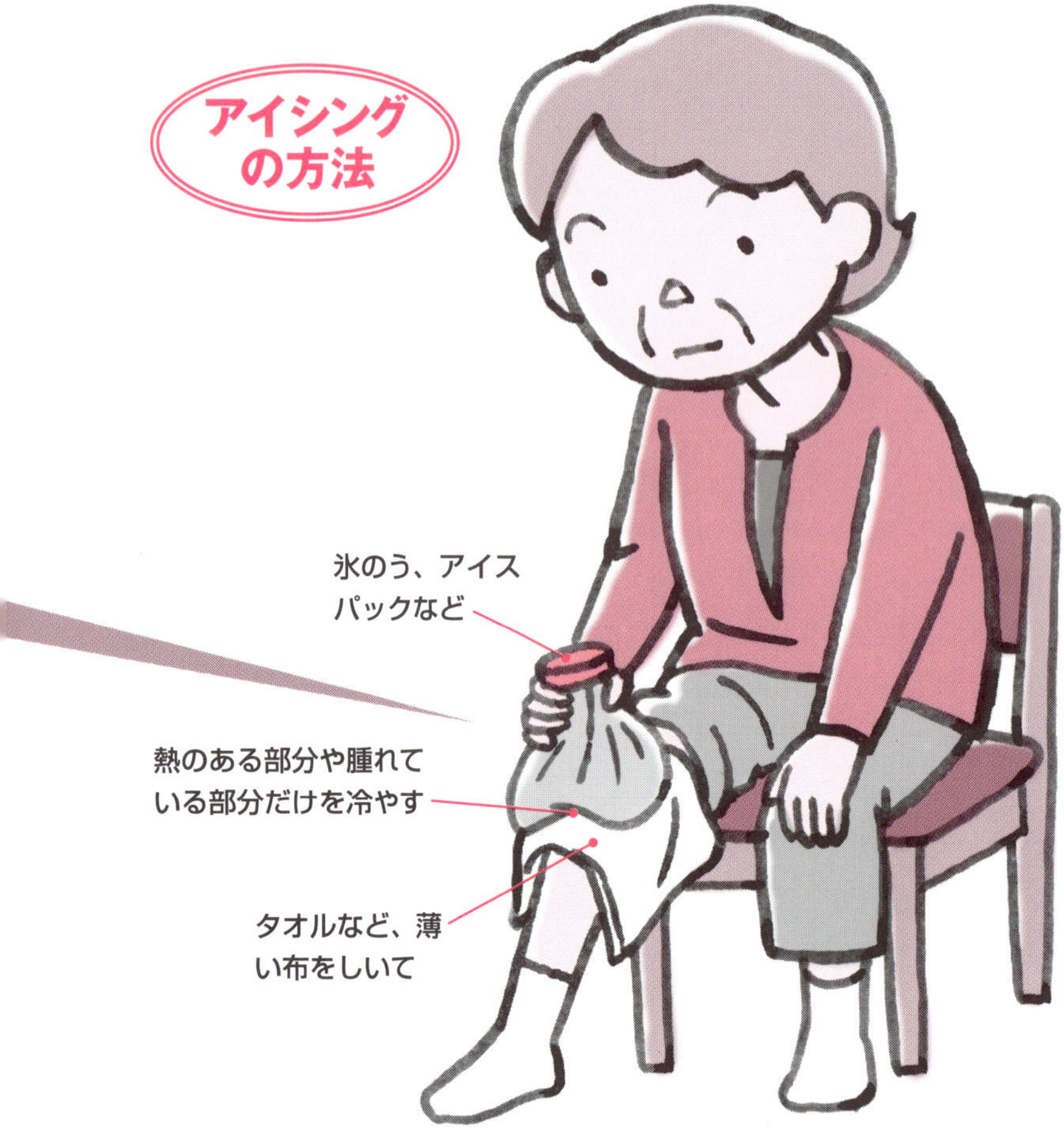
アイシングの方法
氷のう、アイスパックなど
熱のある部分や腫れている部分だけを冷やす
タオルなど、薄い布をしいて

症状があるところをしばらく冷やす

たとえば発熱しているとき氷のうや氷枕で頭を冷やしますが、これもアイシングのひとつです。外科手術をおこなったときには、傷が炎症を起こして化膿《かのう》しないようにアイスパックで冷やします。

これと同様に、ひざが腫れているときには内部に炎症が起こっているので、冷やすことで炎症を静めるのです。熱をもっているときには、とくに有効な方法です。痛みや熱がなく水がたまっているときにも、冷やしてください。

氷を入れた袋を、症状のある部分にのせるだけです。冷やしたら、少し時間をあけてから、次に温める療法をおこないます。

冷やす・温めるの使い分けは?

冷やすか温めるかは迷うところですが、腫れや熱感があるかどうかで、判断します。

腫れたり、熱っぽくなったりしているときだけ、冷やしてください。痛みがあっても、腫れや熱感がなければ、温めます。

アイシングで腫れや熱感がひいたら、一時間おいて温めます。

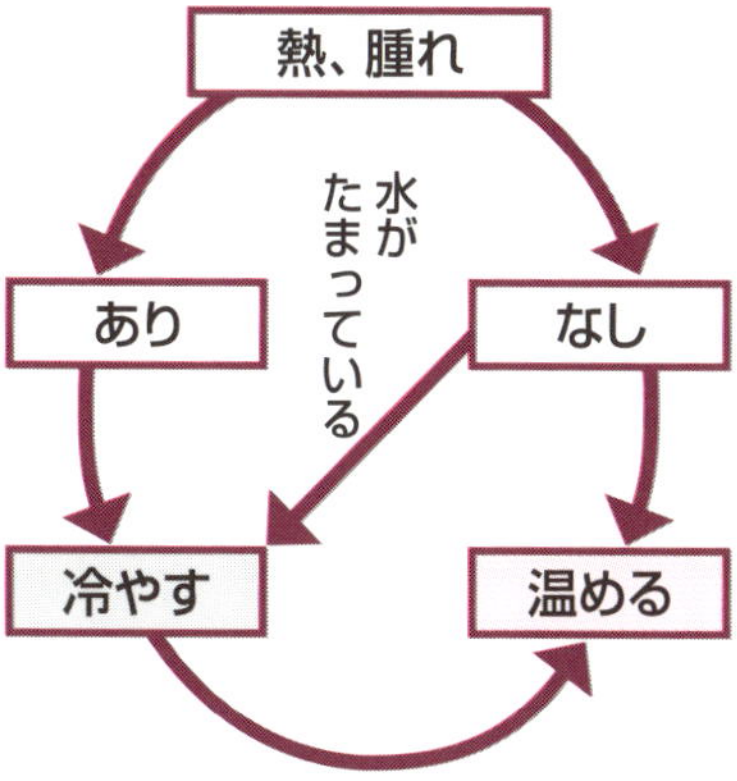
熱、腫れ
あり
なし
水がたまっている
冷やす
温める
1時間以上おく

冷やし方

- 1回20～30分を目安に
- 長くても1時間くらいに
- 1日2～3回（朝、晩、運動をしたあと）
- 腫れの見つけ方は P41参照

炎症を静める

関節の内部は「うっ血」といって、血液の流れが滞った状態になっています。冷やして、うっ血をとります。

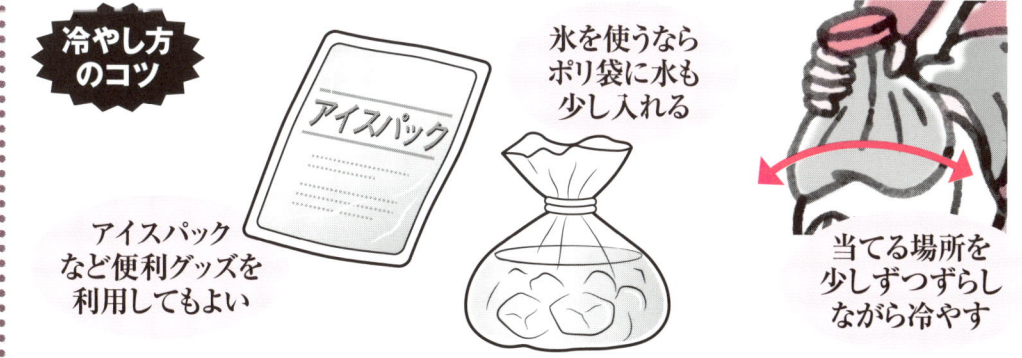

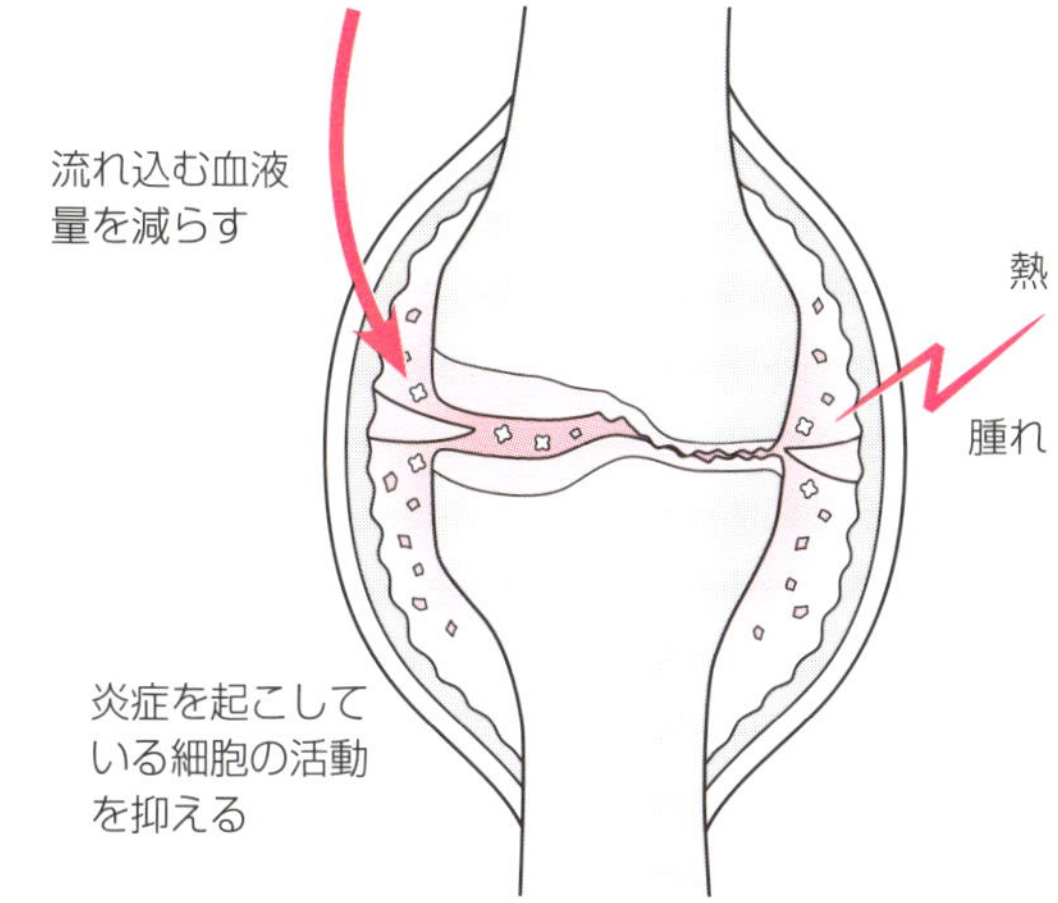
流れ込む血液量を減らす
熱
腫れ
炎症を起こしている細胞の活動を抑える

冷やし方のコツ

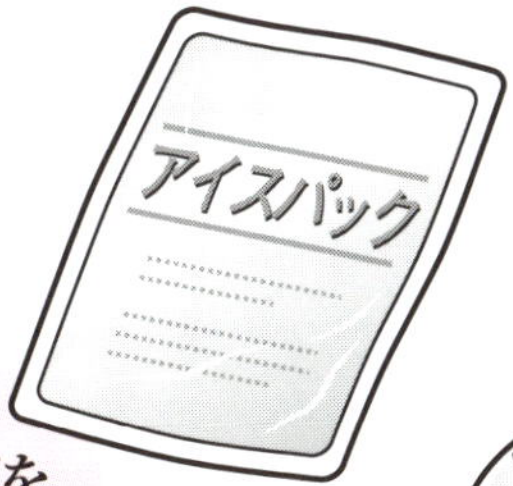
アイスパック

アイスパックなど便利グッズを利用してもよい

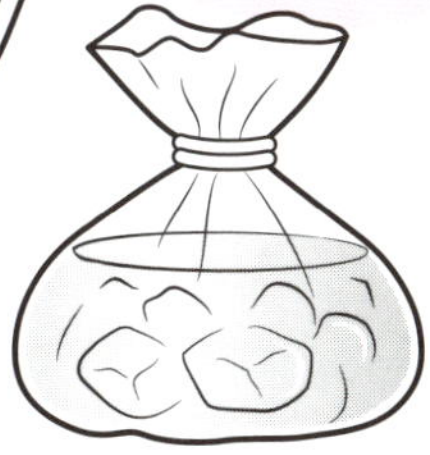

氷を使うならポリ袋に水も少し入れる

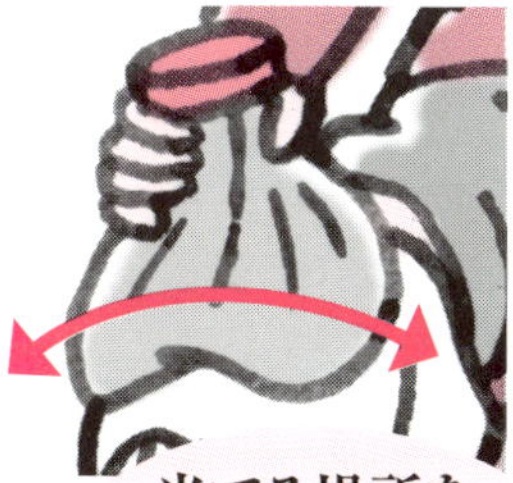

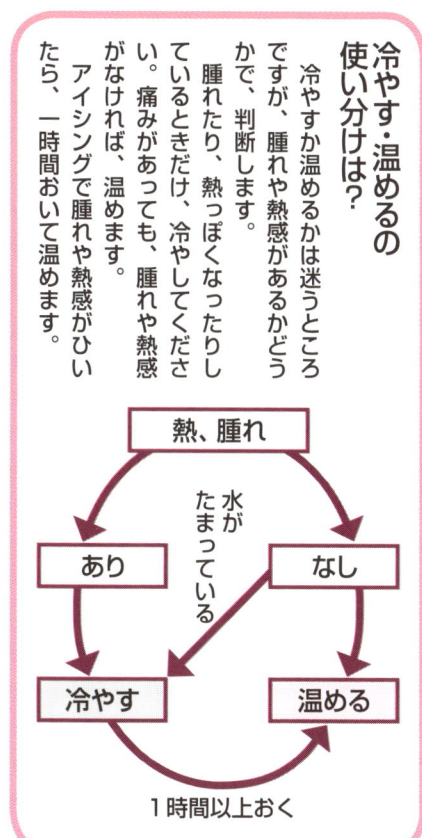

当てる場所を少しずつずらしながら冷やす

温める

症状が軽減したらひざの周囲を温める

家庭ではふだん、ひざを温める温熱療法をおこないます。ひざに腫れや熱っぽさがあって冷やしたあとでも、少し時間をおけばできる手当てです。

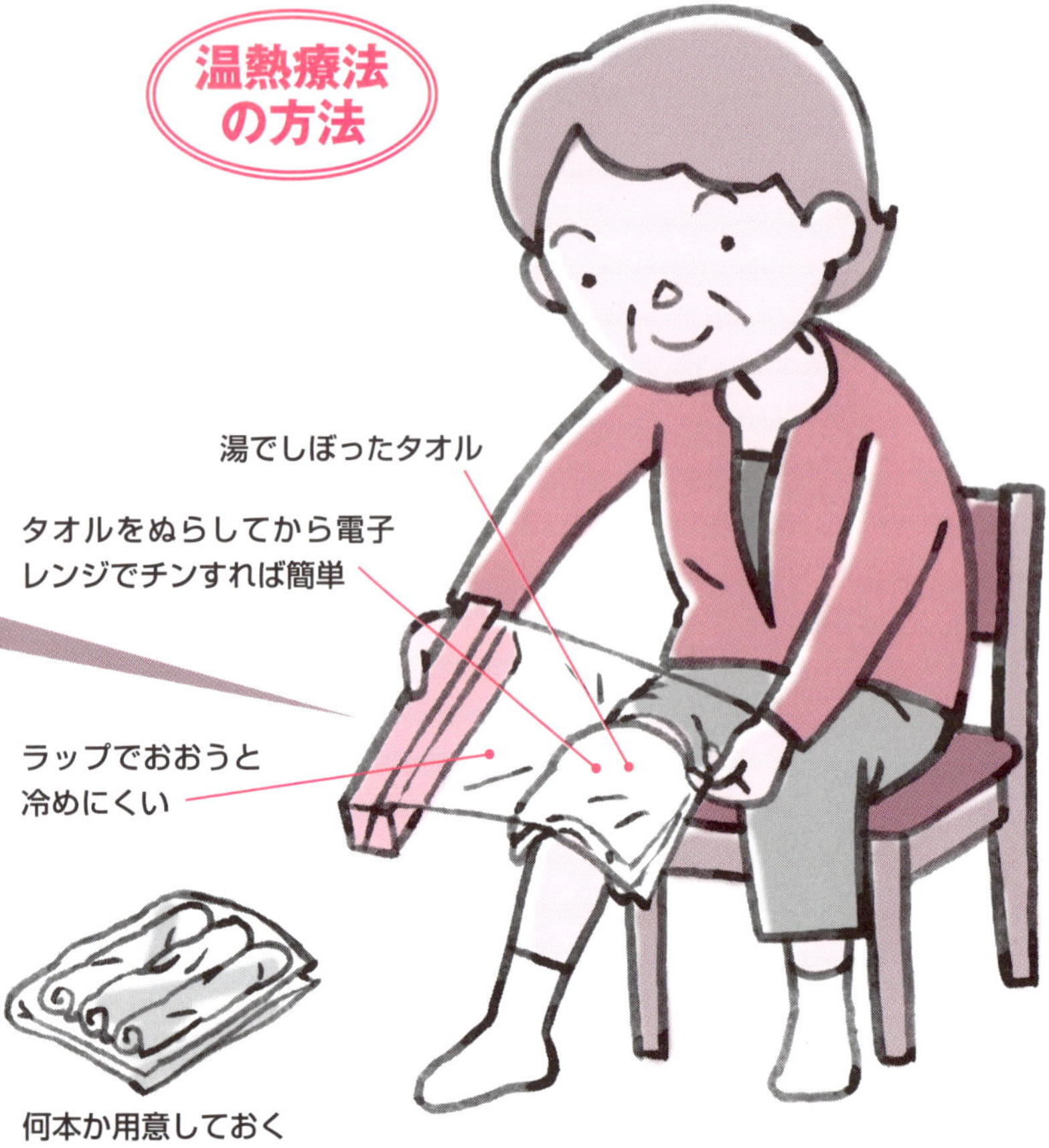
温熱療法の方法
湯でしぼったタオル
タオルをぬらしてから電子レンジでチンすれば簡単
ラップでおおうと冷めにくい
何本か用意しておく

とくに慢性的な痛みに有効

温めるとひざの痛みは軽くなります。慢性的な痛みがある人は毎日おこなってほしい療法です。

ひどく痛むときは、くつ下体操をおこなって少しひざの周囲をほぐし、筋肉体操をしたあとに、温めます。腫れや熱があって冷やしたときには、一時間ほどあけてから温めます。

もっとも確実なのは入浴です。できれば、朝と晩に入浴するのが理想的です。痛みが軽い人は、体が温まったら浴槽でのストレッチング（P24参照）をすると、なお効果的です。そのほかの時間は、温めたタオルをひざに当てます。市販の温めグッズも便利です。

入浴がベスト

温熱療法のうち、もっともよいのは入浴です。変形性ひざ関節症のある人は、なるべく1日2回入浴したいものです。

活動する前の朝

活動した後の夜

むりなら朝はシャワーでもいい

湯が多少ぬるくてもかまわない。自分の好きな温度で入浴を

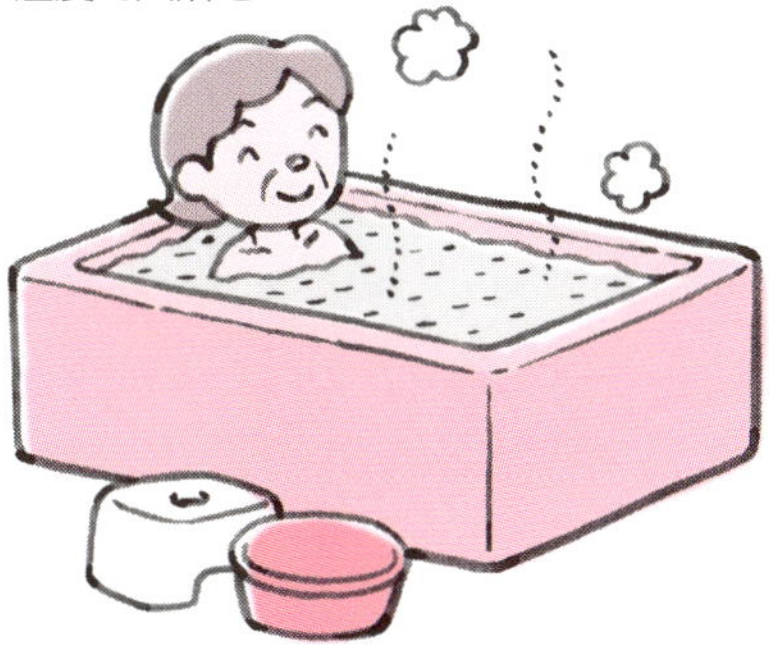

温め方
- 1回15～20分を目安に
- 深部まで温める
- 1日に何度おこなってもかまわない

痛みを軽減できる

痛みは温度が上がるほど感じなくなるものです。

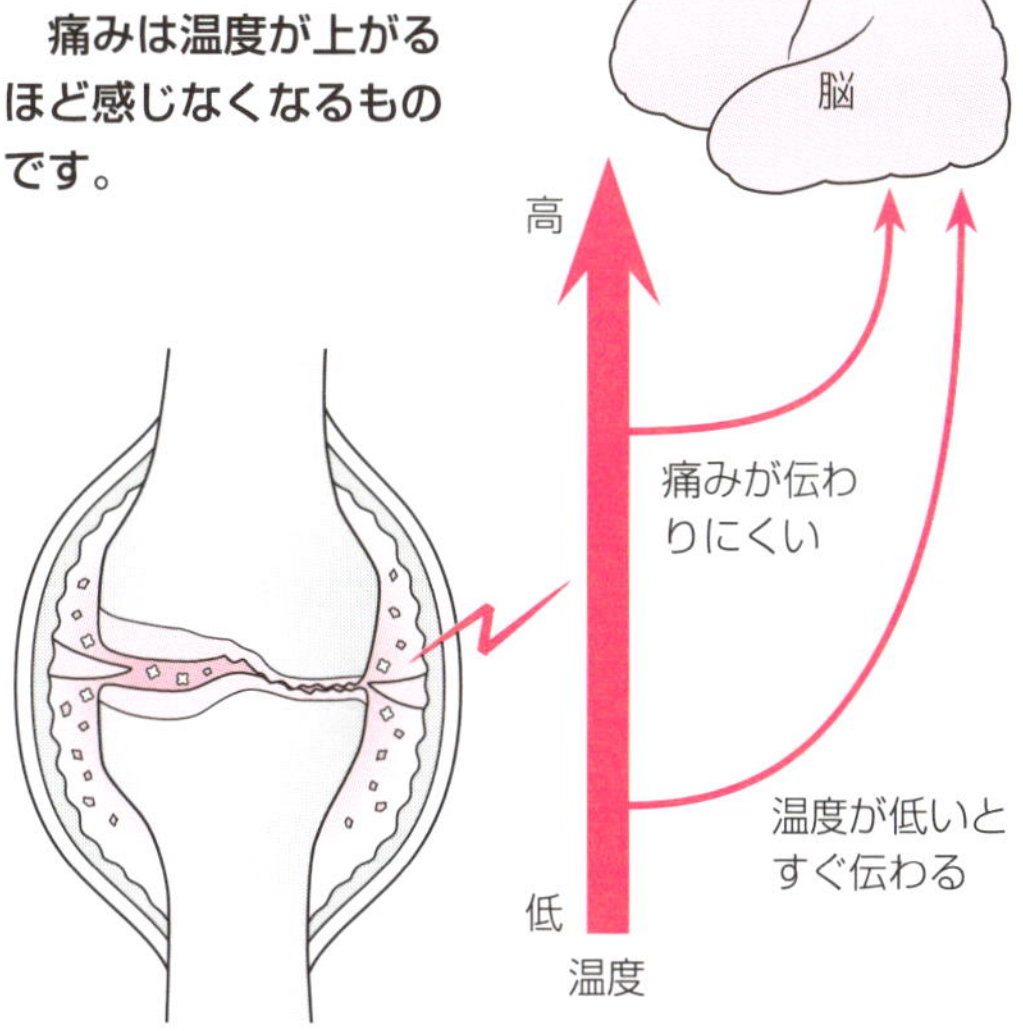
脳
高
痛みが伝わりにくい
温度が低いとすぐ伝わる
低
温度

温めグッズ

局所を温めるなら、市販のグッズを使ってもかまいません。

ただし、使うときにはやけどに注意してください。たとえ熱くなくても低温やけどになることがあるからです。

肌に直接当てず、下着の上から当てたり、タオルなどをはさんで当てるようにしましょう。

SAFE

ホットパックは湯につけて温めてから使う。下にタオルなどをしく

カイロは下着の上から当てて使う

カイロ

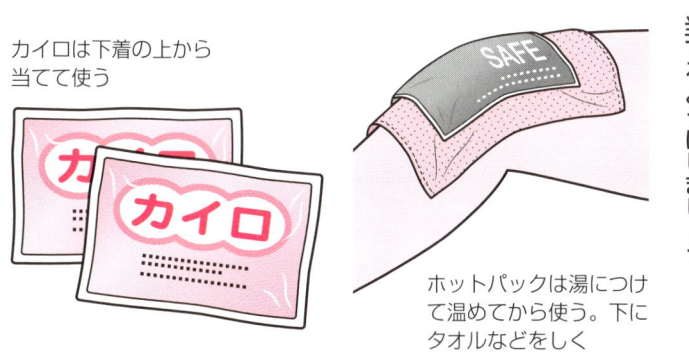

温める

風呂で温めながらゆっくりストレッチング

湯につかって体が温まったら、浴槽の中でストレッチングをします。ひざの曲がり具合によって、やり方が違うので、図を参考に。最初は十分にできなくても、続けるうちに、かならず改善してきます。

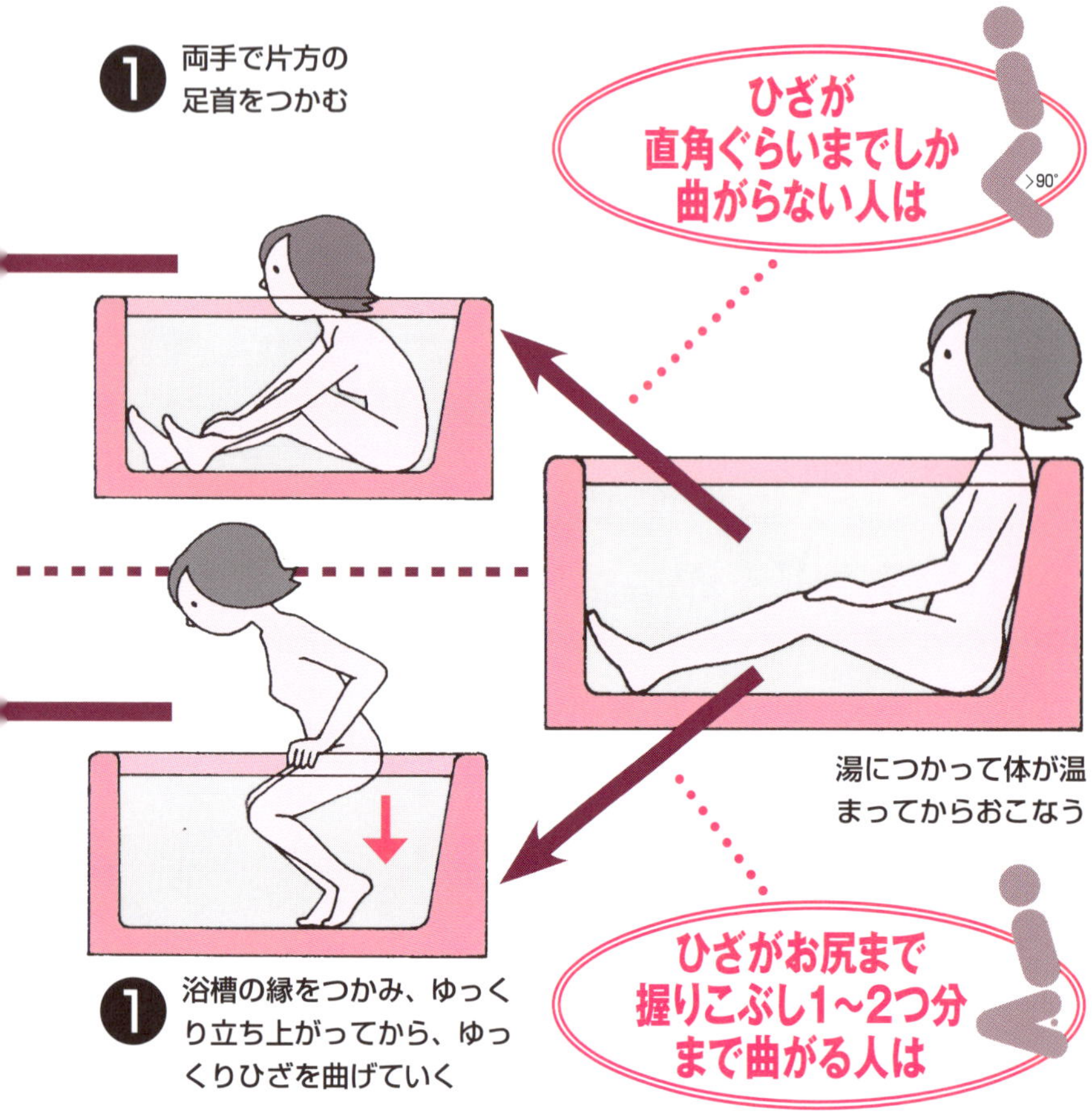

ひざが直角ぐらいまでしか曲がらない人は
>90°
❶ 両手で片方の足首をつかむ
湯につかって体が温まってからおこなう
ひざがお尻まで握りこぶし1~2つ分まで曲がる人は
❶ 浴槽の縁をつかみ、ゆっくり立ち上がってから、ゆっくりひざを曲げていく

ひざの痛みをとり動きを保つ

風呂でおこなうストレッチングは、ひざの拘縮《こうしゅく》をとって、ひざの動きを保つようにすることが一番の目的です。また、ひざを動かして刺激を与えることで新陳代謝がよくなります。痛みのない柔軟なひざをつくることも目指します。

痛くない範囲までゆっくり曲げ伸ばしをしてください。体が温まってからおこなうことが重要です。

拘縮《こうしゅく》とは

変形性ひざ関節症があると、ひざが十分に伸びきらず、深く曲がらなくなります。この状態を拘縮といいます。

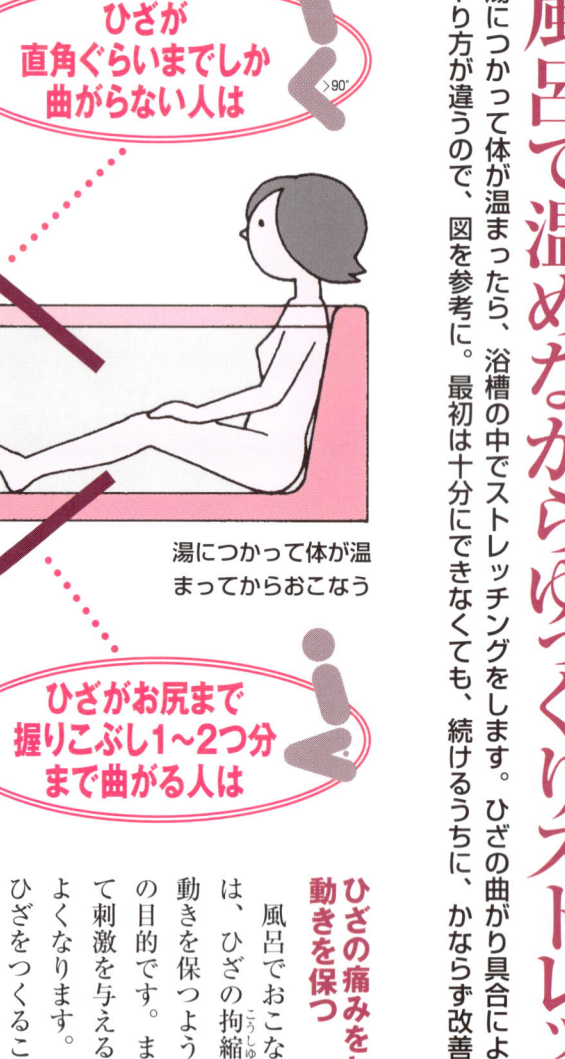

❷ 痛まないところまで足首を引き寄せ、10数える。反対の足も同様に

❸ 浴槽の縁をつかみ、ゆっくり立ち上がる

❹ ひざに手を当てて、ひざを伸ばすように軽く10回押す

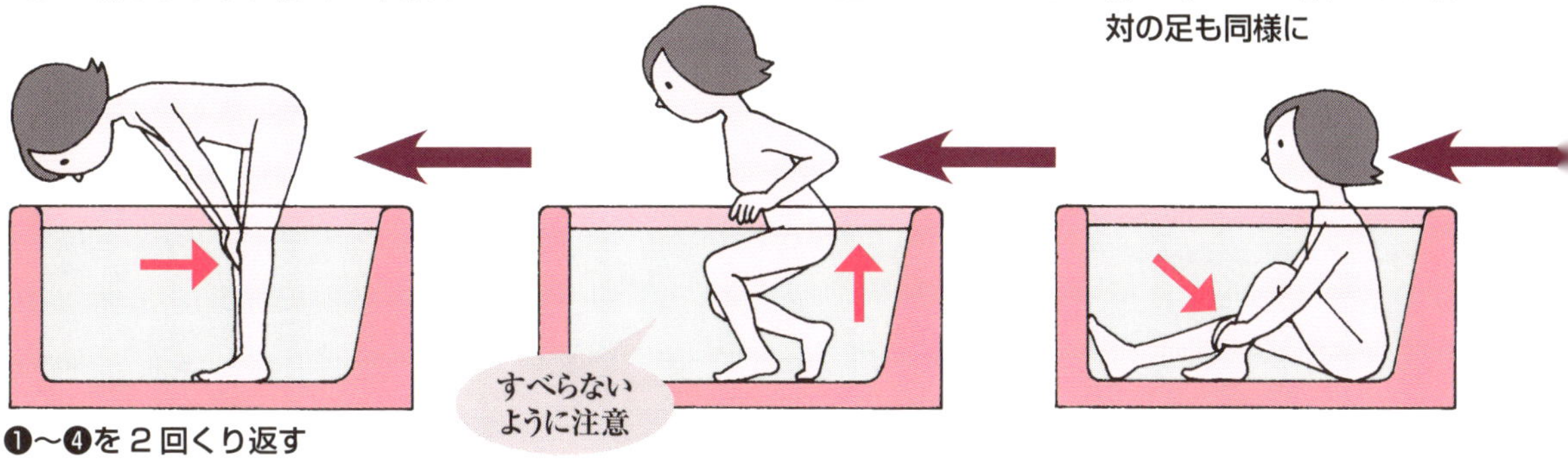
すべらないように注意

❶〜❹を２回くり返す

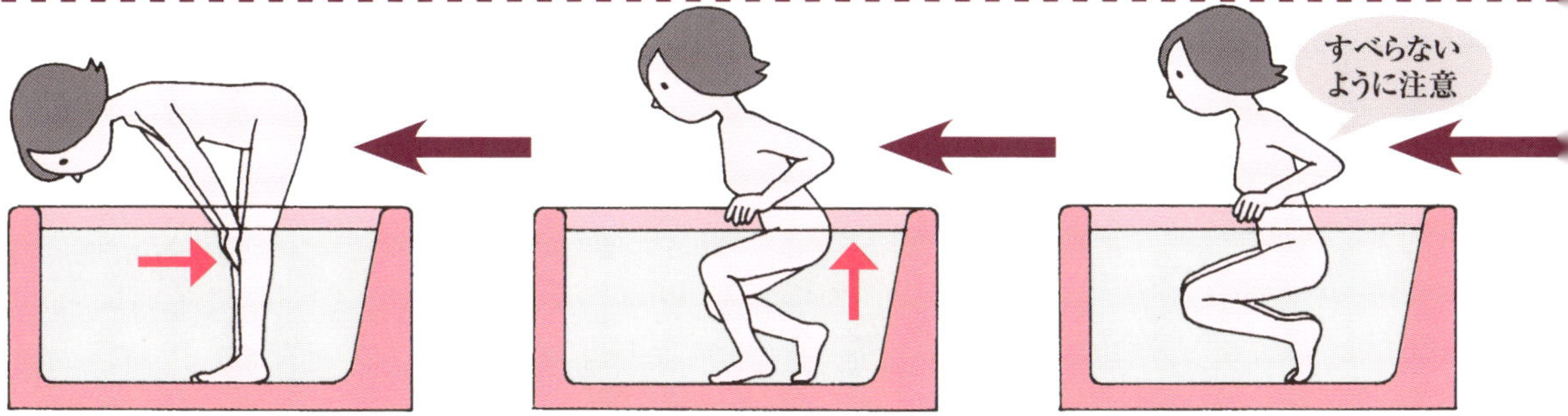
すべらないように注意

❷ 痛まないところまでしゃがんだら、10数える。しゃがめる人はしゃがんでもいい

❸ 浴槽の縁をつかみ、ゆっくり立ち上がる

❹ ひざに手を当てて、ひざを伸ばすように軽く10回押す

❶〜❹を２回くり返す

注意

入浴時以外には、このストレッチングはやらない

2回くり返すだけ。それ以上の回数はやらない

何度も立ったり座ったりをくり返すわけではない

❹では、はずみをつけて押してはいけない

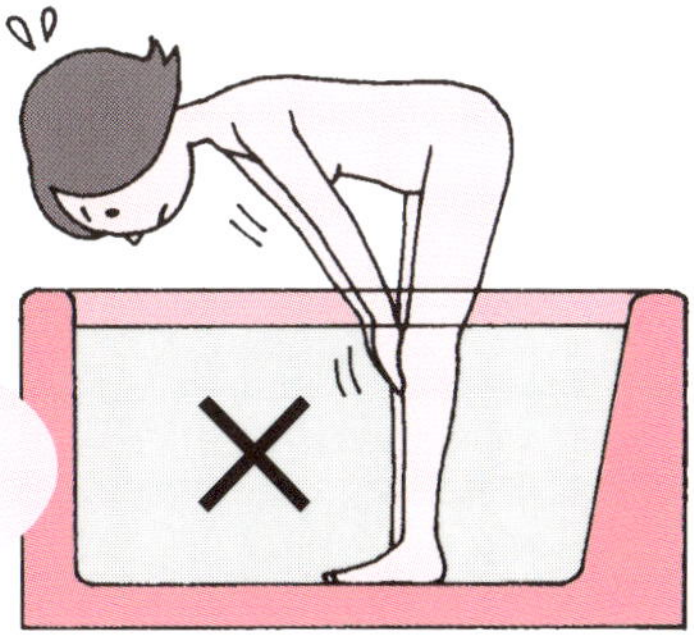

マッサージ

温めたら外用薬を塗ってマッサージ

痛みが強いときには、痛み止めの薬が処方されているでしょう。そのなかで、塗り薬は入浴後でひざが温まっているときに使うといいのです。塗ってからマッサージをすると、さらに効果的です。

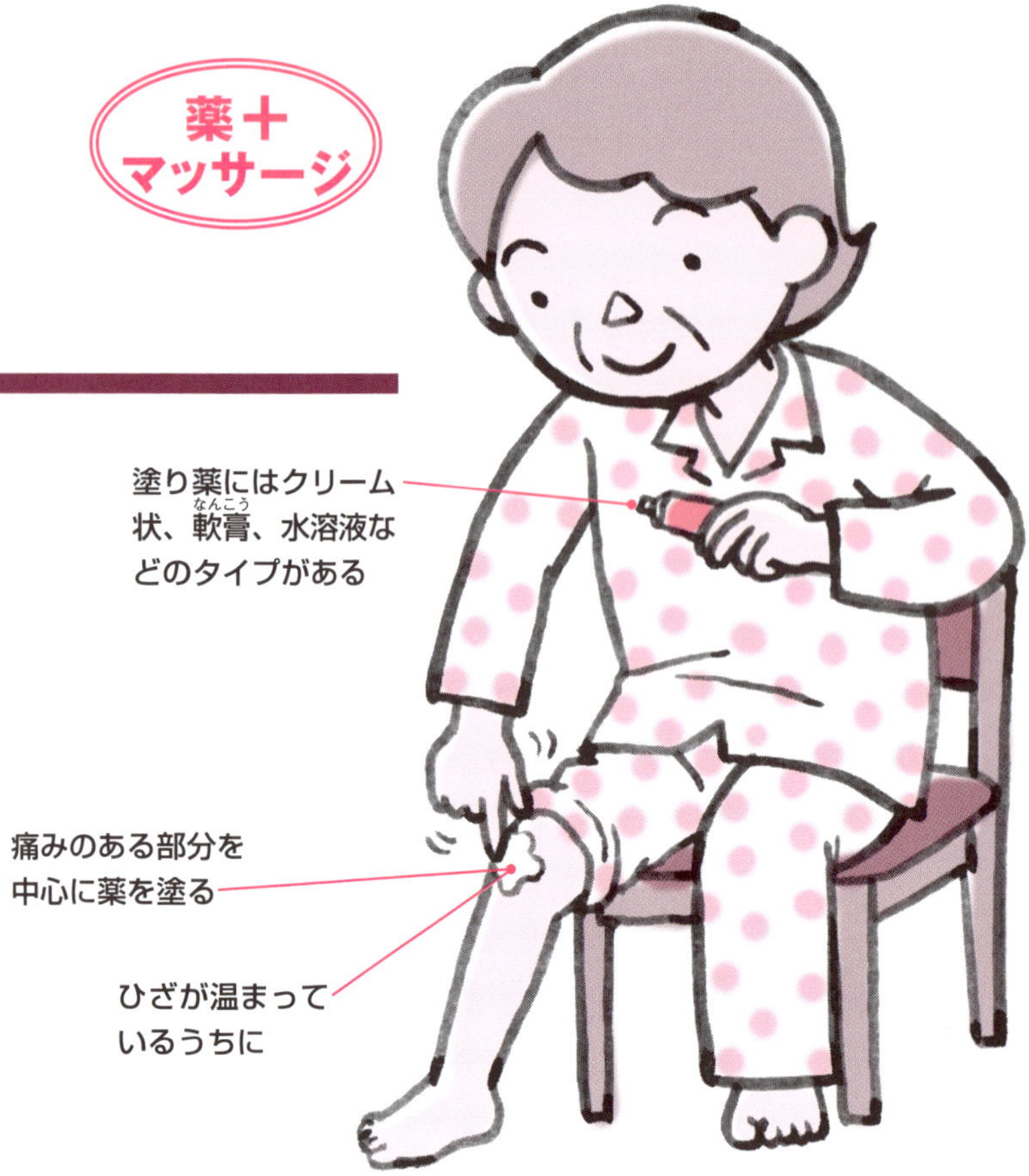

薬＋マッサージ
塗り薬にはクリーム状、軟膏《なんこう》、水溶液などのタイプがある
痛みのある部分を中心に薬を塗る
ひざが温まっているうちに

風呂から上がって体が温まっているうちに

ひざの痛みで受診した際には、痛み止めの抗炎症薬が処方されるでしょう。痛みが強いときには飲み薬を使いますが、痛みが落ち着いたら塗り薬に切り替えます。

塗り薬は入浴後など、ひざを温めてから使うと、効果が上がります。ひざが温まっているので、吸収がよいからです。入浴できないときには、タオルなどでひざを温めてから、薬を塗ります。

さらに、薬を塗りながらマッサージをしましょう。炎症がしずまり、痛みがとれてきます。

外用薬は飲み薬とは違って、胃腸障害や腎障害などの副作用がなく、安心して何回でも使えます。

世界のガイドラインも同じ方針

変形性関節症の国際的な学会(OARSI)は2008年に関節症治療のガイドライン(推薦する治療法)を発表(注1)。さらに、2010年には追加版を発表しています(注2)。関節症を治療する世界中の医師の指針となっています。

世の中にある多くの治療法を厳密かつ科学的に評価し、下記のように推薦度に順番をつけて公表しました。本書で提唱する治療法も同じ方針であることがわかります。

①関節症の治療は薬を用いない方法と、薬の治療を組み合わせる。
②医師は運動療法の有効性を説明し患者さんに実行してもらう。そして、飲み薬や注射などの受け身の治療ではなく、患者さん自身が自分でおこなう体重減少や運動などを続けるように励ます。
③患者さんには有酸素運動（歩行や水中運動など）、筋力運動、あるいは可動域（曲げ伸ばしの）訓練をおこなってもらう。
④肥満した人は減量するように励ます。
⑤サポーターや足底板《そくていばん》などを用いてもよい。
⑥場合に応じて患部を温めたり、冷やすこともよい。
⑦飲み薬（抗炎症鎮痛剤）は副作用（胃腸障害、腎障害等）を避けるために、必要最小限で用いるべき。
⑧外用剤（塗り薬、シップなど）は飲み薬のような副作用はなく長期使用できる。
⑨ステロイドやヒアルロン酸の関節注射は場合に応じておこなってもよい。
⑩グルコサミンやコンドロイチンは有効かもしれないが、６ヵ月間服用して効果が見られなければ中止する。

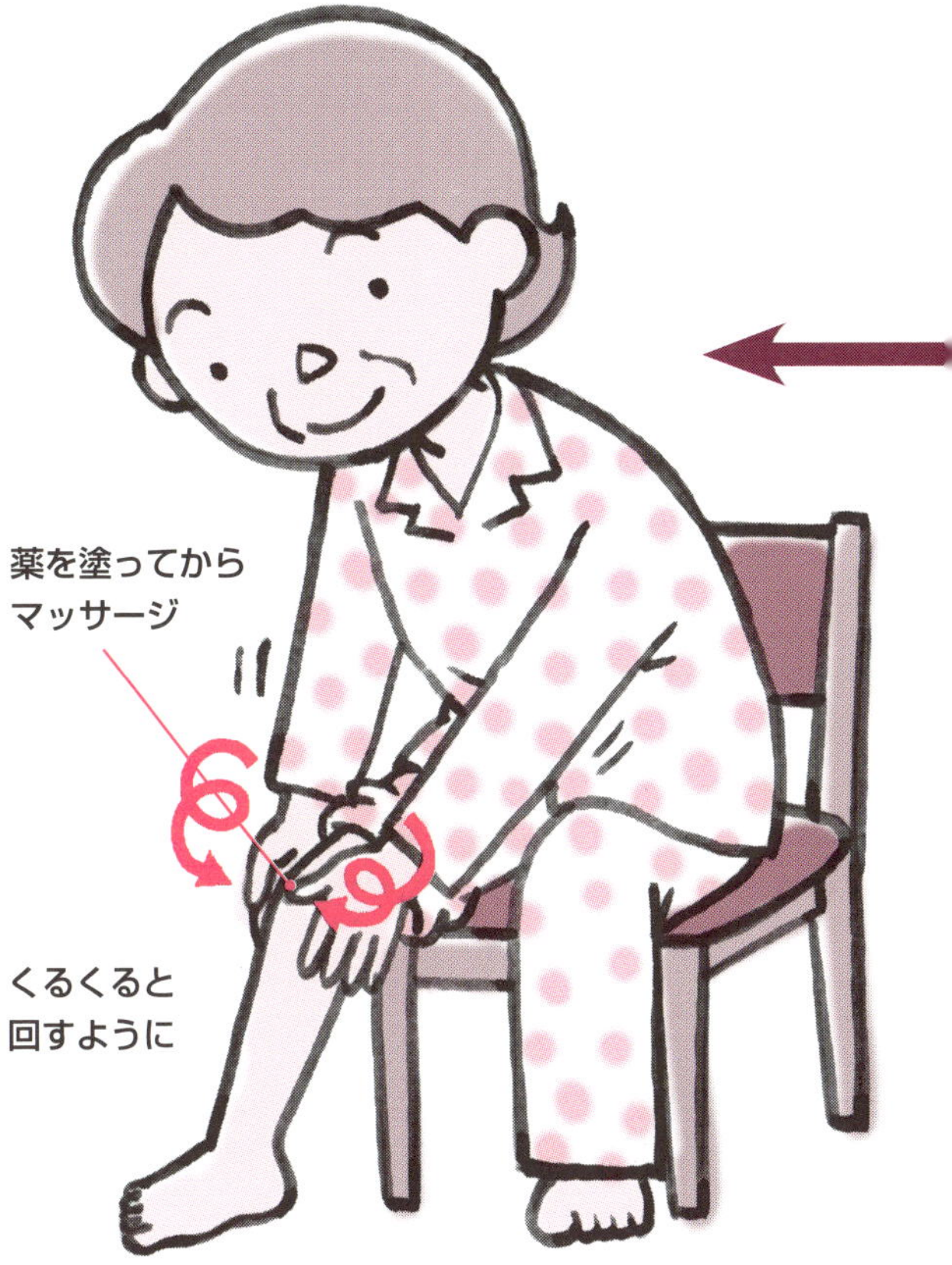
薬を塗ってから
マッサージ
くるくると
回すように

使い方
●強い痛みが落ち着いたら、または、痛みが長期間続いていたら→塗り薬に切り替える
●１日２回（朝・晩）
●入浴後や温熱療法などで、ひざを温めてから
●医師の指示どおりの量を
●たくさんつけるほど効果が上がるというわけではない
●痛い部分のみに塗る

注１：Zhang W, et al. : Osteoarthritis Cartilage 16:137-62, 2008
注２：Zhang W, et al. : Osteoarthritis Cartilage 18:476-99, 2010

体操の効果

おだやかな体操で痛みがとれる理由

本書で解説している黒澤式ひざ体操は、それじたいが治療法です。しかし考えてみれば、痛みがあるから動かせないのに、なぜ動かすことで痛みがとれるのでしょう。そのしくみが、解明されてきました。

力を加えながら動かすことが効く

これまで、運動療法は薬物療法などの効果を助けるものという位置づけでした。しかし、おだやかな体操をすれば痛みがとれるメカニズムが、二〇〇〇年以降わかってきました(注)。運動療法そのものが痛みをとるための直接的な治療になるのです。

ポイントは「おだやかな」運動であること。動かしすぎても、まったく動かさなくても、炎症はひどくなり、痛みが強くなります。負担を少しだけ加えながら動かすことで、炎症が静まってくるのです。

そこには免疫のシステムが働いていることがわかりました。

注1：Xu Z,et al.:J Immunol 165:453-60,2000
注2：Agarwal S,et al.:Arthritis Rheum 50:3541-8,2004
注3：Nam J,et al.:PLos ONE 4:e5262.doi:10,1371,2009

炎症が起こっている

変形性ひざ関節症では、ひざ関節の中に炎症が起こっています。これは、すり減った軟骨のかけらが、滑膜を刺激し、体を守るための免疫反応が働くためです。

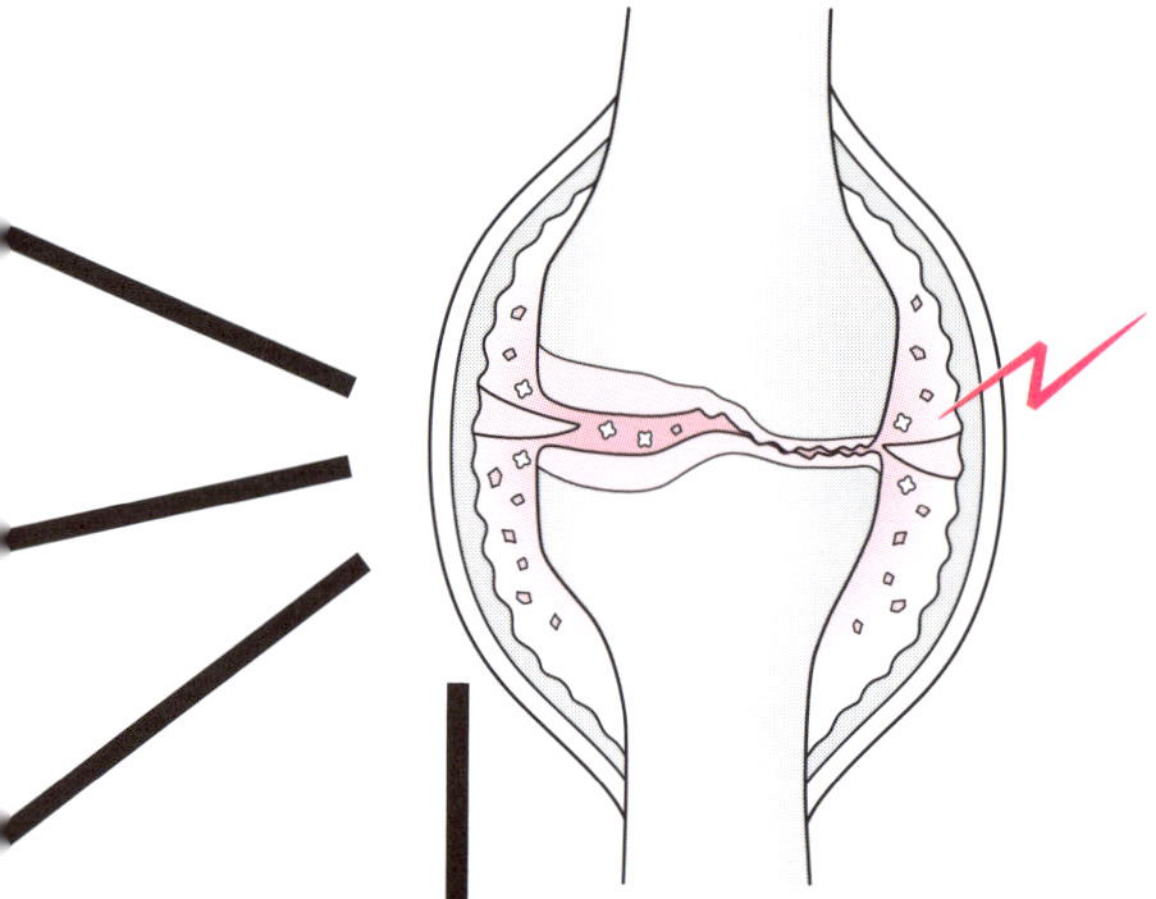

従来のとらえ方

運動療法で血行をよくして、軟骨のかけらを流し出す。また、運動をして筋力をつけ、ひざの動きをよくする。体重を減らしてひざへの負担を軽くする。
→だったら、運動は多くするほうがいい？

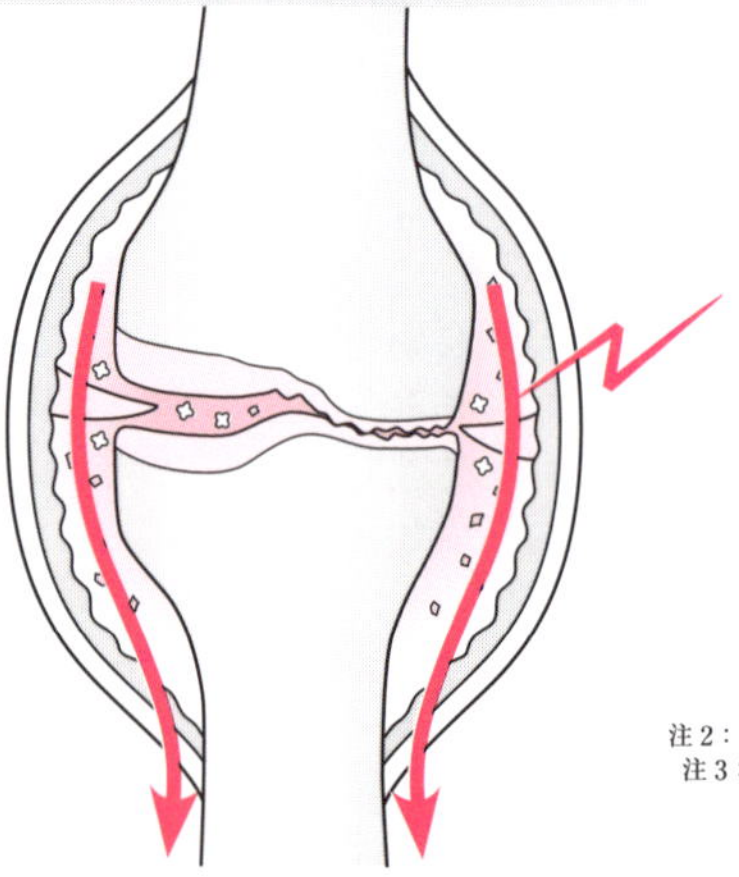

近年のとらえ方

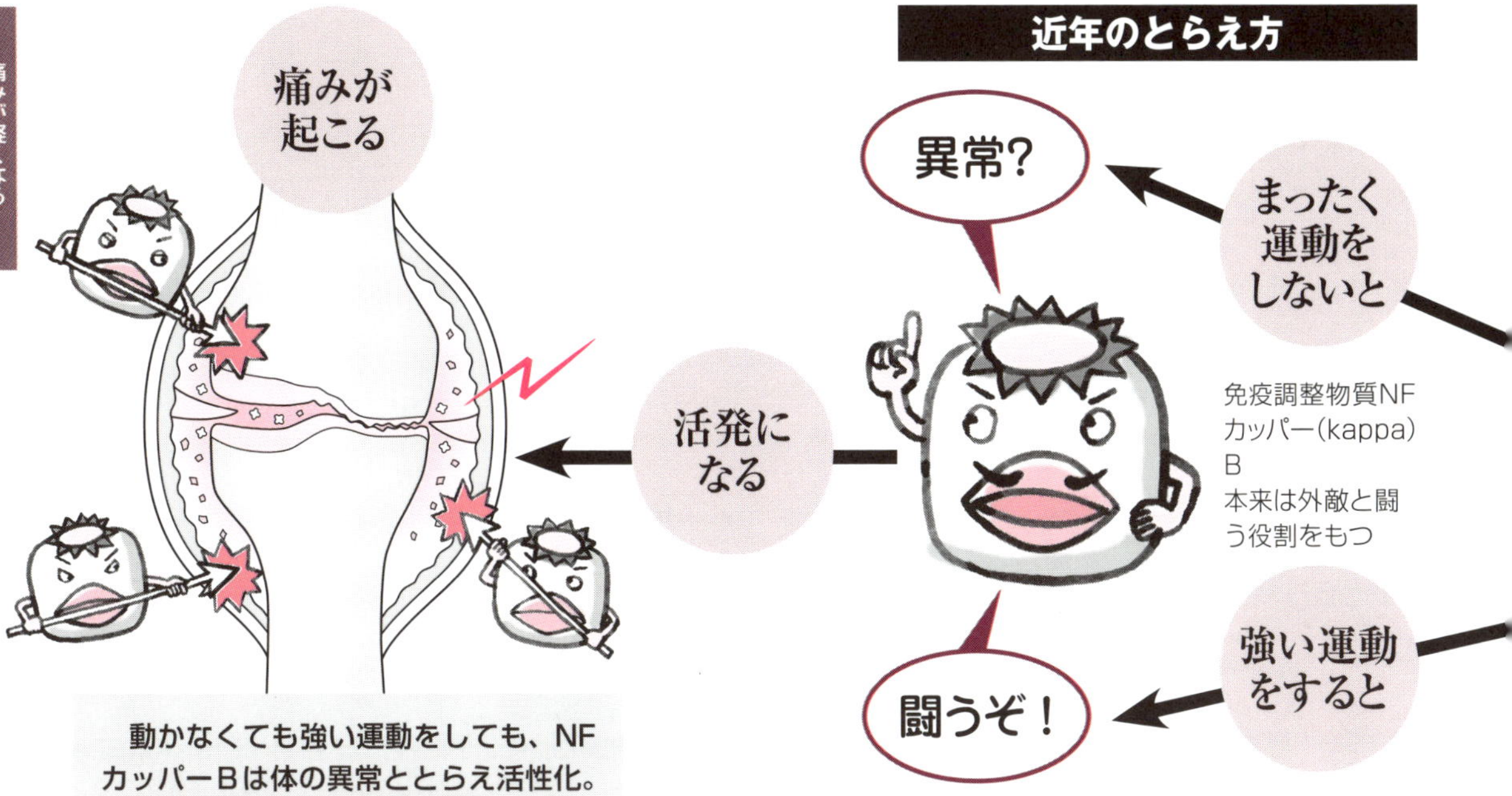

免疫調整物質NFカッパー(kappa)B
本来は外敵と闘う役割をもつ

動かなくても強い運動をしても、NFカッパーBは体の異常ととらえ活性化。ひざの中に発生した物質を外敵と勘違いして攻撃するので炎症が悪化する。
→安静も、運動しすぎも、よくない

おだやかな運動は、NFカッパーBを適切に働かせるので、炎症を起こしている関節の軟骨や滑膜、靭帯《じんたい》などの組織の細胞に抗炎症の変化が起こり、細胞の炎症が静まる。

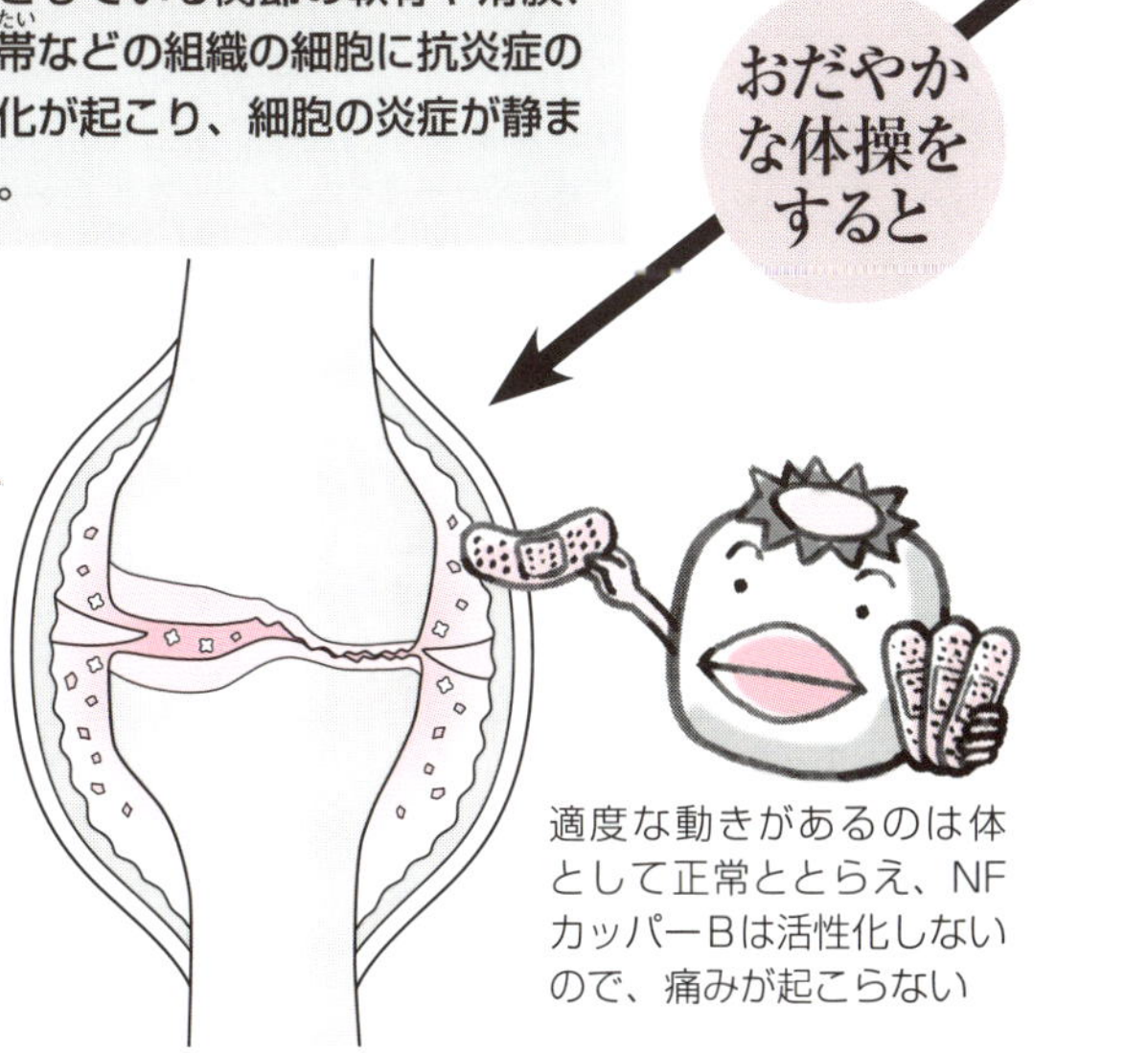

適度な動きがあるのは体として正常ととらえ、NFカッパーBは活性化しないので、痛みが起こらない

黒澤式ひざ体操では

少し力を加える	おだやかに動かす(くつ下体操)
ひざを強くする	痛みがとれる

↓

両方を合わせもっているのが

筋肉体操
(脚上げ体操、横上げ体操、ボール体操)

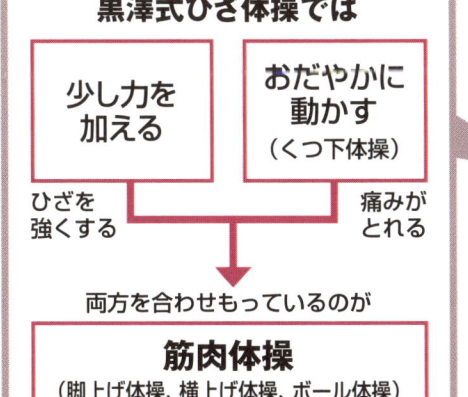

COLUMN

立っておこなう振り子体操で痛みをとる

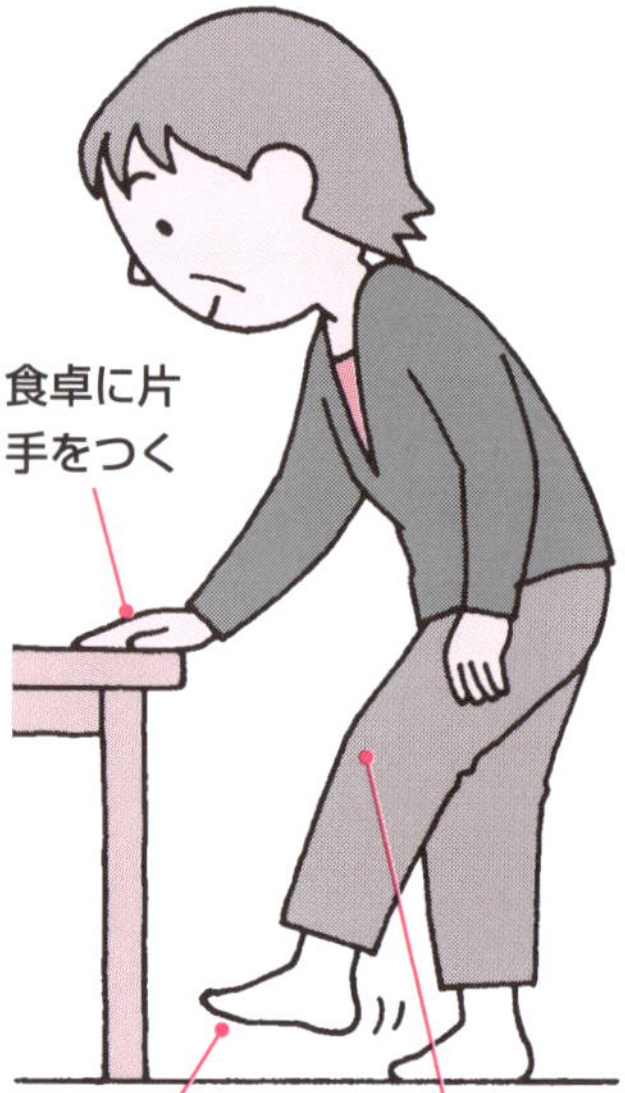
食卓に片手をつく
床からうかせる
ひざがより痛いほうの脚

片脚は少し動かし、片脚には重みをかける

筋肉体操をおこない、もっとなにかできそうなら、こんな体操はいかがでしょう。立っておこなう「振り子体操」です。片方の脚を、振り子のようにゆっくり動かします。痛みが軽いほうの脚で、体重を支えます。

振るほうの脚は痛みが軽減し、立っているほうの脚は鍛えられるので、一挙両得です。

ただし、これだけでは不十分ですから、筋肉体操は必ず続けてください。

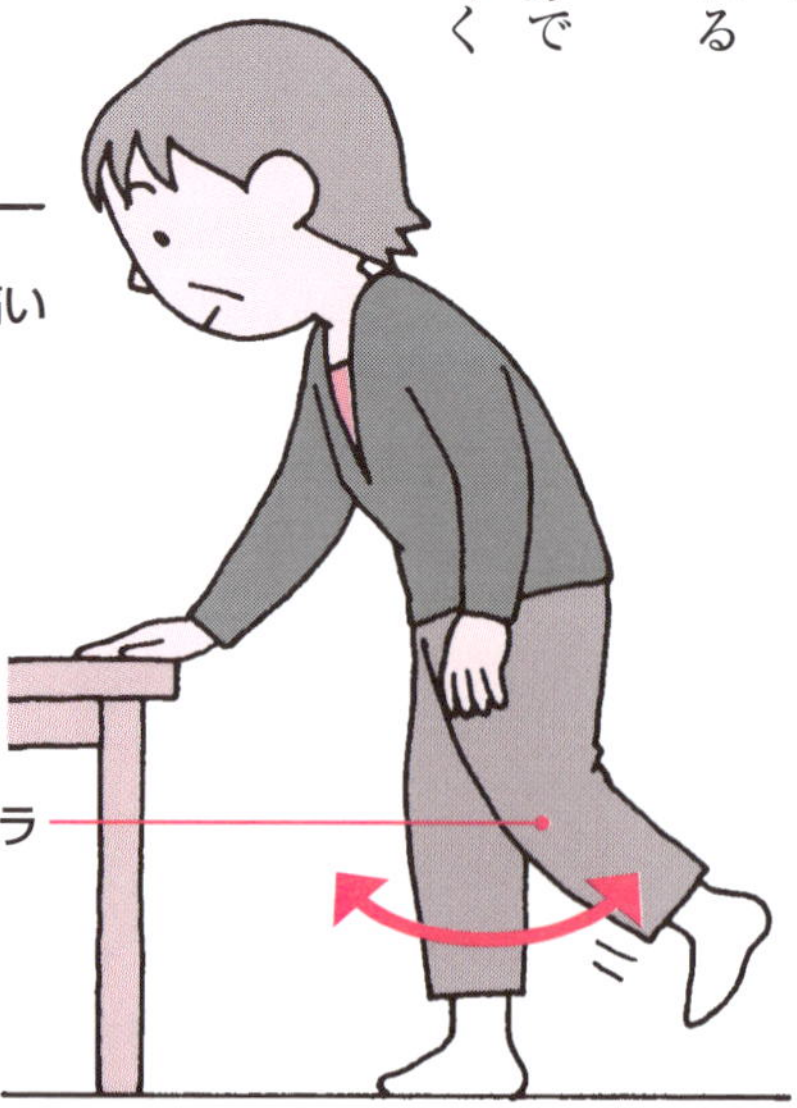
軽くブランブランと振る

やり方

- 片手を食卓などについて、転倒しないように
- 片脚に体重をかけ、もう片方の脚をうかせて脚のつけ根から振り子のように軽く振る

↓

- 20往復を３回くり返して１セット
- 朝晩各１セット
- できれば脚を替えて同じようにおこなう

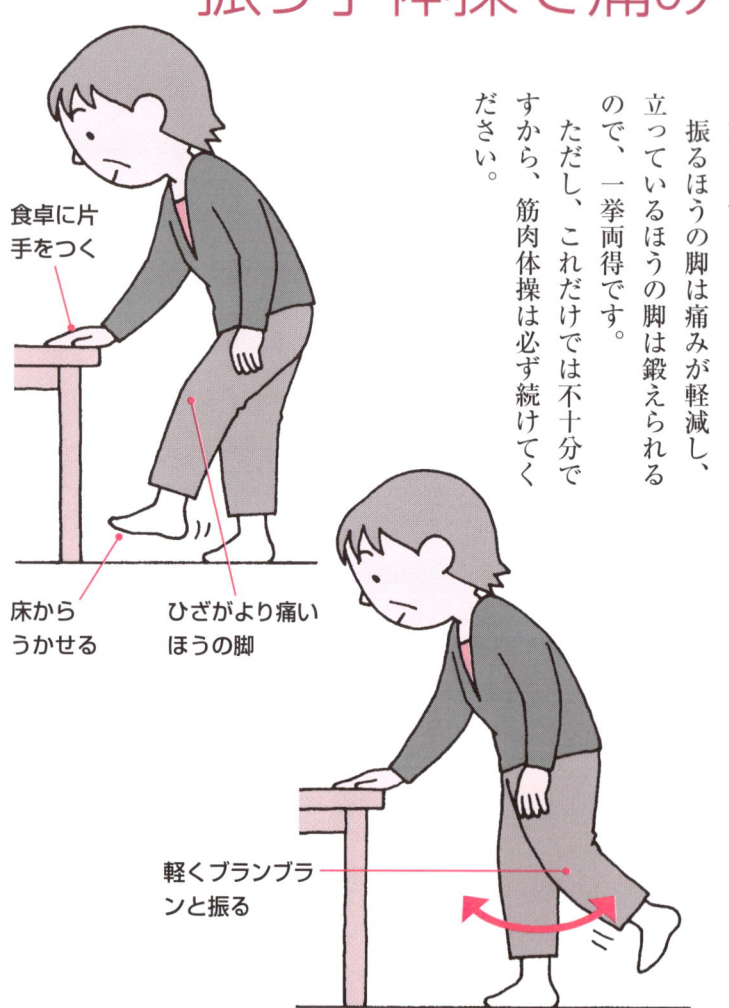

2
変形性ひざ関節症の基礎知識

ひざの痛みが変形性ひざ関節症と診断されたら、この病気について理解しましょう。
ひとことで言うなら、ひざ関節の軟骨がすり減る病気です。
そのため関節内に炎症が起きて痛むのです。
あなたは、ひざの痛みのほかにどんな症状がありますか。
今、病気のどの段階ですか。

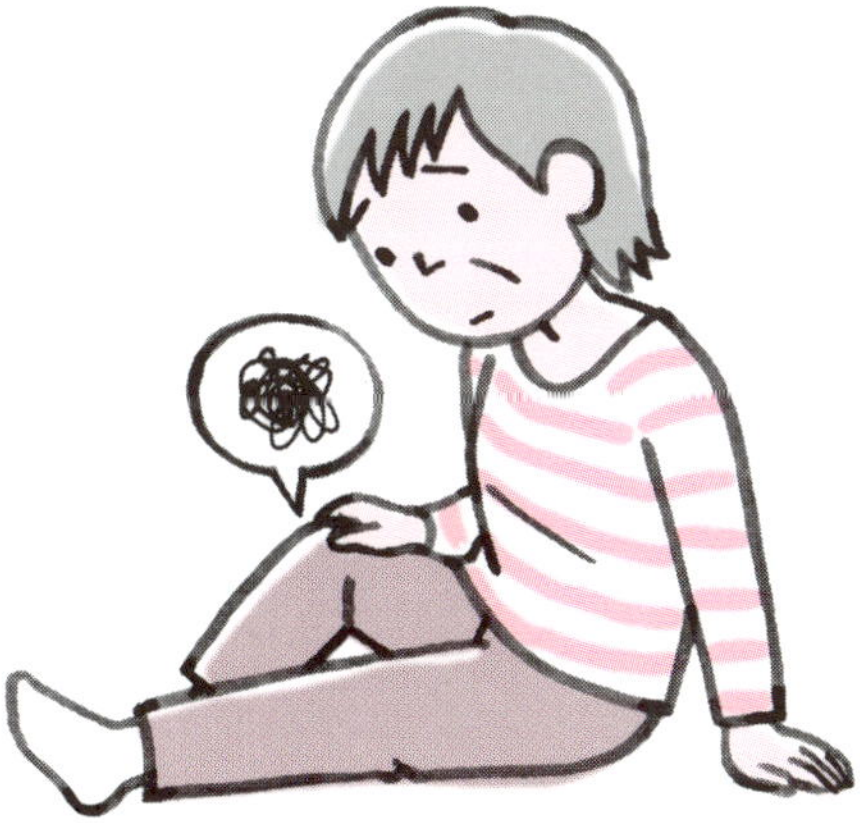

構造

知っておきたい。ひざの構造

ひざの痛みを自分で治療していくうえで、やはりひざの構造は知っておきたいことのひとつです。骨、軟骨、筋肉などがどのように組み合わされているのかを見ていきましょう。

正面から見たひざの構造

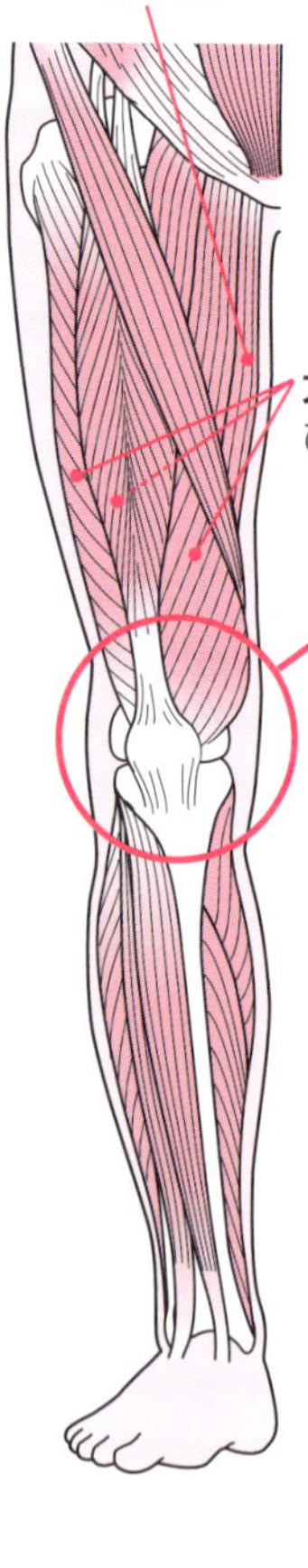

大内転筋
大腿四頭筋
ひざを伸ばす

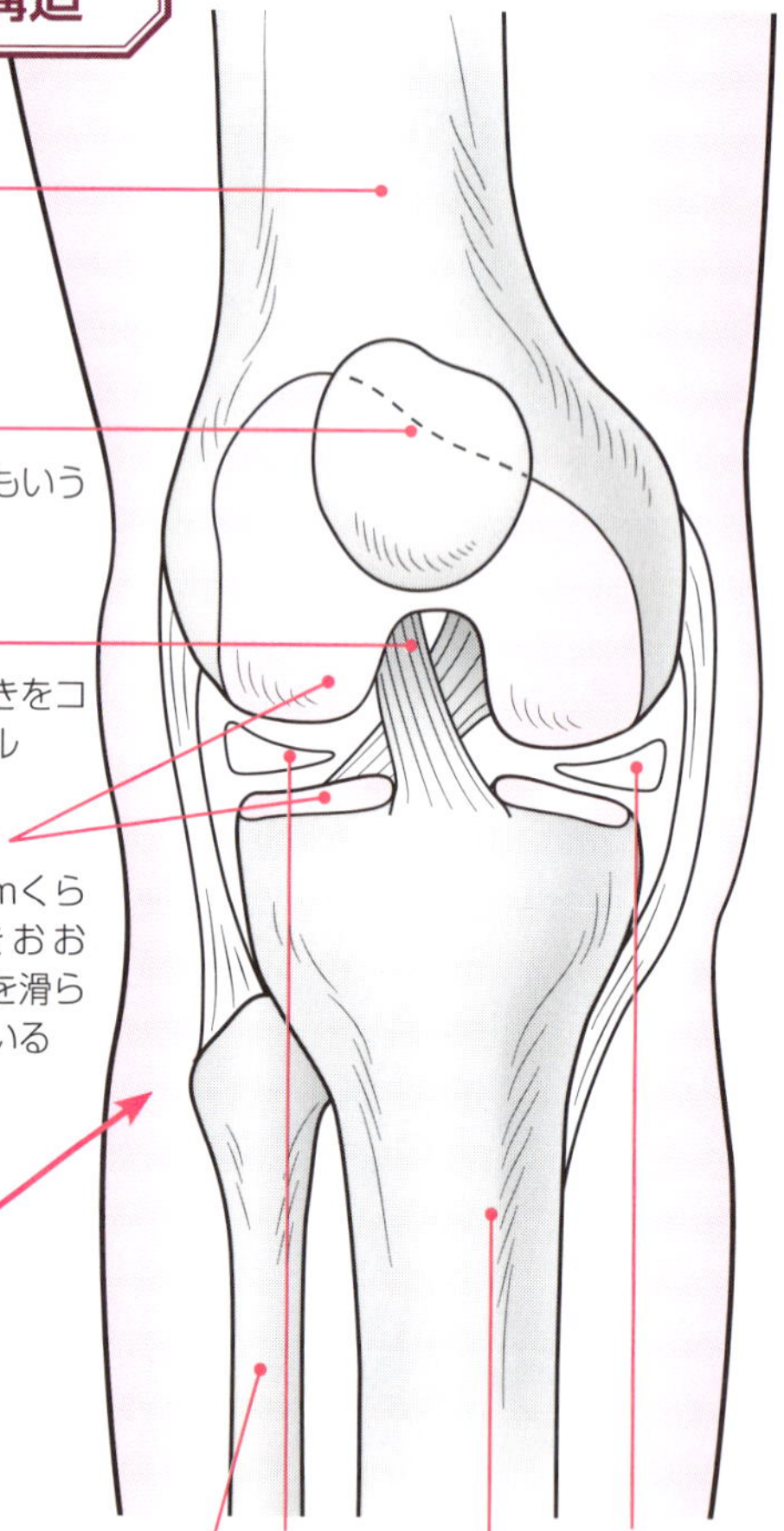

大腿骨《だいたいこつ》
ひざから
上の骨
膝蓋骨《しつがいこつ》
おさらともいう
靭帯
ひざの動きをコントロール
関節軟骨
厚さ5mmくらいで骨をおおい、動きを滑らかにしている
外側半月
内側半月
腓骨《ひこつ》
脛骨《けいこつ》
ひざから下の骨

ひざの上の骨は大腿骨、下の骨は脛骨です。この2つの骨のつなぎ目を大腿脛骨関節といいます。本書でよく出てくるひざ関節は、ここの説明です。

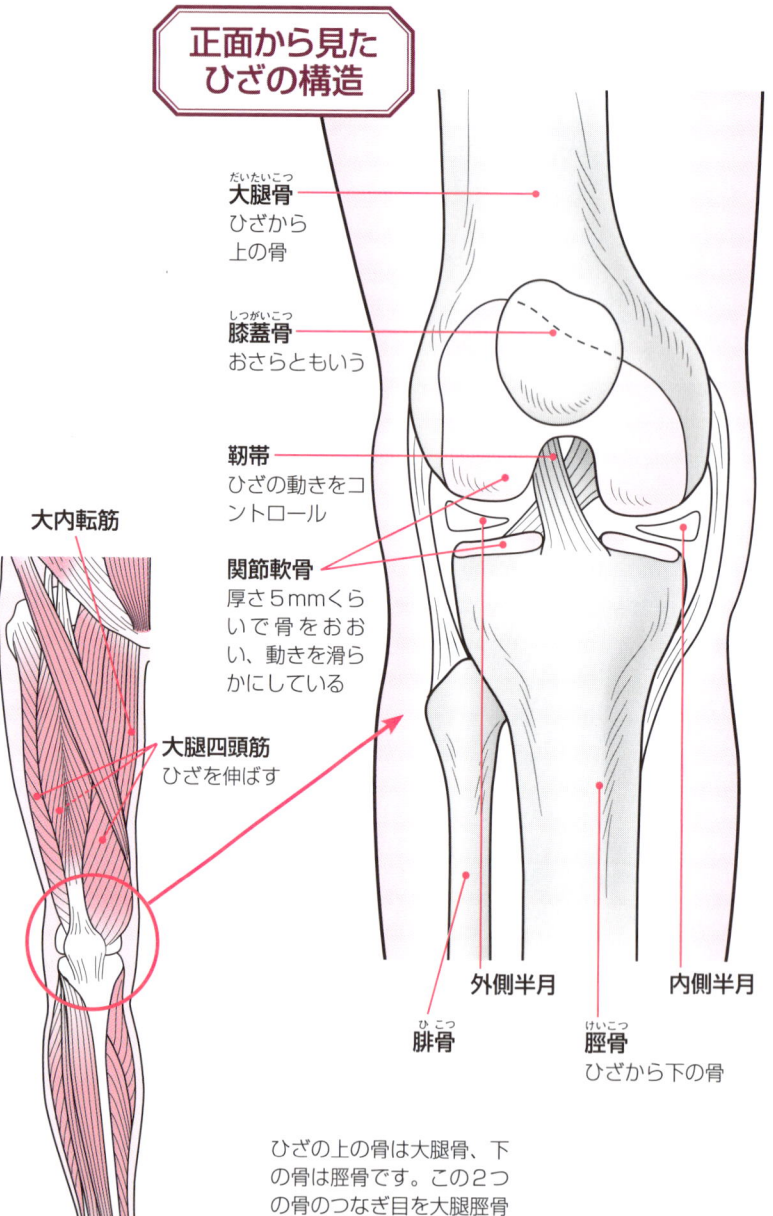

横から見たひざの構造

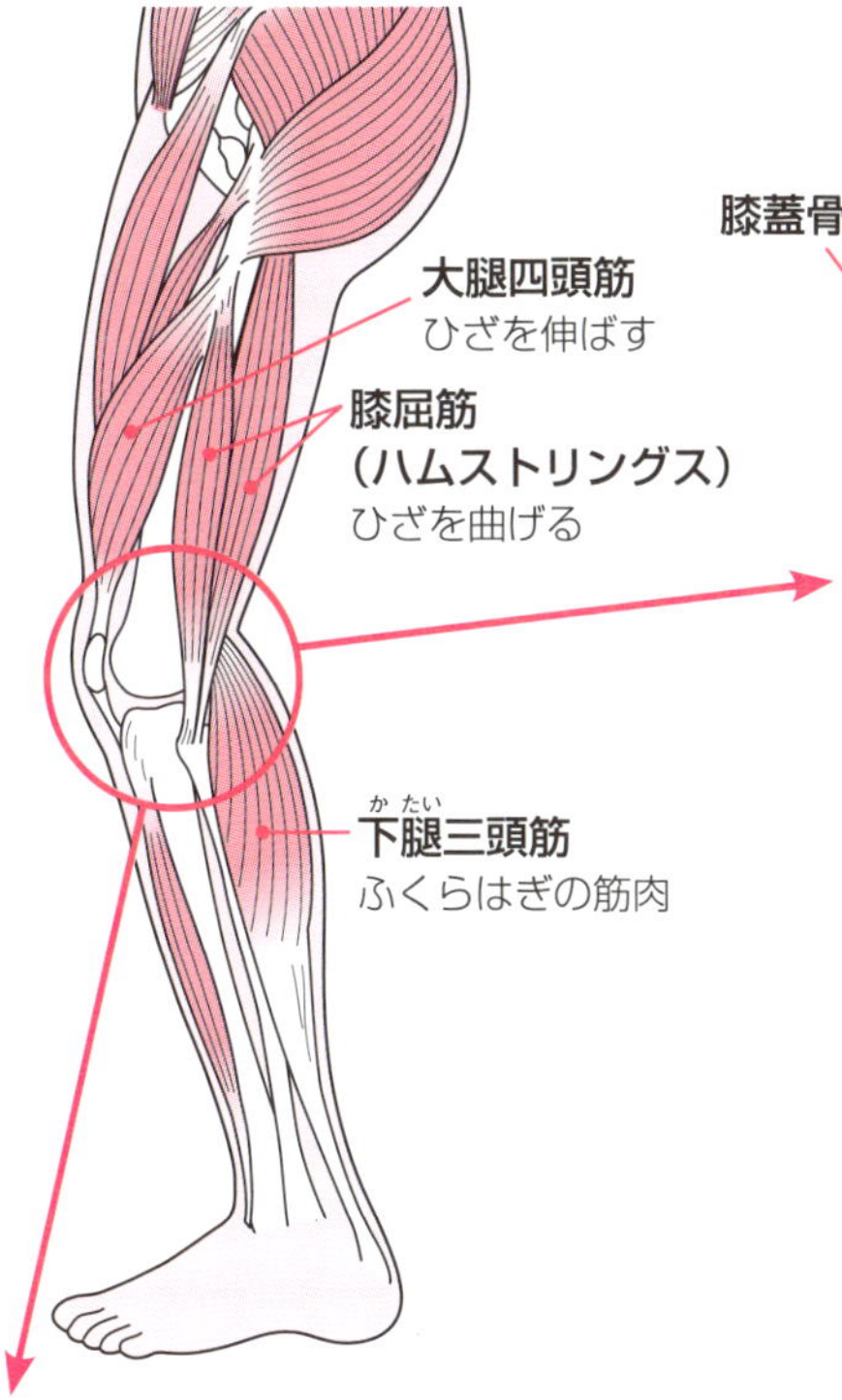
大腿四頭筋
ひざを伸ばす
膝屈筋
（ハムストリングス）
ひざを曲げる
下腿《かたい》三頭筋
ふくらはぎの筋肉

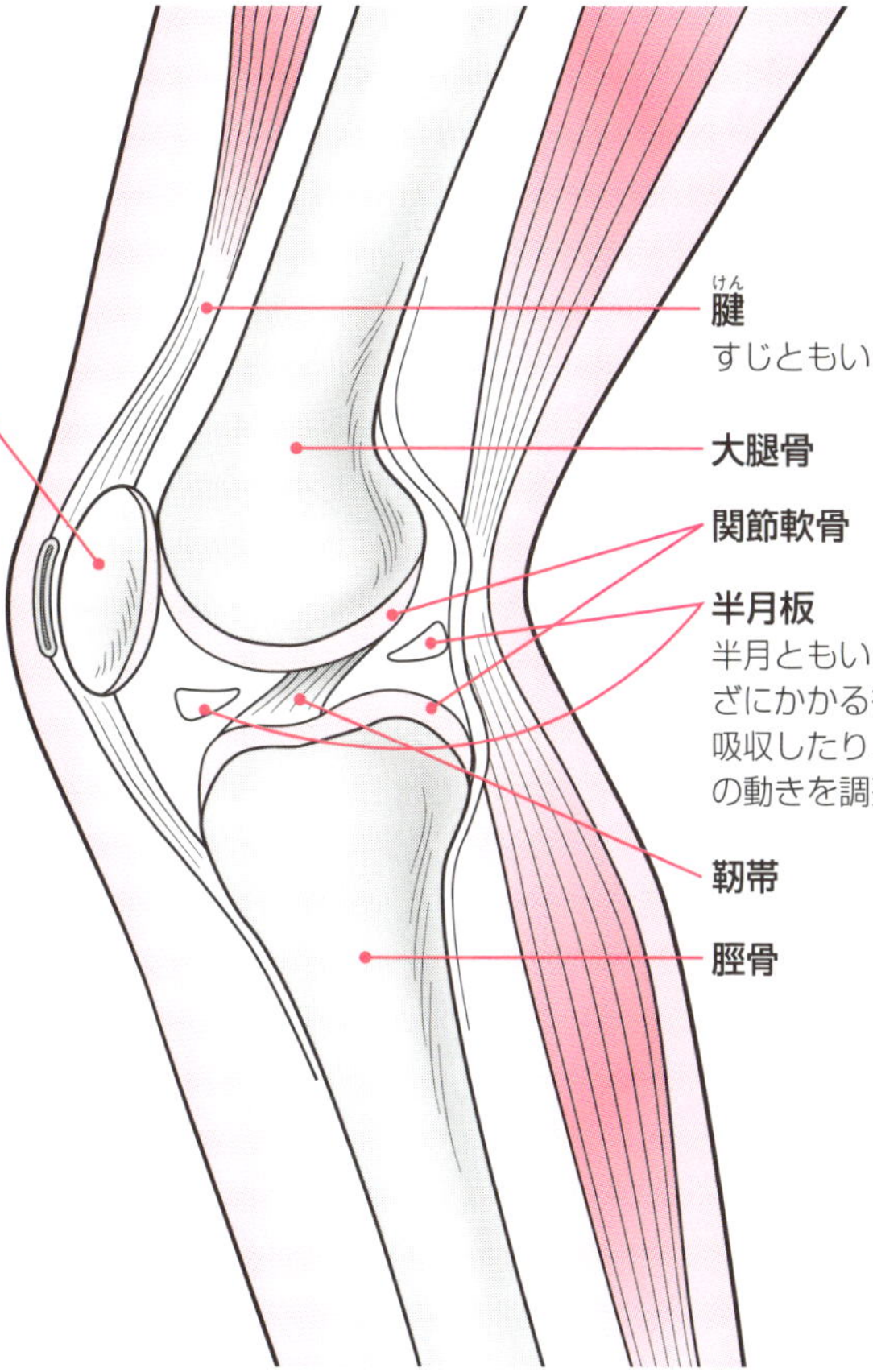
膝蓋骨
腱《けん》
すじともいう
大腿骨
関節軟骨
半月板
半月ともいう。ひざにかかる衝撃を吸収したり、関節の動きを調整する
靭帯
脛骨

上から見たひざの構造

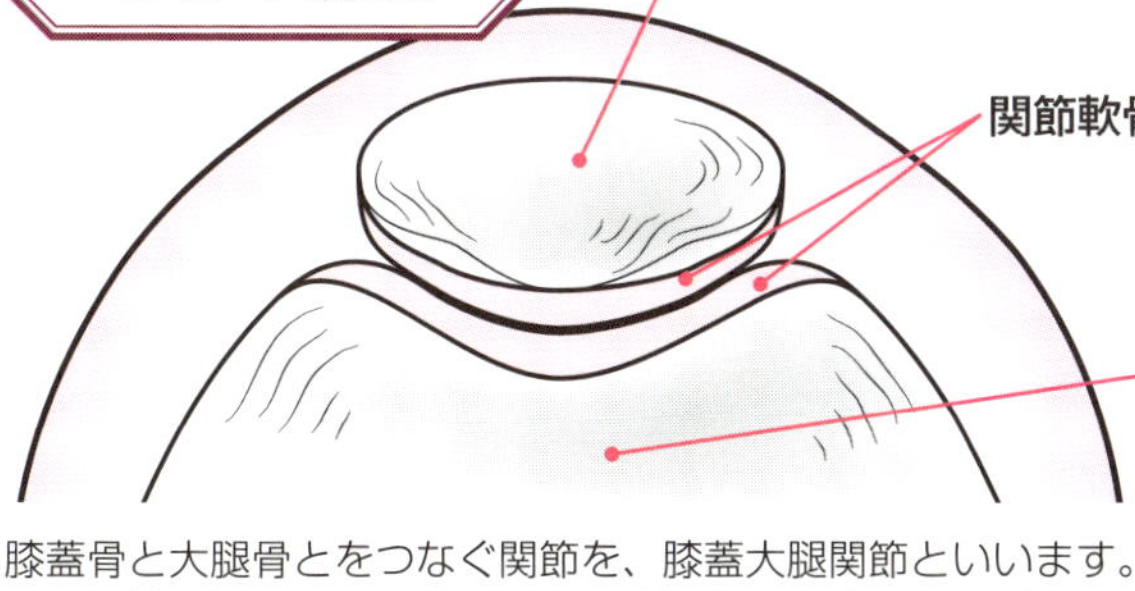
膝蓋骨
関節軟骨
大腿骨

膝蓋骨と大腿骨とをつなぐ関節を、膝蓋大腿関節といいます。この関節の軟骨もすり減って痛みが出ることがあり、膝蓋大腿関節症といいます（P37参照）。

ひざの関節は複雑なつくり

関節とは、二つの骨が相対して動く部分です。実際には、骨の表面を軟骨がおおって動きやすくなっています。関節を動かすのは、関節の周囲にある筋肉です。また、関節につながる靭帯や腱が複雑な動きをつくり出しています。

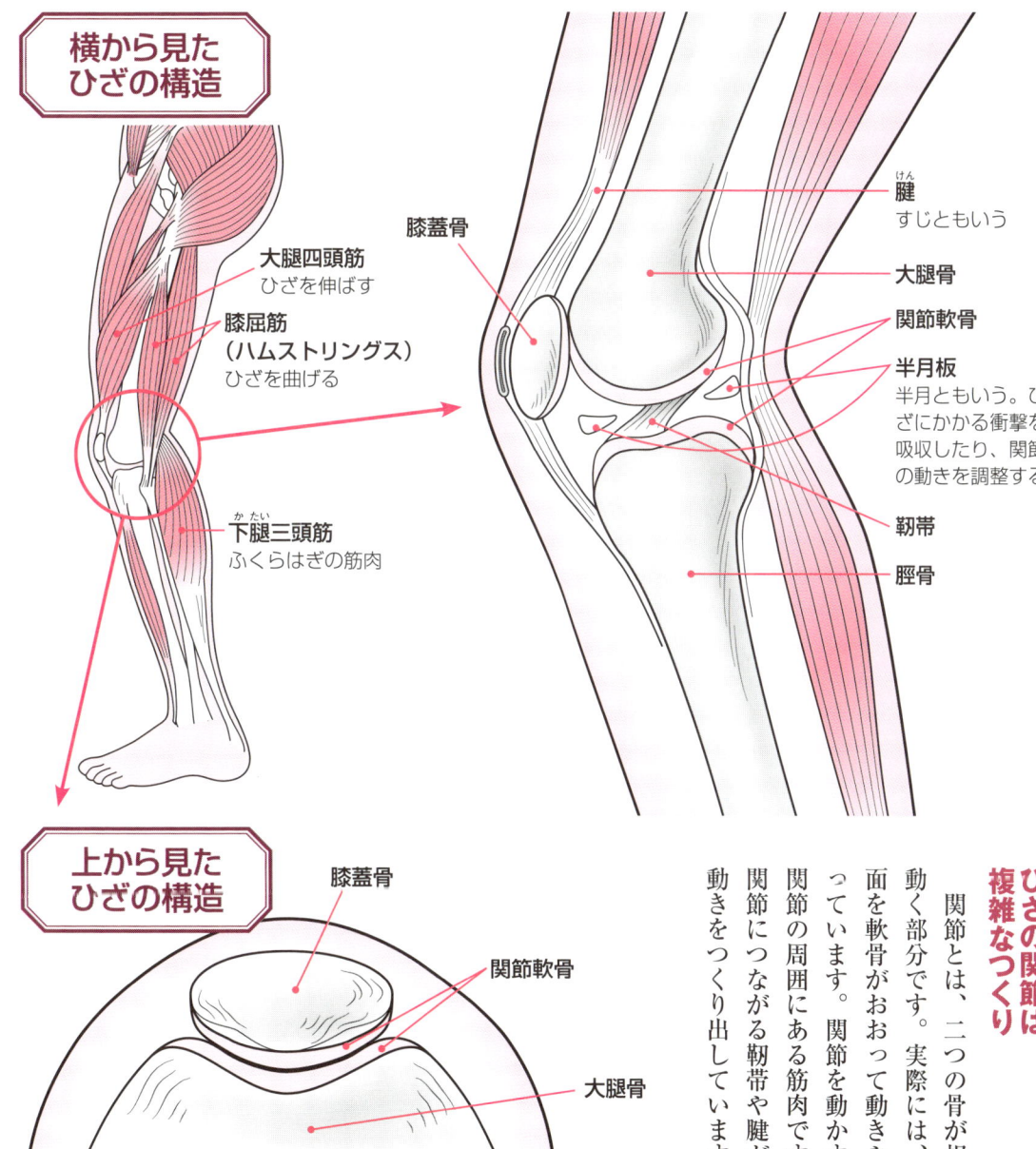

軟骨

ひざが曲がるのは軟骨があるから

変形性ひざ関節症は、ひざの関節軟骨の表面がすり減ることで、さまざまな症状が出る病気です。すり減った関節軟骨を維持し、修復するためには、ひざ関節にある程度の負荷をかける必要があります。

軟骨の特徴

関節軟骨はひざだけでなく、体じゅうの関節にあり、同じ特徴をもっています。

血行がない

軟骨には血管が通っていない。軟骨がすり減っても、軟骨細胞が増えて軟骨が元に戻るようなことはない

ヌルヌルしている

軟骨に含まれるプロテオグリカンという成分の一部がしみ出しているから

関節液

関節軟骨に栄養を供給し、なめらかに動かす潤滑油のようなもの。負荷をかけたり外したりをくり返すことで、軟骨にしみこんでいく

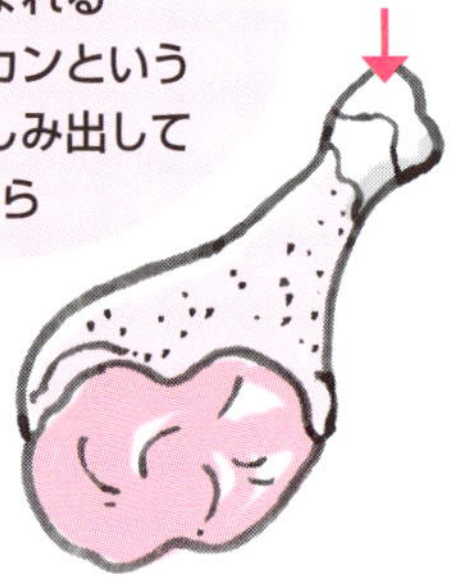

鶏の空揚げを食べるときにさわるとわかる。骨の端のヌルヌルしている白い部分が軟骨

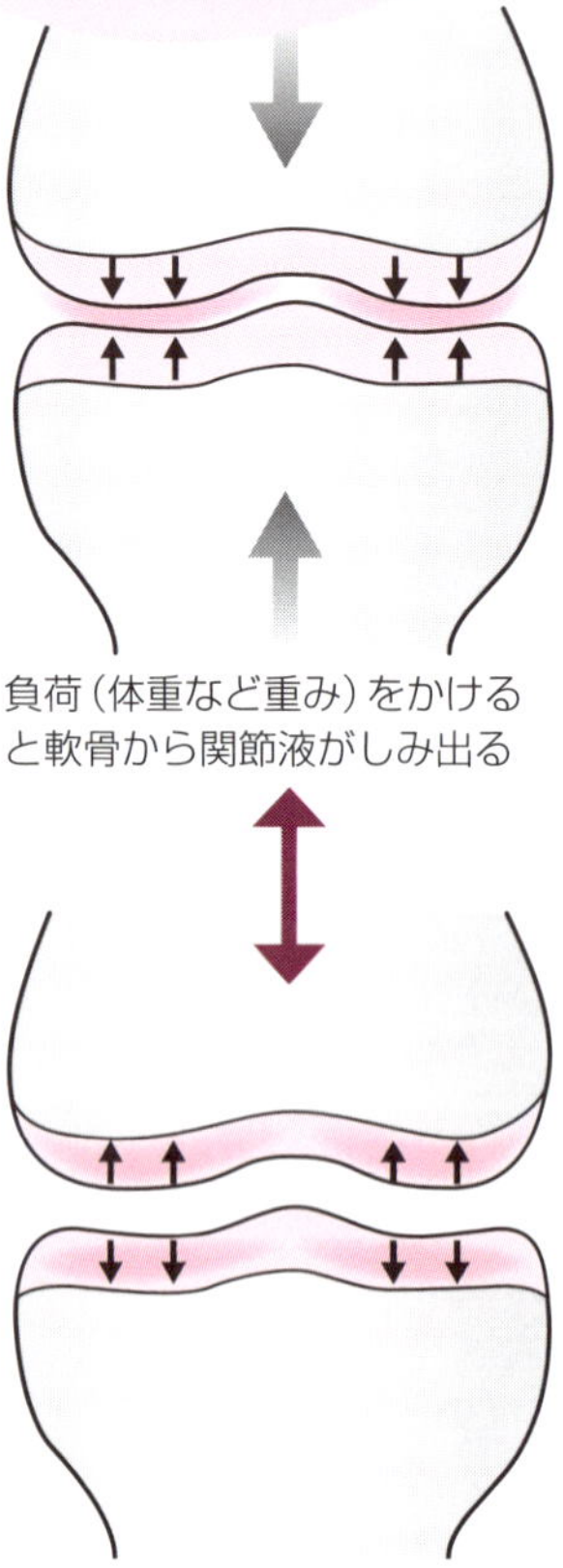

負荷（体重など重み）をかけると軟骨から関節液がしみ出る

負荷がとれると、関節液が軟骨にしみこんでいく

関節はごく薄い軟骨におおわれている

ひざの曲げ伸ばしができるのは、骨の表面をおおっている軟骨があるからです。骨どうしが接していてはスムーズに動かすことができません。なめらかな関節軟骨でおおわれているからこそ、関節が動かせるのです。

関節軟骨には、血管が通ってい

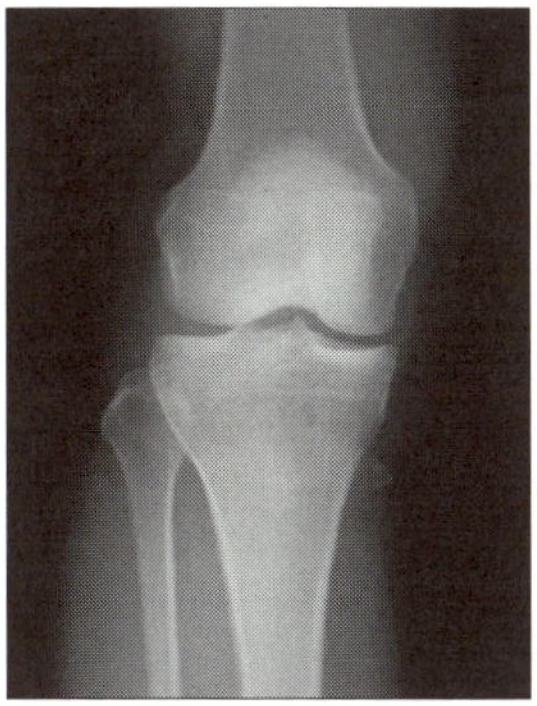

ひざ関節のＸ線写真。軟骨はうつらないが、骨と骨とのすきまにある

骨と軟骨の違い

骨と軟骨は似ているようですが、さまざまな違いがあります。

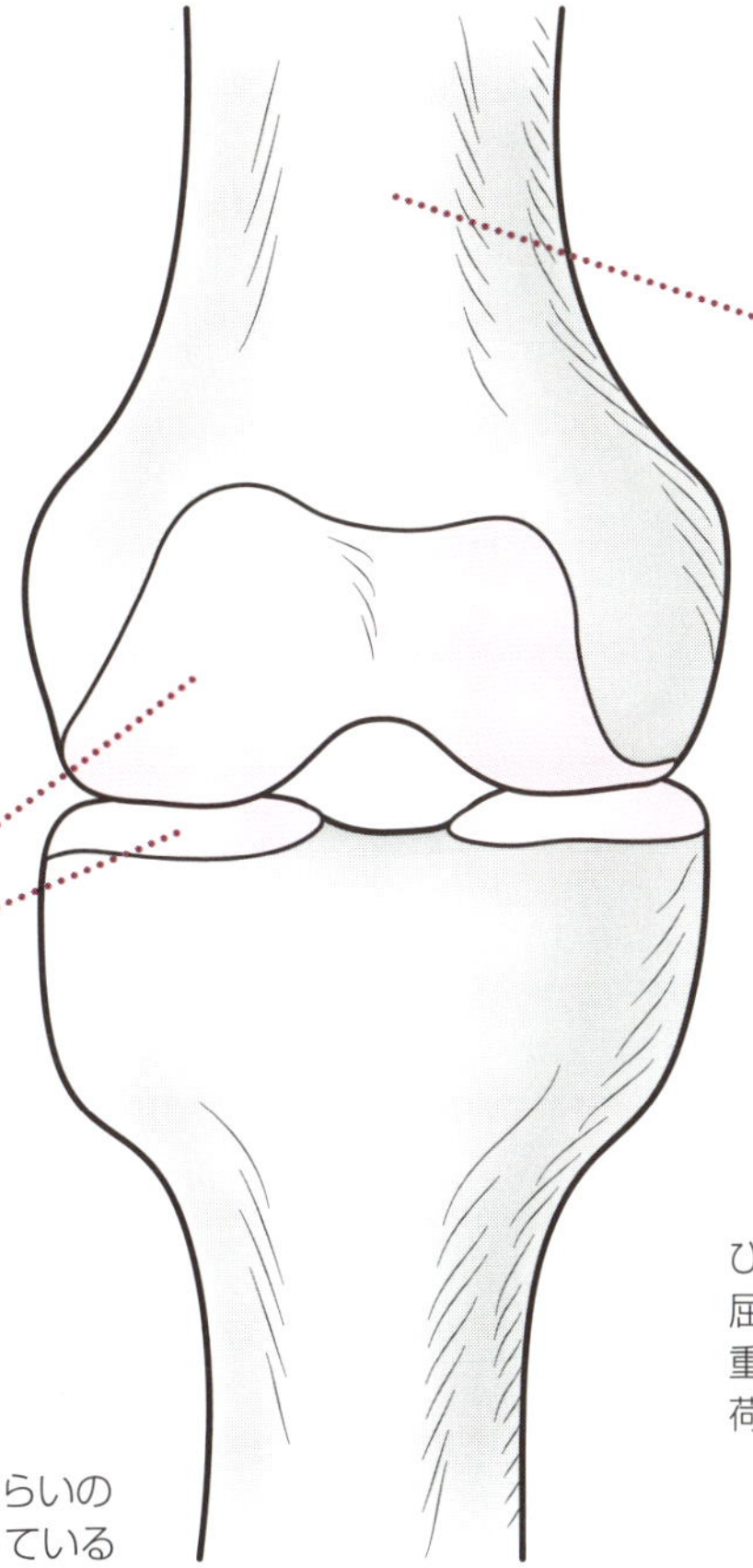

骨

カルシウムが含まれ、かたく、表面がざらざらしている。傷めても、中心の骨髄でつくられる血液で栄養が供給される。骨折が治るのも血行が豊富だから。

軟骨

カルシウムはなく、骨より弾力性があり、なめらかで摩擦がない。血管や神経が通っていないので、軟骨じたいは、すり減っても修復されない。

ひざ関節では４～５mmぐらいの厚さで、軟骨が骨をおおっている

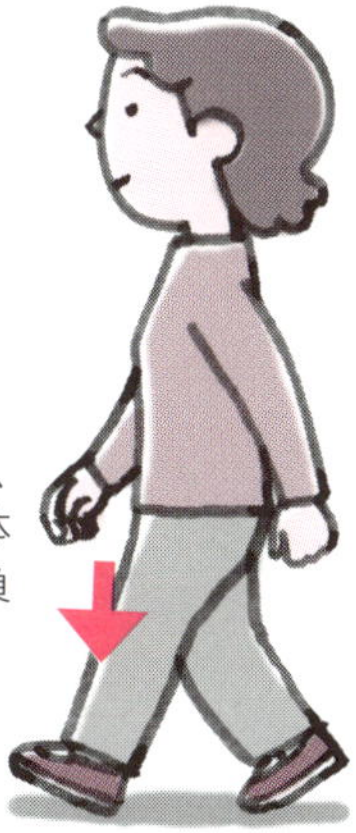

ひざ関節は歩行、屈伸などの際に体重という大きな負荷がかかる部分

▼骨と軟骨の比較

	軟骨	骨
成分	コラーゲン、プロテオグリカン	コラーゲン、カルシウム
硬さ	やや柔らかい（ゴムタイヤくらい）	硬い
弾力性	あり	なし
表面	なめらか	粗い
血行	ない	豊富
神経	通っていない	通っている

ないという大きな特徴があります。栄養を補給する血管がないと、たとえ軟骨がすり減っても、修復されないことになります。

栄養は関節液から供給されますが、これは関節を動かす潤滑油のような働きが主です。関節液は、負荷をかけることによって、軟骨にしみこんでいきます。つまり、動くこと、重みをかけることが大切なのです。

進み方

軟骨がすり減って関節が傾いてくる

変形性ひざ関節症は、軟骨のすり減り具合と症状から、大きく三期に分けられます。進行するにつれて、骨と骨との間が狭くなって、骨どうしが直接こすれあい、脚の変形が起こってきます。

初期

朝起きて歩きはじめるときに、こわばる感じがします。最初の４～５分、100～200歩ぐらいのことで、その後は気になりません。

１～２ヵ月続きますが、人によっては数年続くこともあります。

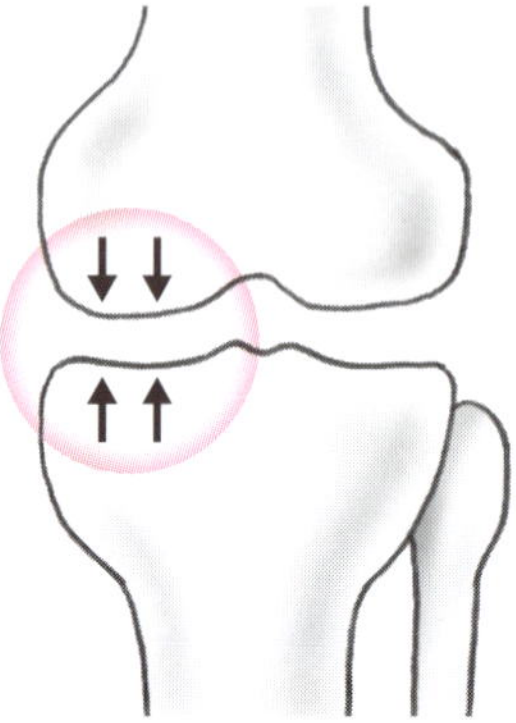

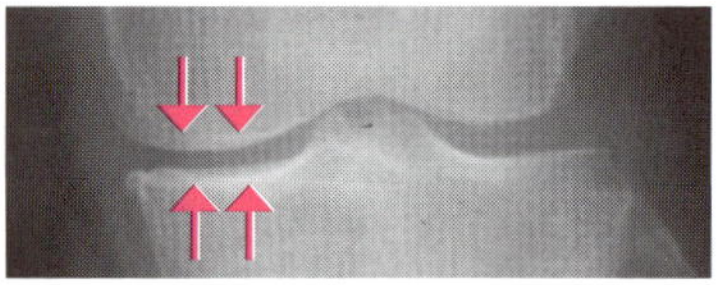

X線では、骨と骨とのすきまは6～8mmあるのが正常。この段階ではまだほとんどわからない

中期

痛みがはっきり自覚できます。腫れたり熱をもったりします。深くしゃがめなくなり、階段の上り下り、とくに下りがつらくなります。

この段階になると受診しようという気になります。

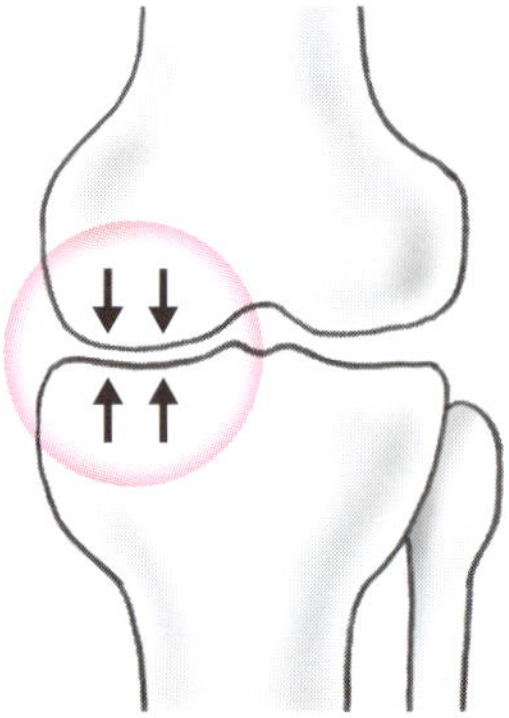

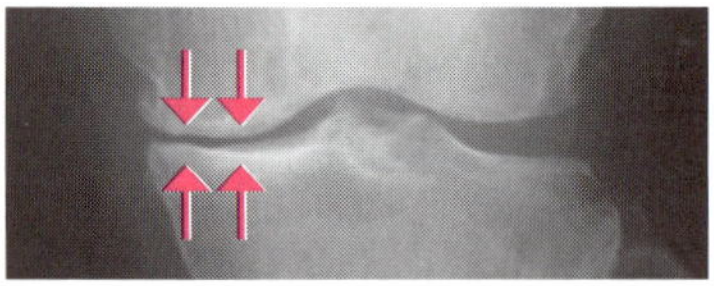

骨と骨のすきまが３～４mm になっている

進み方はゆっくり。何年もかかることも

軟骨は急になくなるものではなく、徐々にすり減っていくため、変形性ひざ関節症も、いつから発症したのかわからないことが多いのです。初めて受診したときには、数年から一〇年以上も経ているだろうと診断される人もいます。

ですから、じょうずにコントロールしていけば、病状の進行を止めることもできるわけです。

痛みはいつからあったのか、よくわからないという人が多い

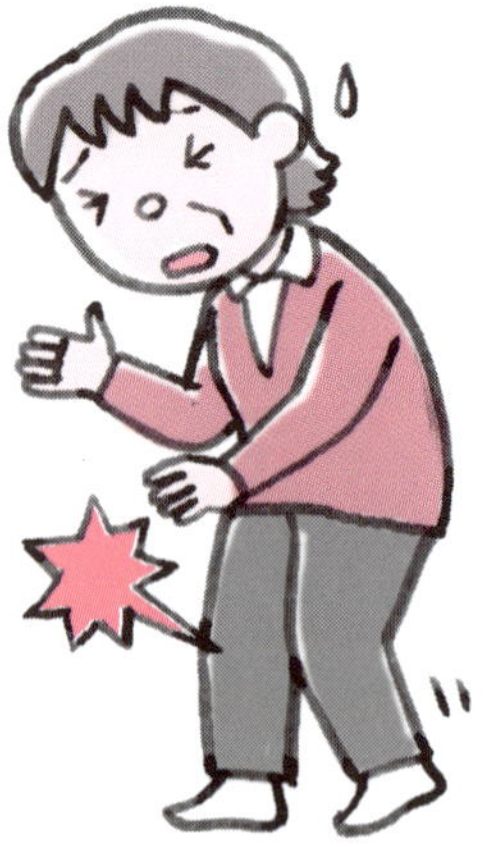

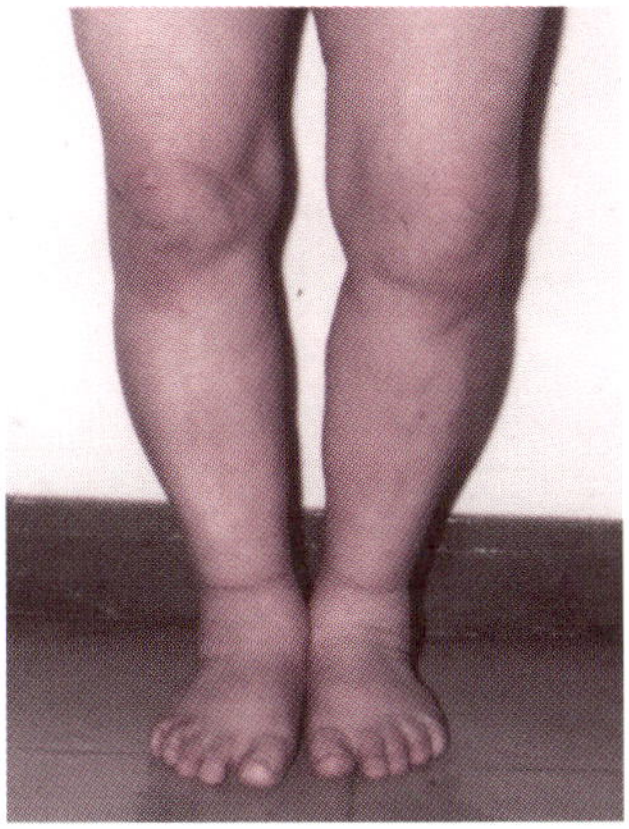

動くと、骨どうしがこすれあうゴリゴリ、ガリガリといった音がすることも

後期

骨と骨が直接こすれあい、痛みがひどくなります。家の中の移動もままならず、外出できないなど、社会生活にも支障が出ます。

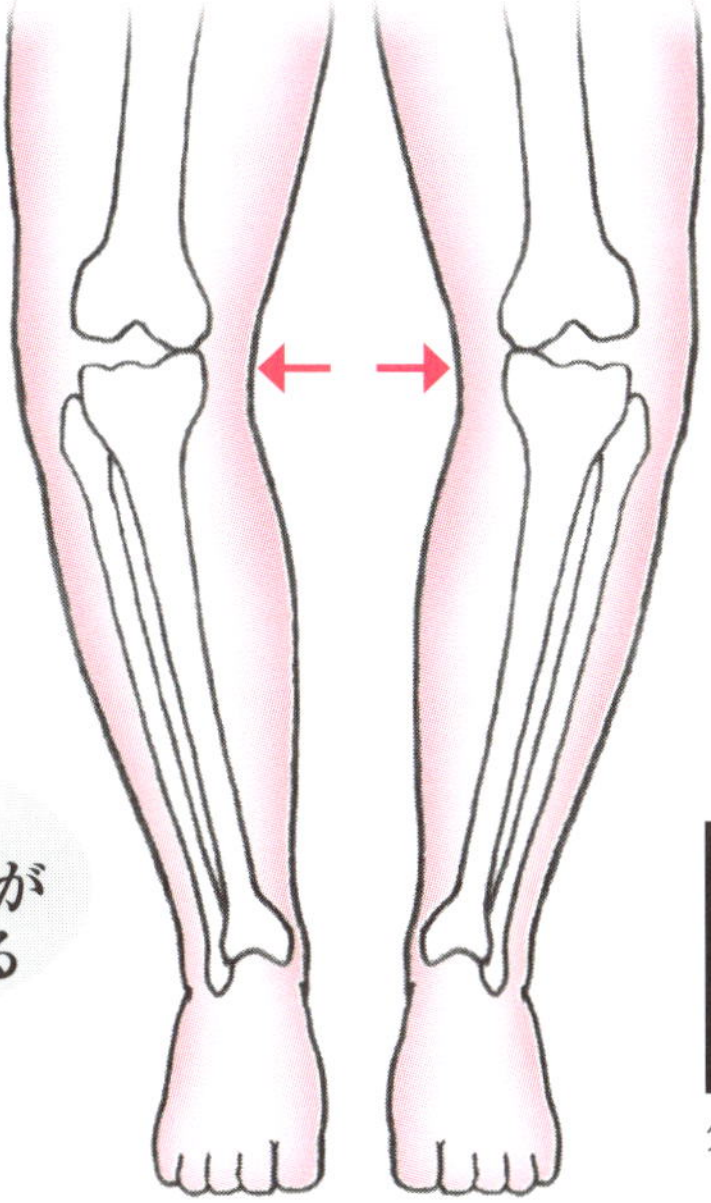

内側の軟骨だけがすり減るために、ひざが外側に開いていってしまう

後期になると、日本人ではほとんどがO脚に変形している

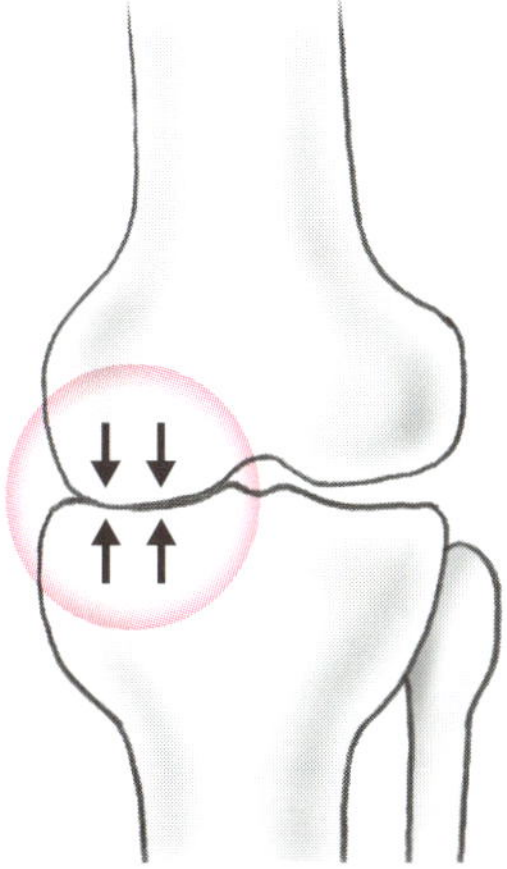

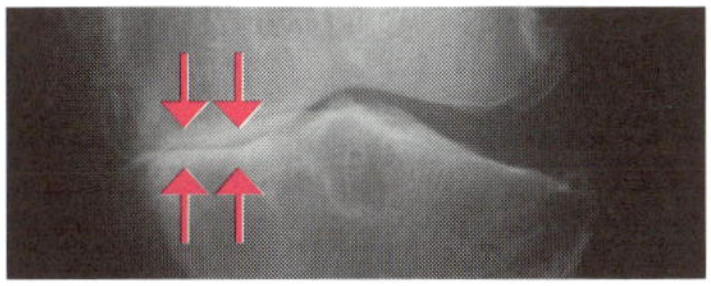

外見的にも明らかなほどO脚に変形し、ひざ関節じたいも変形している

ひざのおさらにも起こる変形性関節症

膝蓋骨と大腿骨とをつなぐ膝蓋大腿関節にも膝蓋大腿関節症が起こることがあります。

多くは若いときのケガや脱臼が原因です。変形性ひざ関節症より発症年齢が若く、四〇代から起こります。

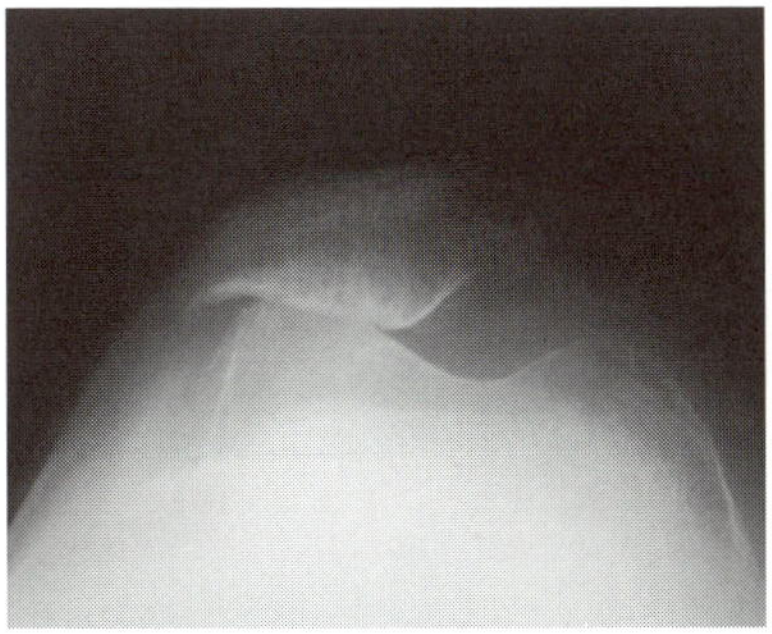

片方の軟骨がすり減って骨と骨が接触している

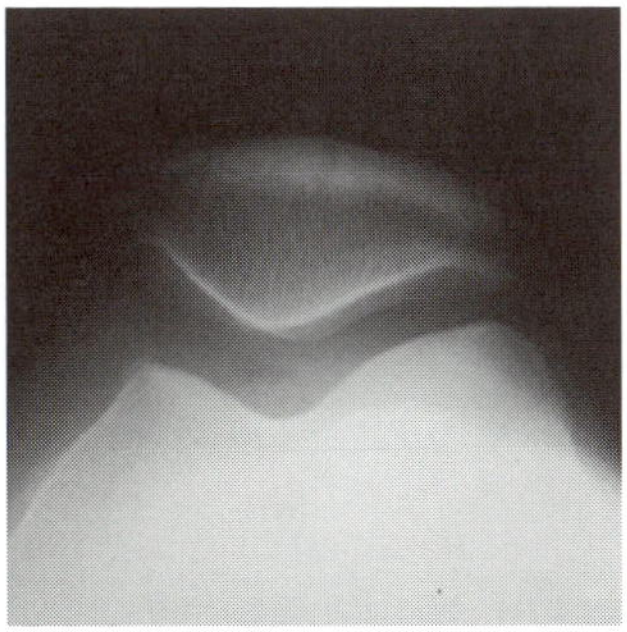

正常な膝蓋大腿関節

症状

水がたまるのは、ひとつの症状

ひざに水がたまると、ひざのおさらの上部が前にでっぱり、ひざのうしろ側がふくれてきます。ひざを動かしにくくなり、だるさを感じることもあります。

水がたまったら

筋肉体操を続けていけば、徐々に水はひいていきます。あまりに多くたまっているときには、抜くこともあります。

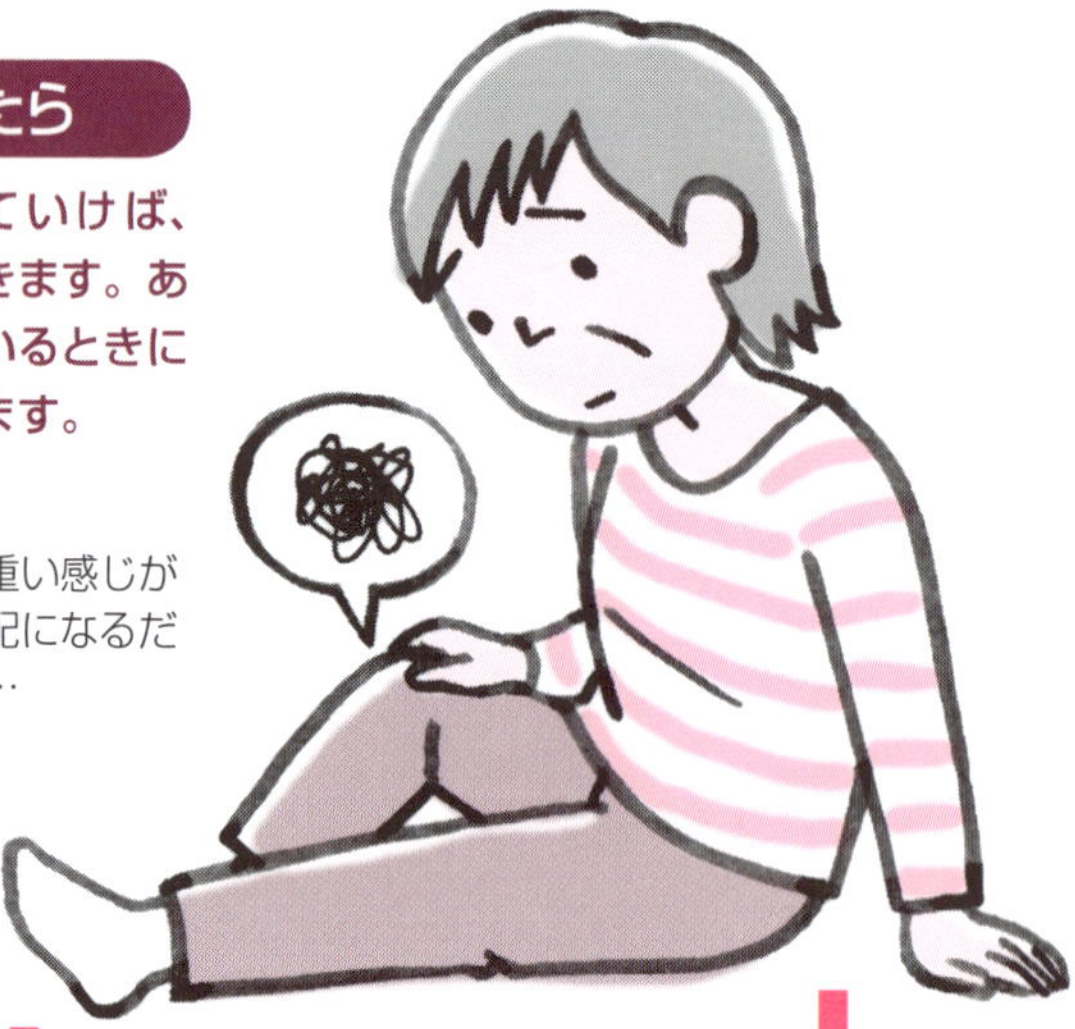

だるくて重い感じがする。心配になるだろうが……

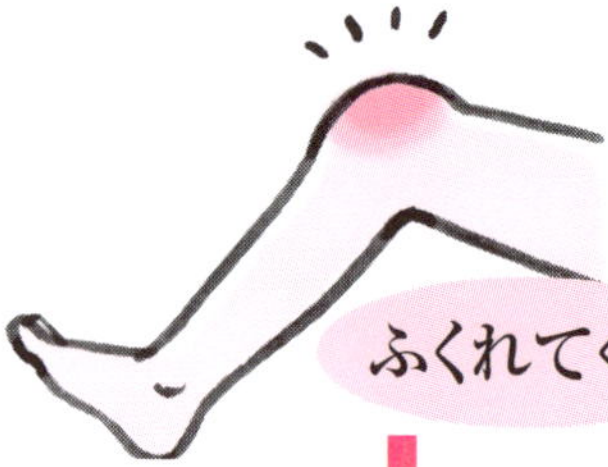

ふくれてくる

水を抜く

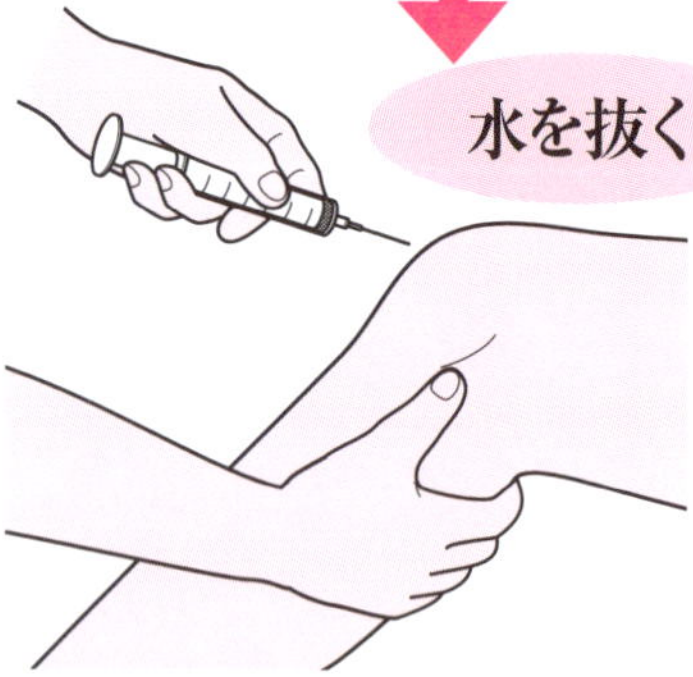

動きが制限されるようなら、注射器で水を抜いてもらう

症状は悪化しないで、動くことはできる

自分で手当てをしよう

アイシング
＋
筋肉体操

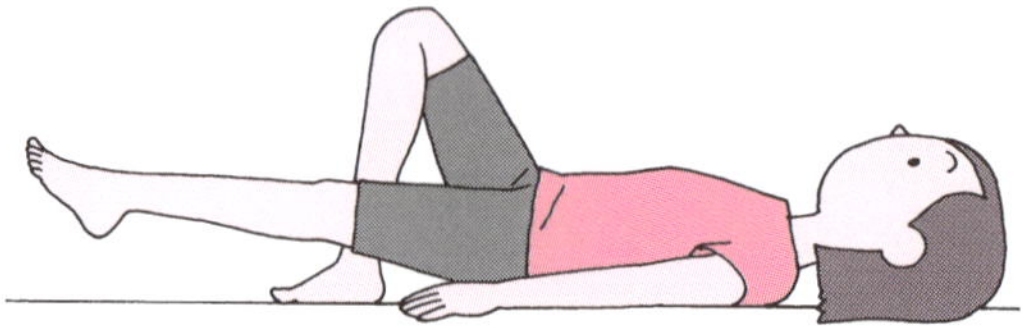

水がたまっても重症というわけではない

ひざに水がたまっていると、重症かと心配になるでしょう。水がたまることを水症といいますが、これは病気の程度とは関係なく、変形性ひざ関節症のタイプのひとつにすぎません。水がまったくたまらないタイプの人もいます。

水は、滑膜でつくられた関節液です。軟骨がすり減った摩耗物質が滑膜を刺激して、関節液の分泌《ぶんぴつ》を過剰にしたのです。

水じたいは痛みの原因にはなりません。たまる量が増えていき、だるくなったり動きが制限されるようなら、医療機関を受診して水を抜いてもいいでしょう。

水がたまるところ

水は滑膜でつくられる関節液です。ひざ関節の周囲、関節包でかこまれたすきまにたまります。ひざの関節には通常 1 cc 未満しかない液が、30 ～ 100cc たまることがあります。

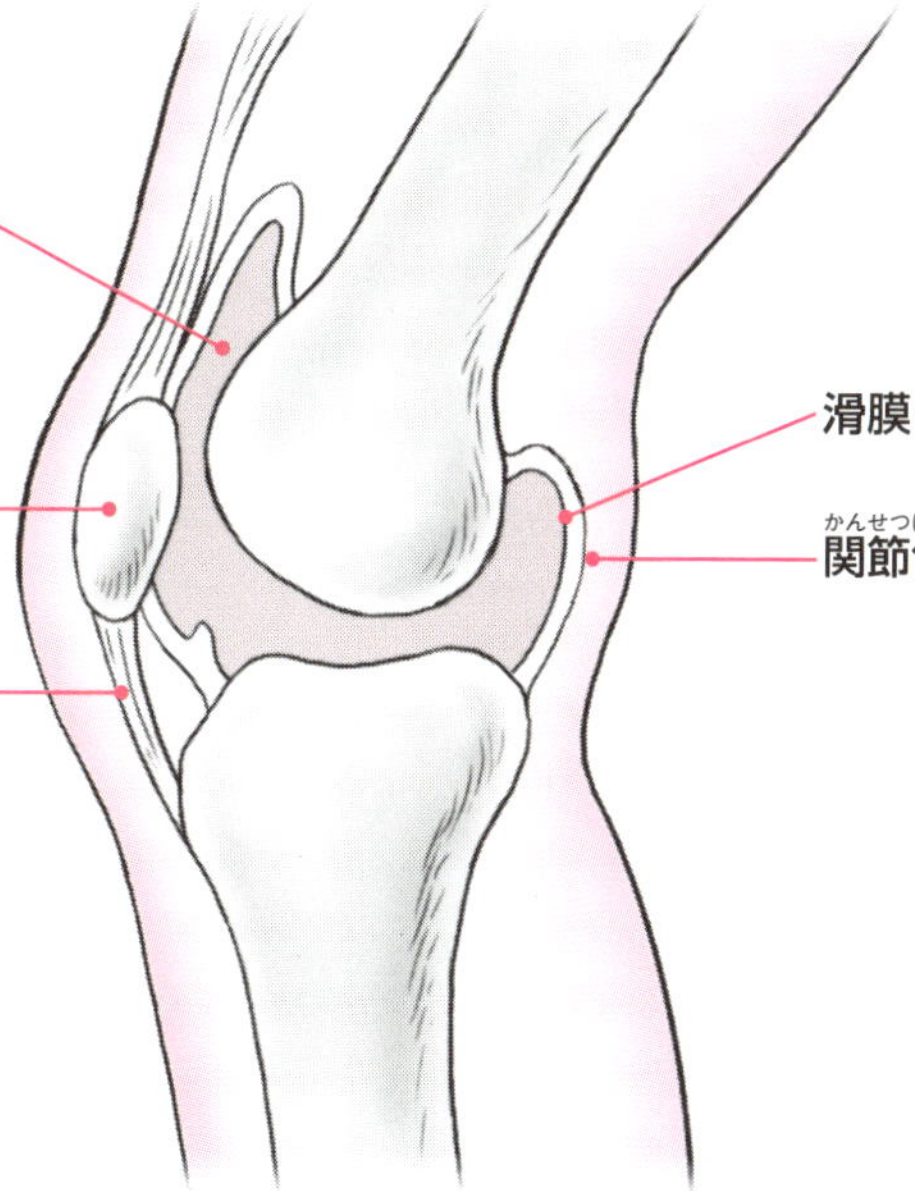

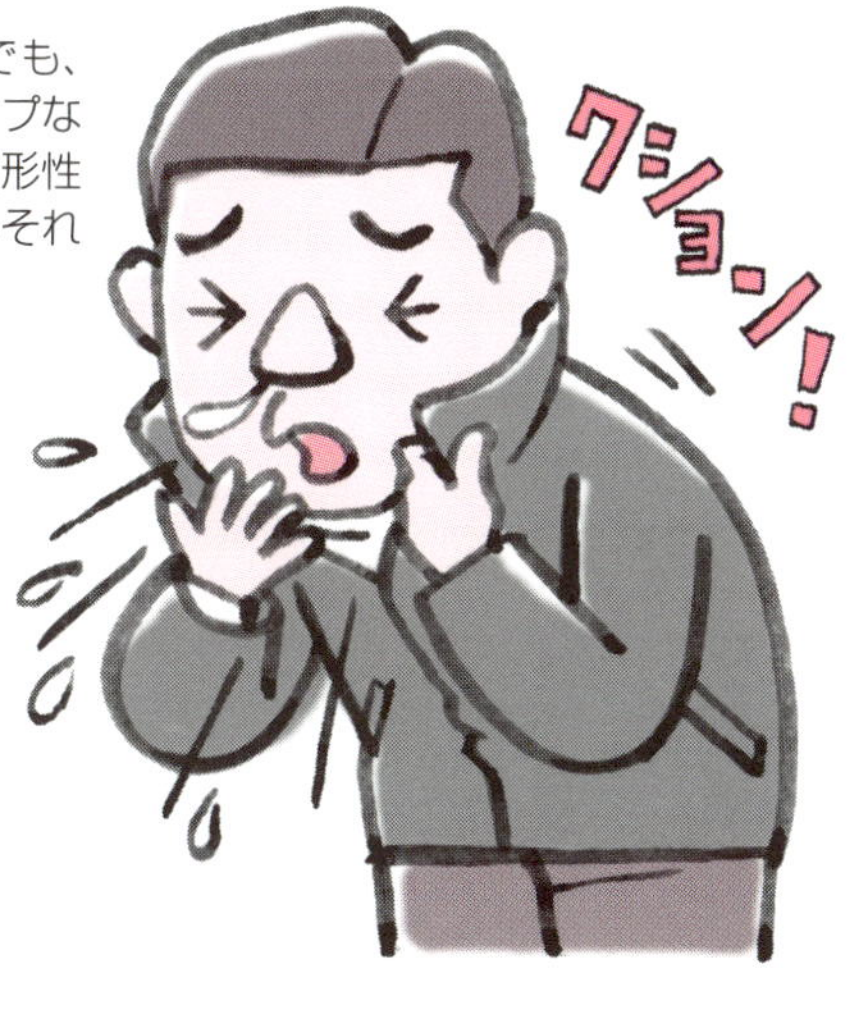

たとえば風邪でも、鼻水の多いタイプなどがあるが、変形性ひざ関節症でもそれと同じこと

Q　ひざの水を抜くのはくせになりますか

A　ひざの水を何度も抜くことになる人がいます。よく「水を抜くのはくせになる」とか「水がたまるのはくせになる」という人がいますが、くせになっているのではありません。根本治療をしないので、またたまってくるのです。水は抜かなくてもかまわないし、むしろ運動療法をするほうが、徐々に減っていきます。

症状

主な症状は、ひざの痛みと腫れ

変形性ひざ関節症では、ひざの痛みが主症状です。痛みのために、ひざに負担がかかる動作ができなくなります。また、安静にすることが病気を進めます。

症状の起こり方

すり減った軟骨は元に戻らないので、変形性ひざ関節症は、長い時間をかけて少しずつ進行していきます。

こわばり

最初は朝の動きはじめに違和感がある程度。なんとなくひざの歯車がうまくかみ合っていない感じ。スムーズに歩き出せない。

腫れ、熱感

長い時間歩くと、ひざが腫れたり、熱っぽくなったりする。軟骨は通常、内側から減るので、ひざをさわると、内側のほうに腫れや熱感がある。

炎症が起こっている

腫れや発熱は、体の防衛反応。ひざの関節の中で、摩耗物質と免疫細胞が闘っているために起こる。

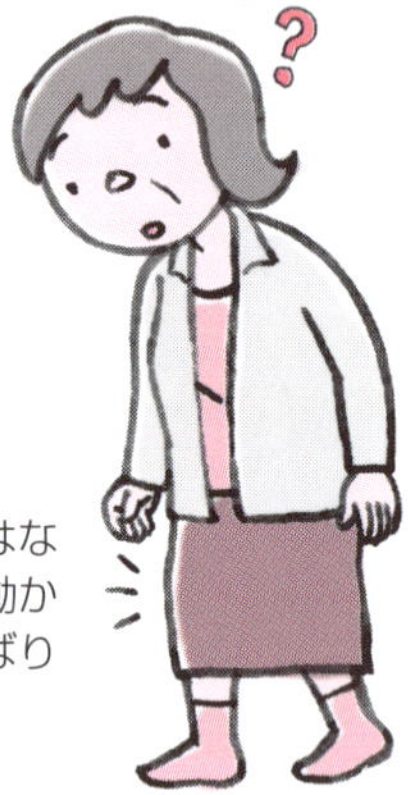

痛い、というほどではないが、うまくひざが動かない感じ。このこわばりが徐々に痛みになる

徐々に日常生活に支障が出てくる

ひざの痛みが変形性ひざ関節症のもっともつらい症状です。初期からあり、病気の進行とともに強くなっていきます。

痛みのために歩かなくなり、安静にするために動けなくなり、日常生活に支障が出てきます。ひざがしっかり伸びず曲がらないことも、動きを制限する原因です。外出もしなくなってくるので、社会生活にも支障が出てきます。

一緒に出掛けようと家族が誘っても、迷惑をかけるからと留守番をしたがります。しかし、本人は生きる張り合いをなくし、孤独に陥っています。変形性ひざ関節症は、心にも影響を及ぼすのです。

腫れや熱感、変形を自分でチェックする

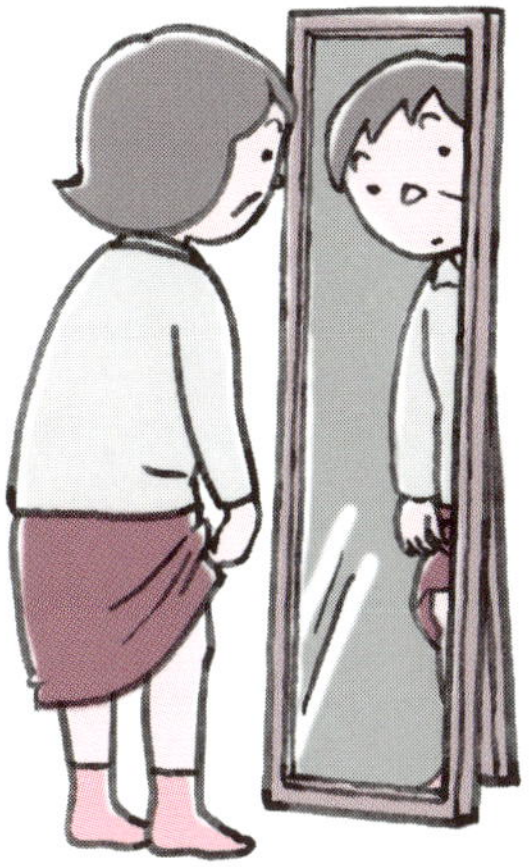

ひざに両手を当てて熱さを比べる。いすに座っておこなってもよい。両ひざとも同じくらいに感じるなら、ひざとひざ以外の部分にさわって比べる

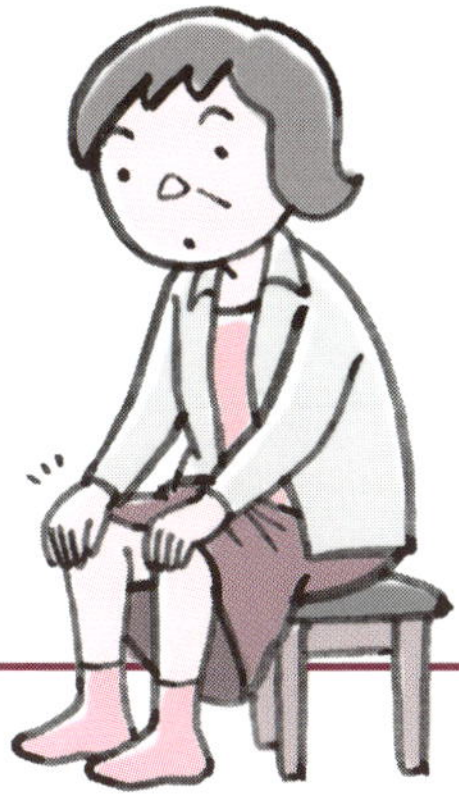

ひざを伸ばしてまっすぐ立ち、鏡で左右のひざの状態を見比べる。腫れや変形がよくわかる

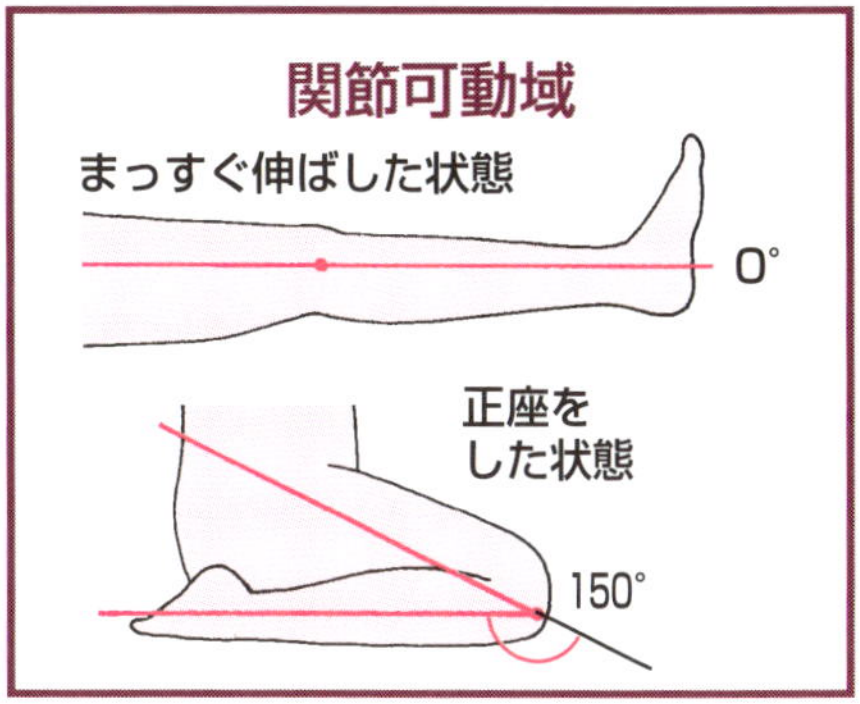
関節可動域
まっすぐ伸ばした状態
0°
正座をした状態
150°

痛み

ひざをひねる、正座をする、階段の上り下り、とくに下りるとき、歩く、立ち上がるなど、ひざに負荷がかかるときに痛みが出る。初期には休めばとれた痛みも、末期になると、何もしていなくても痛む。

拘縮

ひざが十分に伸びない、深く曲げられない状態は初期からある。関節の可動域が狭まり、動きが制限されてくる。中期からはこの拘縮は固定化される。

日常生活に支障

変形（O脚）

徐々にひざは変形（多くはO脚）して、両ひざのすきまが大きくなる。

心の不調

ふさぎ込み、うつ、将来への不安など心にも影響を及ぼす。

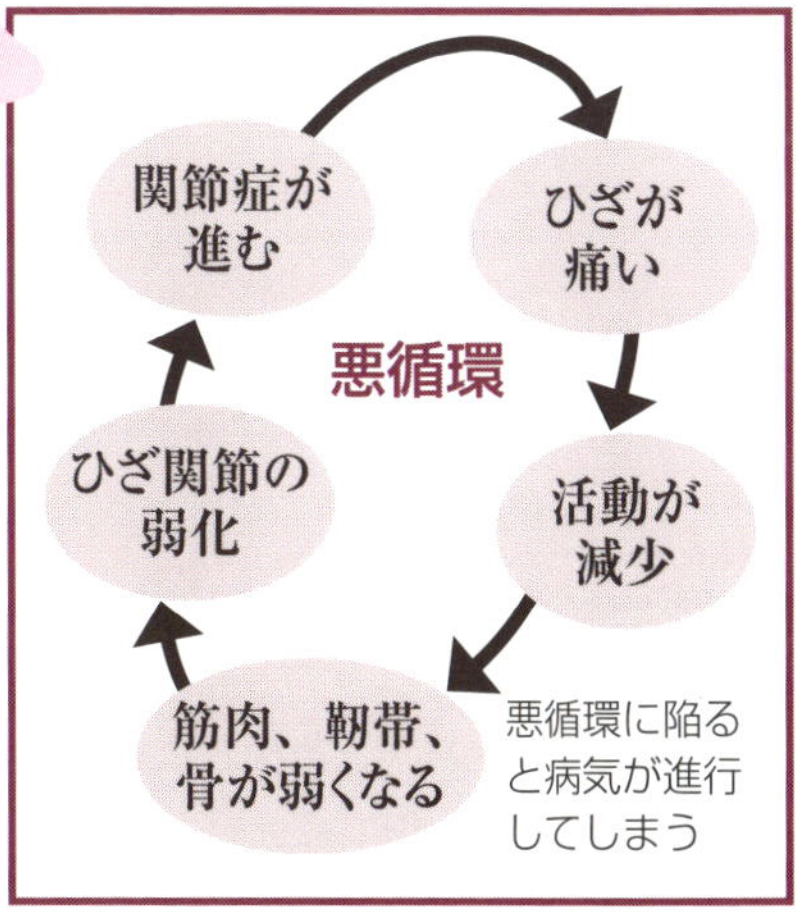
関節症が進む
ひざが痛い
活動が減少
筋肉、靭帯、骨が弱くなる
ひざ関節の弱化
悪循環
悪循環に陥ると病気が進行してしまう

原因

中高年、女性、肥満が三大リスク

変形性ひざ関節症でなぜ軟骨がすり減るのかは明らかになっていません。しかし、患者さんをみると、なりやすいリスクをみつけることができます。年齢を重ねることと、太ること。また、女性に多い病気です。

変形性ひざ関節症になりやすいタイプがある

変形性ひざ関節症は大きく二つに分けることができ、患者さんのほとんどが一次性です。ですから本書では一次性の患者さんについて話を進めていきます。

この病気のいちばんのリスクは年齢です。年齢が上がるほど患者さんは多くなります。したがって社会の高齢化とともに、患者数は増えています。

肥満と女性であることもリスクです。体質も関係しています。

このうち、女性であること、年齢、体質は変えられませんが、肥満と筋力低下は自分で改善できます。その点でも運動は有効です。

原因からみた2タイプ

変形性ひざ関節症は、原因から2つに分けられます。

一次性

変形性ひざ関節症のほとんど。原因はわからないが、ひざ関節の軟骨がすり減って、ひざの痛みが起こってくる。中高年に発症する病気で、若い人がなることはない。

二次性

若いときに骨折や靭帯損傷などの外傷を負った人。当時は治療して治ったと思っていた人でも、後遺症として関節軟骨が徐々にすり減ってしまい、比較的若い年代で発症する。

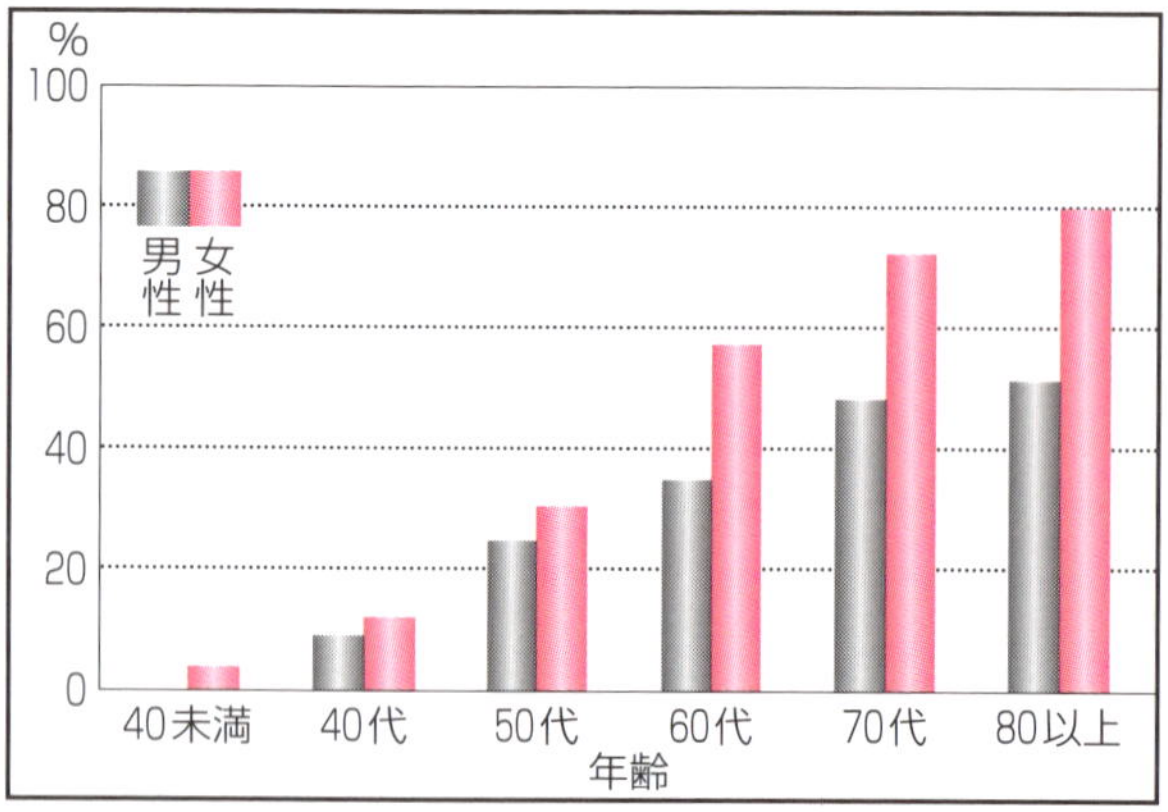

◀患者さんの性別・年齢

50代から症状が出はじめ、もっとも多いのは、60代以降の女性

Yoshimura N. et, al. JBMM 2009より

変形性ひざ関節症のリスク

年齢、女性、肥満のほか、体質などもリスクになります。

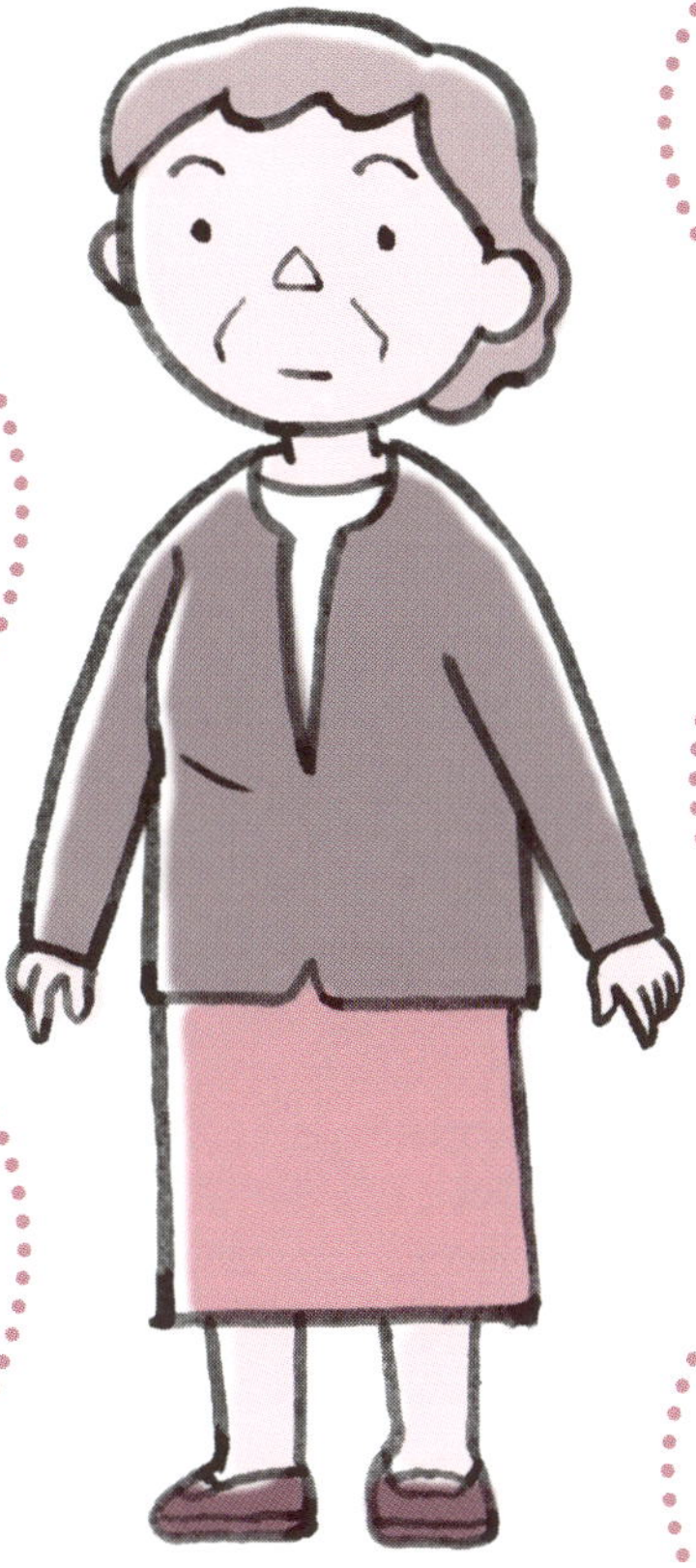

年齢

加齢は重要なリスク。中高年になるほどかかりやすい。患者さんをみると、女性は60代以降、男性は70代以降に多い

肥満

太っているとひざ関節にかかる負担は大きくなる。体重は内側にかかるので、軟骨をすり減らす。また、痛みがあると動かなくなり、肥満を進めるという悪循環に陥りがち

運動不足 筋力低下

運動を日常おこなっていない人は、中年以降、徐々に筋肉・関節軟骨が加齢のために弱くなり、それが原因になる

女性

女性のほうが男性よりも2～3倍ひどくなりやすい。女性ホルモンの影響か、筋肉量が少ないためか。女性であることと変形性ひざ関節症との関係はわかっていない

体質

変形性ひざ関節症になりやすい体質がある。ヘバーデン結節も同じ体質。40～50代で、指の第一関節が節くれだった状態になる

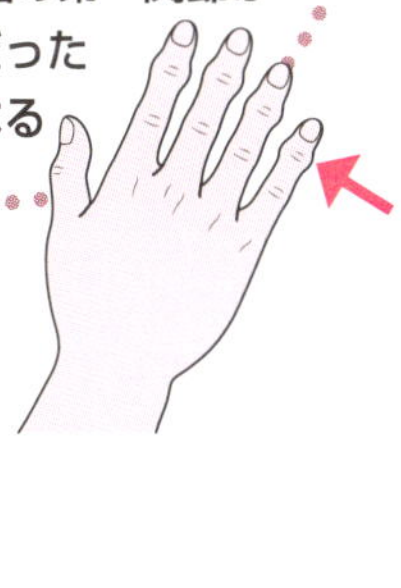

その他のリスク

ケガをした
二次性の変形性ひざ関節症のリスクになる

もともとO脚だった人
関節の内側の軟骨がすり減りやすい

重い荷物を運んでいた人
肥満と同様、ひざ関節に重みの負担がかかっていた

その他の病気

ひざの痛み以外の症状もある

ひざが痛む病気は変形性ひざ関節症だけではありません。ひざの痛み以外の症状があるかどうか、注意してください。症状が似ている病気もあるので、医療機関で正しい診断を受けることも大切です。

大《だい》腿《たい》骨《こつ》顆《か》骨《こつ》壊《え》死《し》

症状は似ている。X線で診断できる

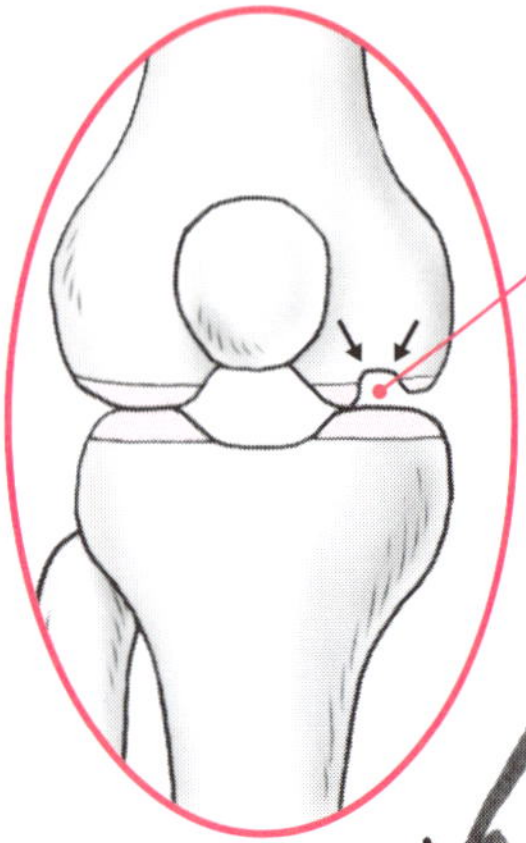
大腿骨顆が壊死し、直径1〜2cm、深さ0.5〜2cmぐらいのへこみができている

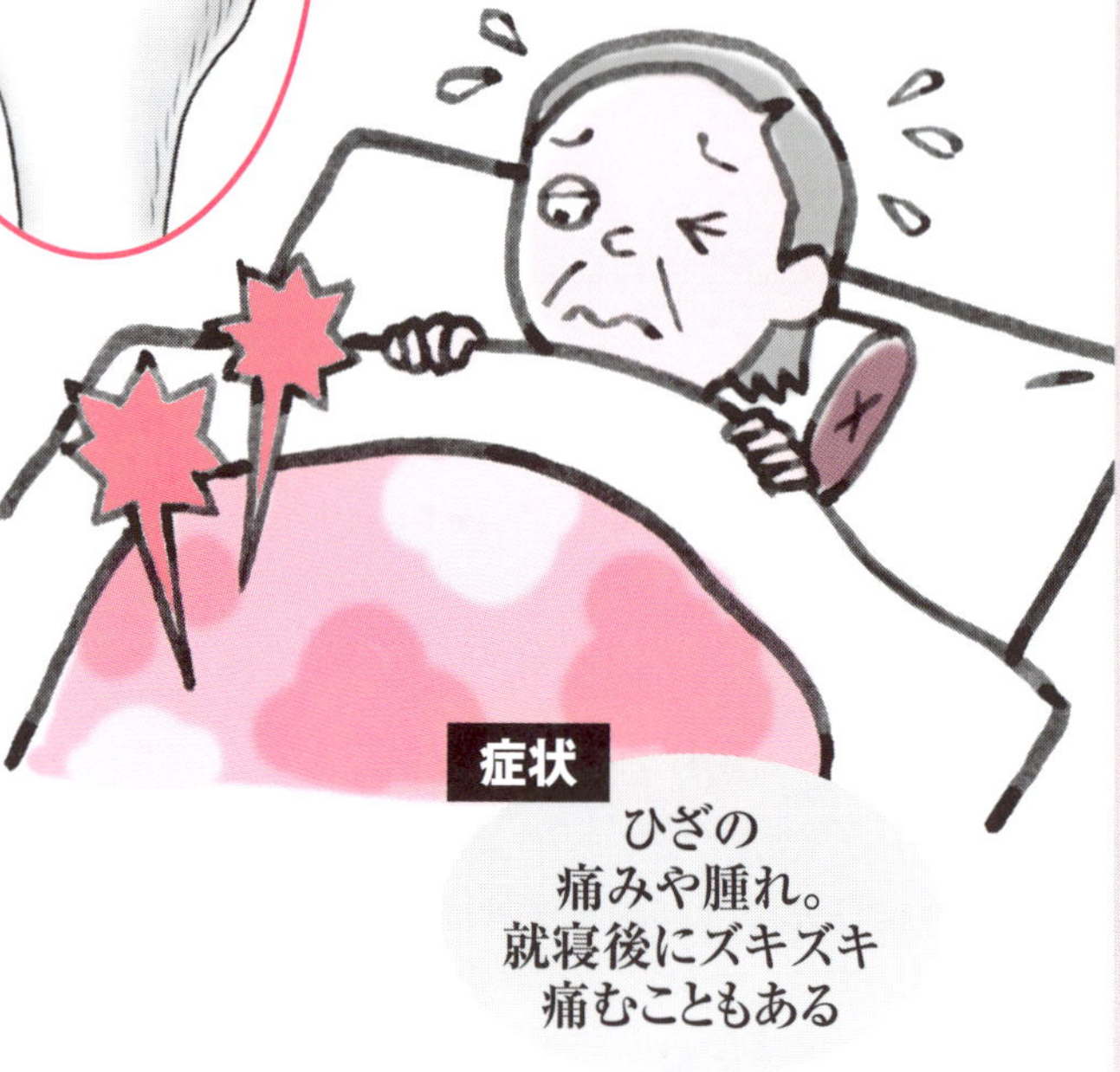
症状
ひざの痛みや腫れ。就寝後にズキズキ痛むこともある

壊死の原因は不明

大腿骨の一部、ひざ関節に接している大腿骨顆という骨の一部分が壊死する病気です。

原因は不明で、五〇代以上の女性に起こりやすいこと、症状がひざの痛みであることは、変形性ひざ関節症と似ています。通常、変形性ひざ関節症に合併します。

なにかの動作をきっかけに急に痛みが強くなったり、腫れや熱感が強くなったりしたときに、この病気が疑われます。

大腿骨顆の壊死はX線をとればすぐにわかります。治療は基本的に変形性ひざ関節症と同じです。

関節リウマチ

手の痛みや発熱、だるさも

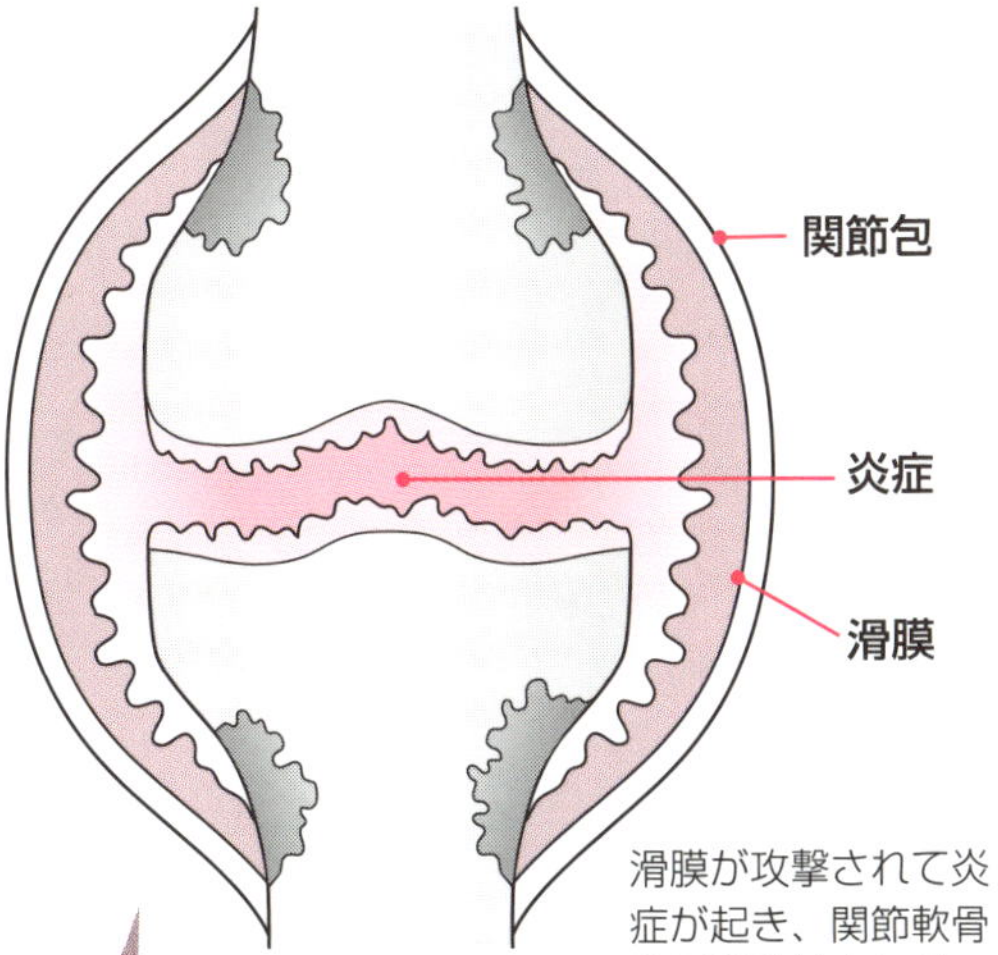

滑膜が攻撃されて炎症が起き、関節軟骨や骨が破壊される

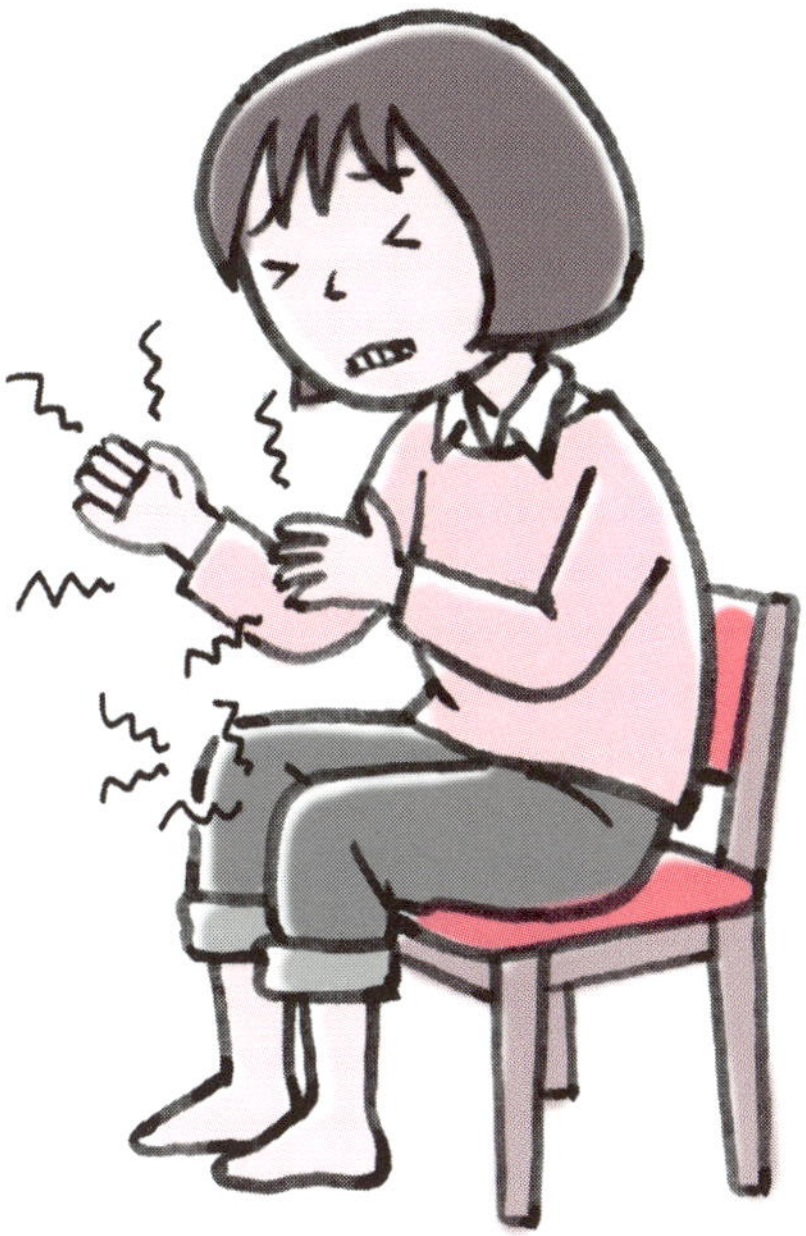

痛みはひざからではなく、手首や手指など、上肢の関節から多く起こってくる

自己免疫《めんえき》疾患

関節リウマチは自己免疫疾患です。本来は体内に侵入した細菌などの外敵を排除する免疫機能が、間違って自分の関節組織を攻撃してしまうのです。その闘いは自分の体を壊すまで続く、慢性疾患です。

症状

左右対称
発熱
全身性
安静にしても痛い
関節の変形
上肢の関節炎

発症は二〇〜四〇代

関節リウマチは、ひざだけでなく全身の関節に痛みが生じる、多発性の関節炎です。手首、足首、股関節、肩、ひじなど左右対称に、徐々に痛むことが特徴です。

大きな違いは発症の年代で、二〇〜四〇代で多く発症します。変形性ひざ関節症より炎症が強く、激しい痛みがあります。

薬物療法が中心

血液検査で診断します。薬物療法が中心で、関節の変形が進むと手術をすることもあります。

運動療法もありますが、変形性ひざ関節症の運動とは内容が違います。また、どんどんやっていいというものでもありません。病院によってはリウマチ科で、指導を受けることになります。

半月板損傷《はんげつばんそんしょう》

ひざの中で音がする。きっかけがあった

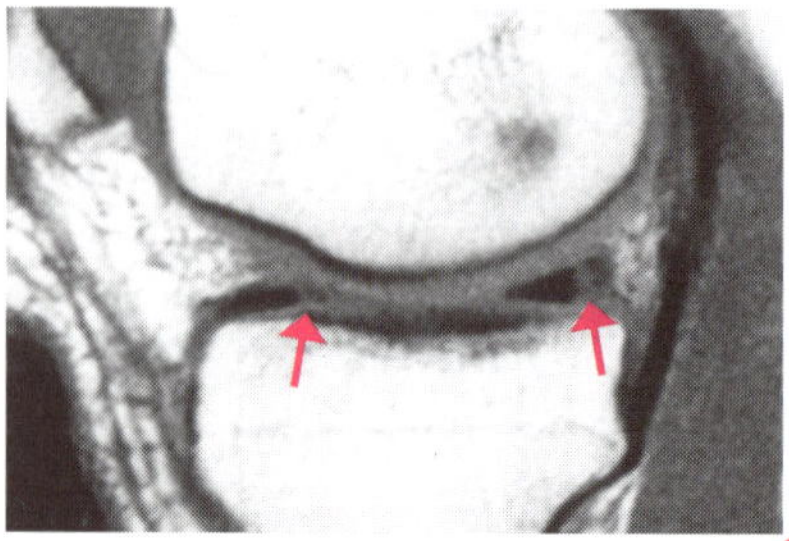

X線ではわからないが、MRIで診断できる（矢印部分が断裂）

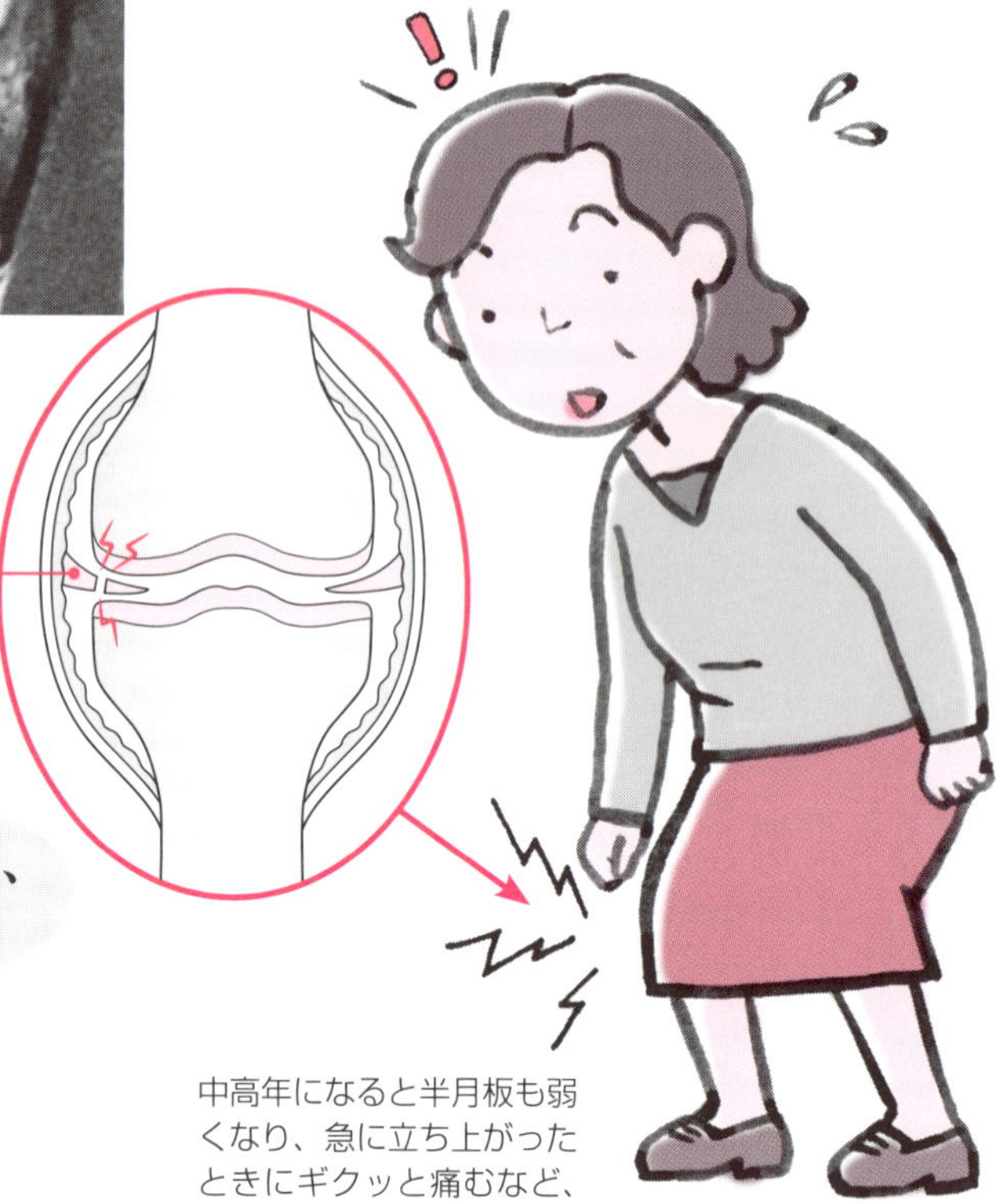

中高年になると半月板も弱くなり、急に立ち上がったときにギクッと痛むなど、損傷しやすくなる

症状

動作によって、ひざの中で音がする

動作によって、ひざが痛む

ひざになにかがつまったように、伸ばせなくなることがある

病気ではなくケガ

半月板は、ひざ関節にあって、ひざを安定させ、衝撃を受けたときのクッションの役目をしています。転倒やスポーツなどでケガをしたときに、半月板を損傷することがあります。

ケガをしたときに放置していたり、治療が不十分だった人は、中高年になって変形性ひざ関節症を発症しやすくなります。

治療は内視鏡手術も

半月板を損傷したら、内視鏡を使って「部分切除術」をおこないます。ひざに数ヵ所小さい穴をあけ、内視鏡を挿入して損傷した部分だけを切除します。

ただし、中高年で変形性ひざ関節症のある人の場合は別です（P63参照）。

痛風《つうふう》・偽痛風《ぎつうふう》

突然の激しい痛みが起こる

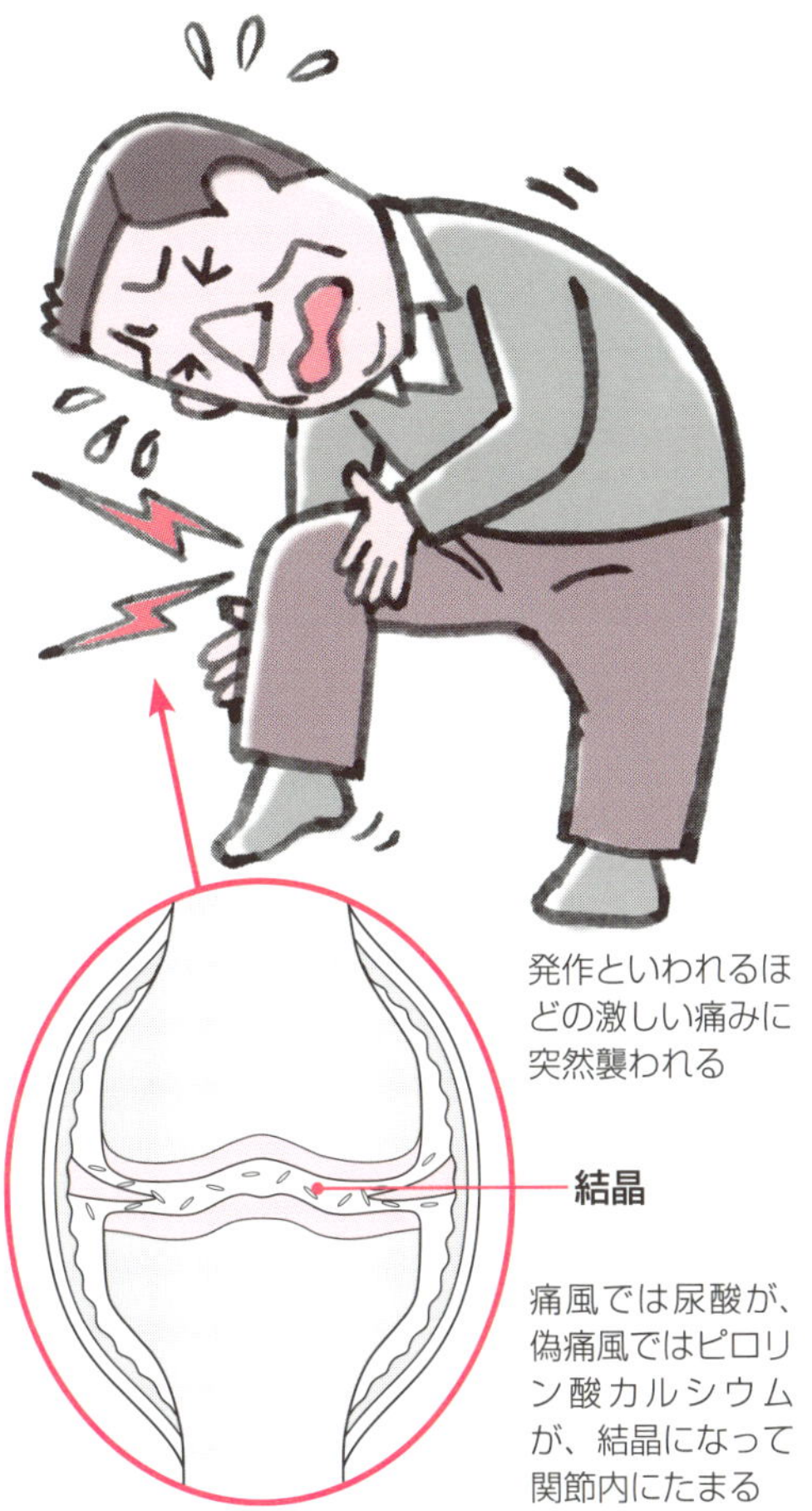
発作といわれるほどの激しい痛みに突然襲われる
結晶
痛風では尿酸が、偽痛風ではピロリン酸カルシウムが、結晶になって関節内にたまる

結晶が関節にたまる

痛風も偽痛風も、関節内に結晶がたまり炎症を起こす病気です。多くは足の親指の付け根の関節に、突然、強い痛みが起こりますが、ひざが痛くなることもあります。

痛風は食べ過ぎや運動不足などが原因となる生活習慣病です。偽痛風は原因が不明です。薬物療法を中心に生活改善をしていきます。

その他の病気やケガ

●スポーツによる痛み

ジャンプ、急な方向転換、ランニングのしすぎなどが原因で、ひざ関節内の靭帯や腱を傷めることがあります。スポーツを休んで様子をみます。痛みや違和感が続くなら、受診しましょう。

●神経病性関節症

糖尿病などで神経が傷むと感覚がなくなって関節が破壊されます。痛みはほとんどありません。

●化膿性関節炎

人工ひざ関節置換《ちかん》術（P62参照）の後などに関節内に細菌が入り込み、炎症を起こし、軟骨を破壊します。早急な治療が必要です。

そのほか、慢性関節リウマチ以外の膠原病《こうげんびょう》、原因不明で滑膜が増殖する色素性絨毛《じゅうもう》結節性滑膜炎などでも、ひざが痛みます。

COLUMN

歩きすぎや正座は原因にならない

むしろ関節を柔軟にしていた

長く歩くような仕事をしていたり、正座が習慣になっていたりするのは、変形性ひざ関節症の原因にはなりません。

スポーツでも、若い頃からマラソンをしていたり、サッカーで走り回っていたりしたことが、関節軟骨をすり減らす原因とはなりません。ただし、それによってひざにケガをした場合は、原因になりえます。

よく歩き、運動することは、かえってひざ関節の柔軟性を保つ効果があります。

原因ではなく結果としてできないだけ

変形性ひざ関節症があると、長く歩きつづけることはできず、拘縮があるとひざが十分に曲がらないので正座はできなくなります。

そこで、正座や長く歩くことが原因だと思うのでしょうが、これらは症状のひとつで、結果といえます。

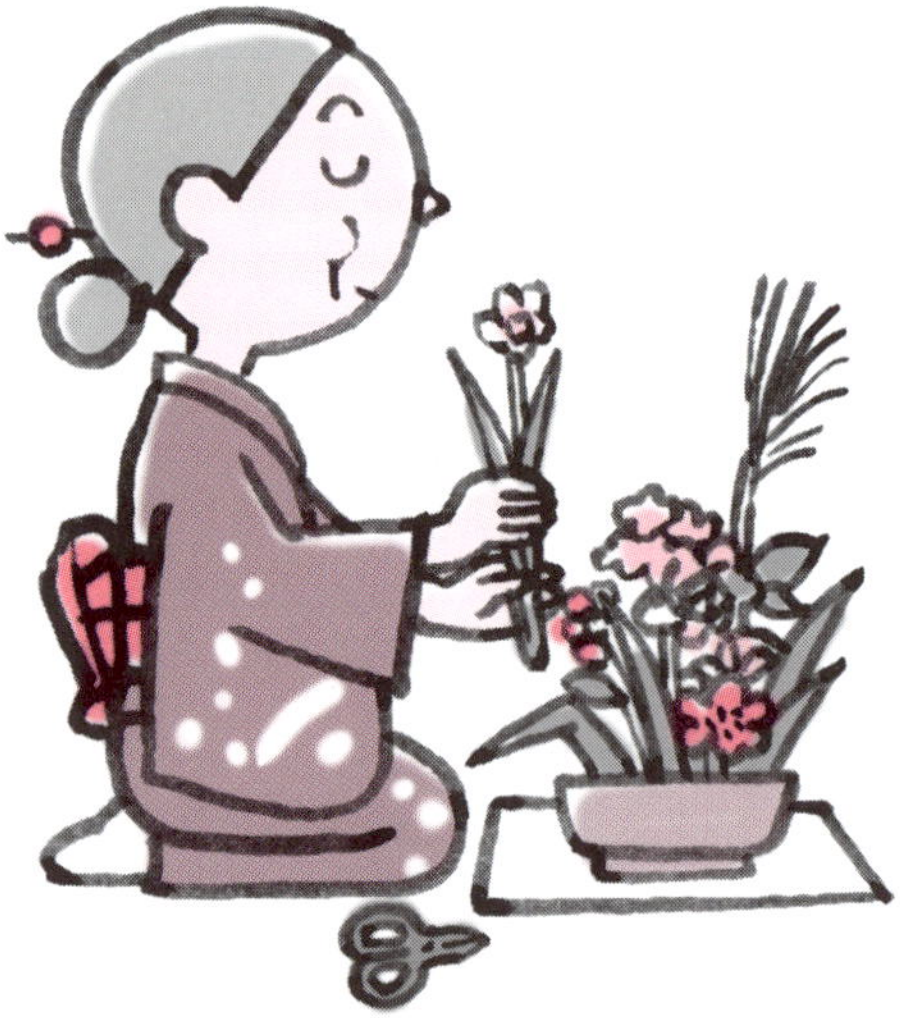

外回りの仕事で歩きづめだったから変形性ひざ関節症になったということはない。いくつかの実験結果から、証明されている。正座も同様

3

医療機関での治療法を見直す

一般的に、ひざの痛みで医療機関を受診すると
「電気」を当てたり、飲み薬が処方されたりします。
ときには、毎日通うように指示されたり、注射をすすめられるかもしれません。
しかし、それらの治療のなかには、あなたには必要がないものもあります。
治療法の功罪をみていきましょう。

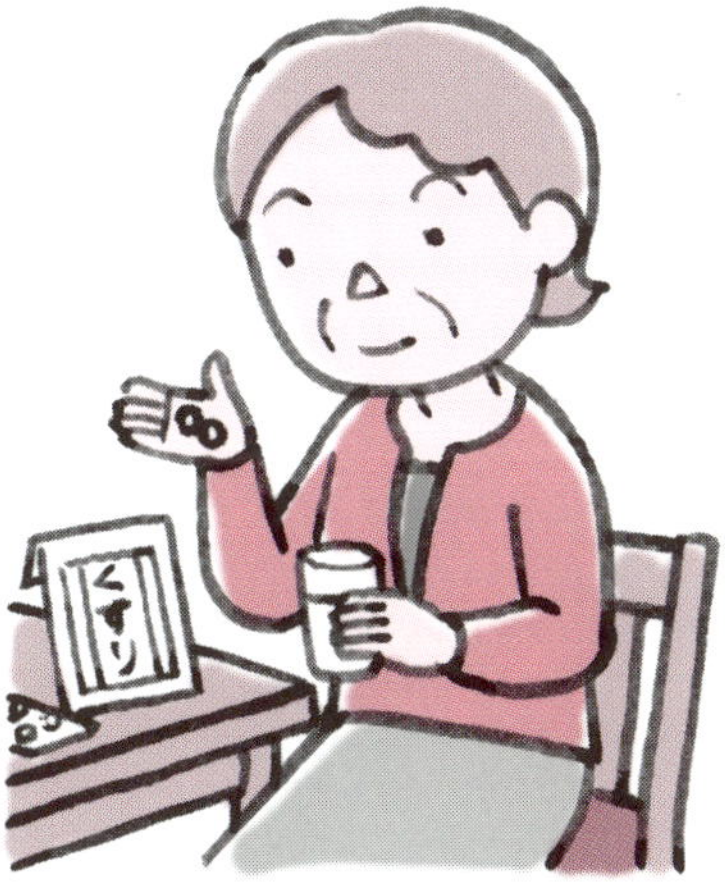

治療法

基本は保存療法。その中心は体操

変形性ひざ関節症なら、世界のガイドライン（P27参照）もすすめているように、自宅での体操が痛みをとるもっともよい方法です。さらに体操を続けていけば、筋肉、関節が強化され、再発防止になります。

じょうずな受診のしかた

ひざの痛みが変形性ひざ関節症とわかったら、まずは痛みを軽くしたあと、自分で自宅で体操を続けます。医療機関へは、経過報告に行くだけ。ただ、容体が急変したら受診しましょう。

診断
整形外科を受診。問診、検査の結果、変形性ひざ関節症と診断される

応急処置
痛みの強さに応じて、消炎鎮痛薬が処方される。痛みが強い場合には坐薬を使うこともある

体操の指導
体操（運動療法）を指導してもらう。本書のようにひざがひどく痛くても、おこなえる体操がある。これらを習う

自宅で体操
くつ下体操や筋肉体操を、自宅で毎日続ける。アイシング、温熱療法も

経過により受診
慢性期に入ったら、1～2ヵ月に1回程度の経過報告をする

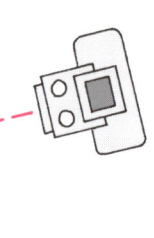

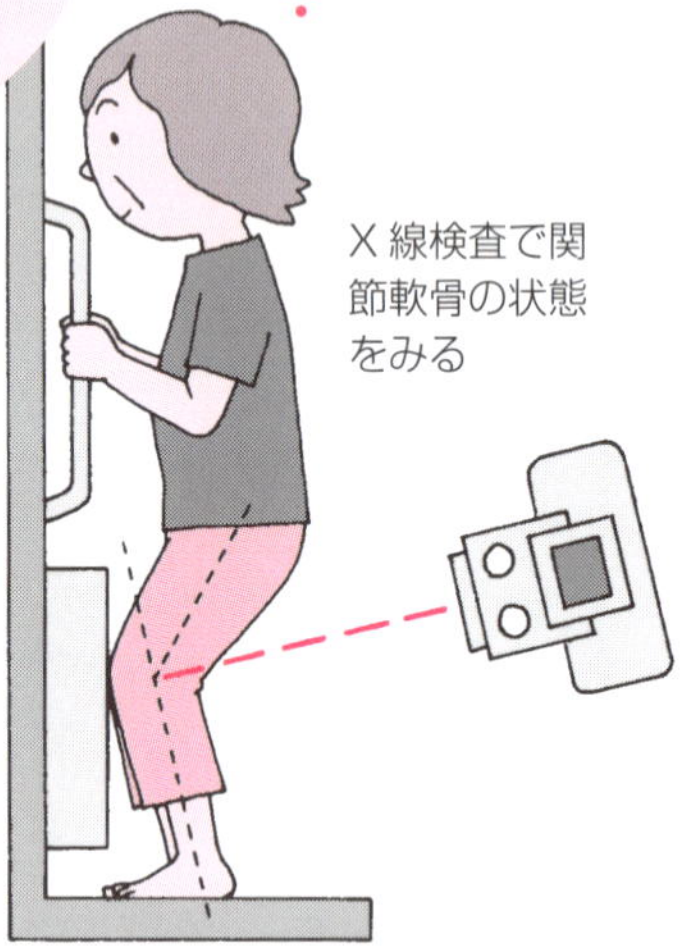

X線検査で関節軟骨の状態をみる

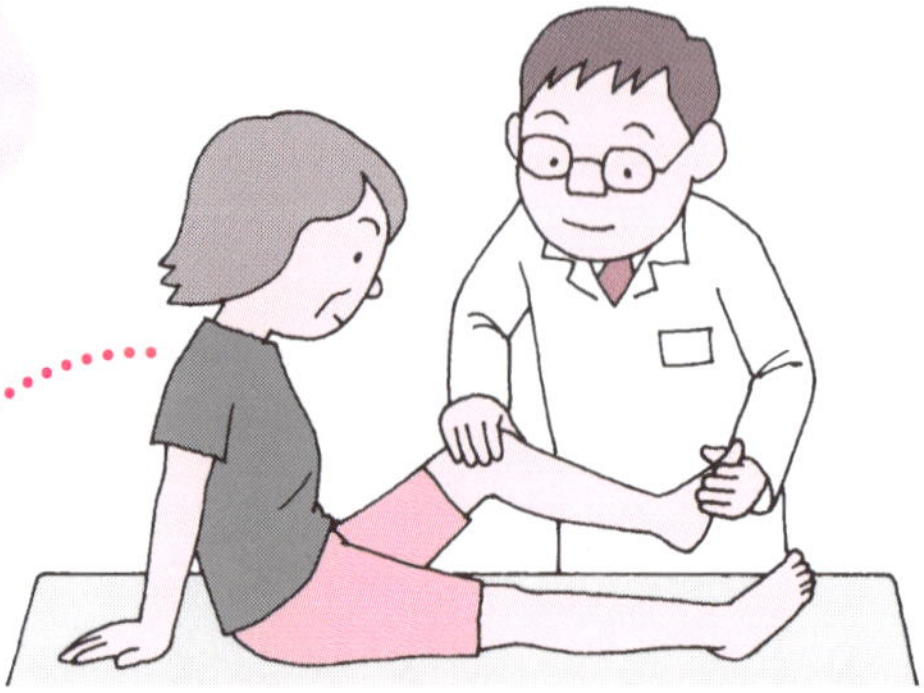

痛みが軽減してもときどきは受診して、ひざの状態をチェックしてもらう

受診は必要だが通いつづけなくていい

本書では、ひざの痛みを自分でとる方法を解説していますが、医療機関を受診しなくていいとはいえません。正しい診断を受けるためと、ひざの状態をチェックしてもらうためにも、ときどきは受診してください。

一般的に、ひざの痛みで受診すると「注射をうつために」「電気を当てるために」週に二〜三回は通院するように指示されます。しかし、痛みが落ち着いたら、受診は一〜二ヵ月に一回程度でかまいません。通いつづけなくていいのです。

注射は後述するようにリスクがあるし、根本治療にはなりません。電気を当てるのも温めるためなので、自宅での温熱療法や入浴でいいのです。整形外科に通いつづけるのは、経済的にも時間的にも、もったいないことです。

自宅が治療の場

変形性ひざ関節症とは長いつきあいになります。今後、どのように暮らしていくか、長期的にみて、自分でできることはしましょう。

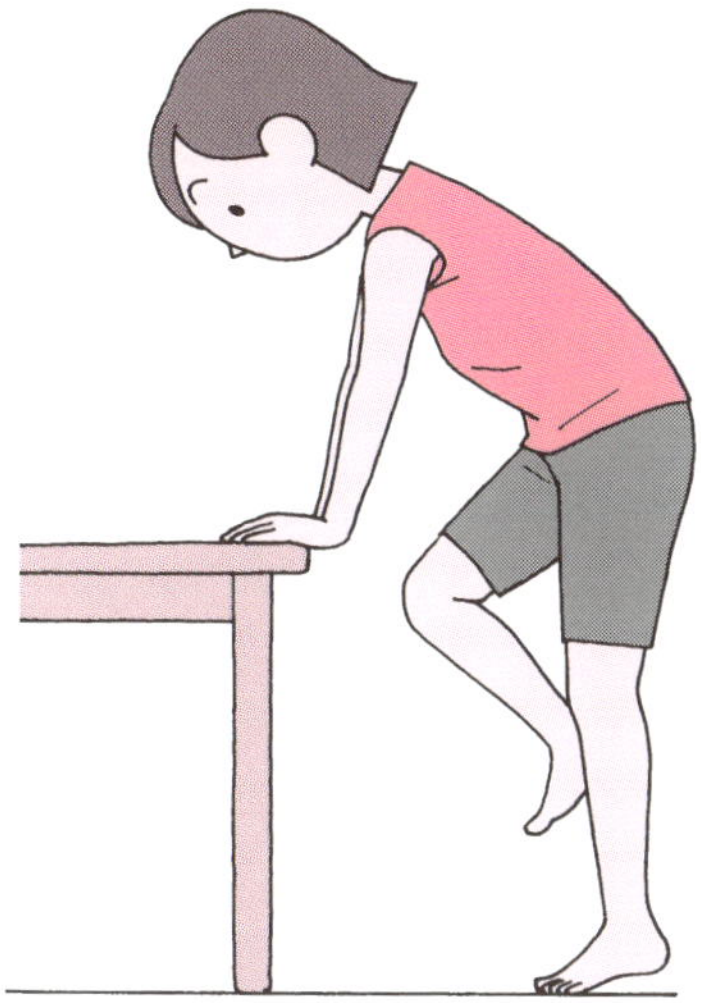

P78のつかまり足ぶみも、痛みがあってもできる運動療法

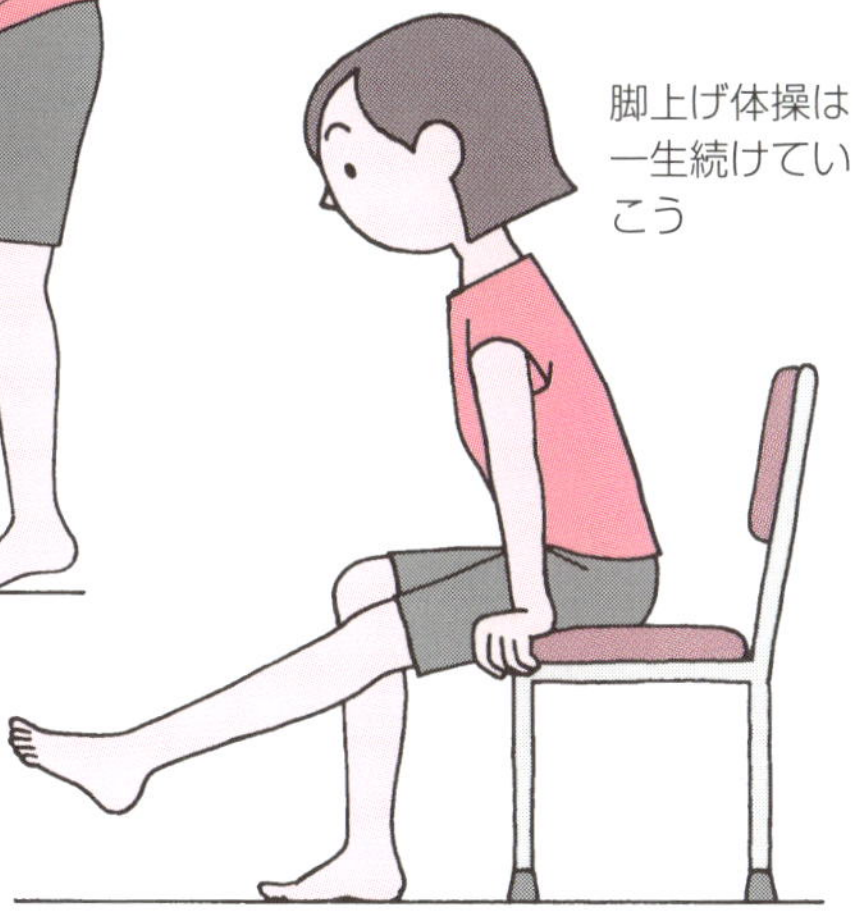

脚上げ体操は一生続けていこう

民間施療には要注意

整体、カイロプラクティック、マッサージなどの民間施療所に通うのは注意してください。痛みのある部分の筋肉を伸ばしたり、関節を動かしたりして体をほぐすのが目的ならいいでしょうが、医学をもとにしている治療ではないからです。いずれも、本質的に健康な人の、疲労回復やストレス解消のために通うところと考えたほうが無難です。一時的には楽になりますが、効果は続きません。

鍼灸も同様に、一時的な効果をもたらしますが、根本治療にはなりません。温める効果からいえば、自宅での入浴でいいのです。

なにより、自分で自宅で痛みを軽減する方法があるのですから、それを自分の好きな時間に、お金もかけずにおこなうほうがいいと思いませんか。

また、背骨がまっすぐでなく体の左右のバランスが崩れているから、あるいは骨盤がずれているから、変形性ひざ関節症になるということはありません。

薬物療法

痛みに合わせて薬の種類を使い分ける

痛みをとるためには薬物療法が有効です。ひどい痛みには飲み薬を使いますが、副作用があるので、長く使うなら塗り薬にします。最初から痛みが強くない場合も、塗り薬を使います。

痛みの強いとき

医療機関で処方された消炎鎮痛薬を使います。筋肉体操もおこなってください。

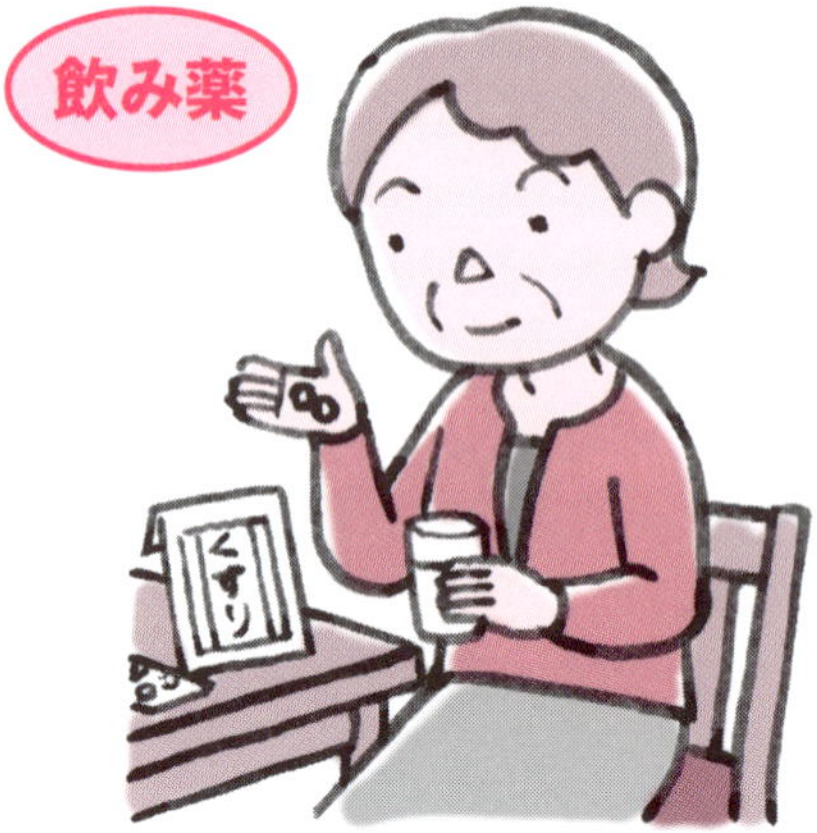

主に、ひざがひどく痛む「急性期」に用いる。慢性期になっても痛みが残っているようなときには頓服として用いる

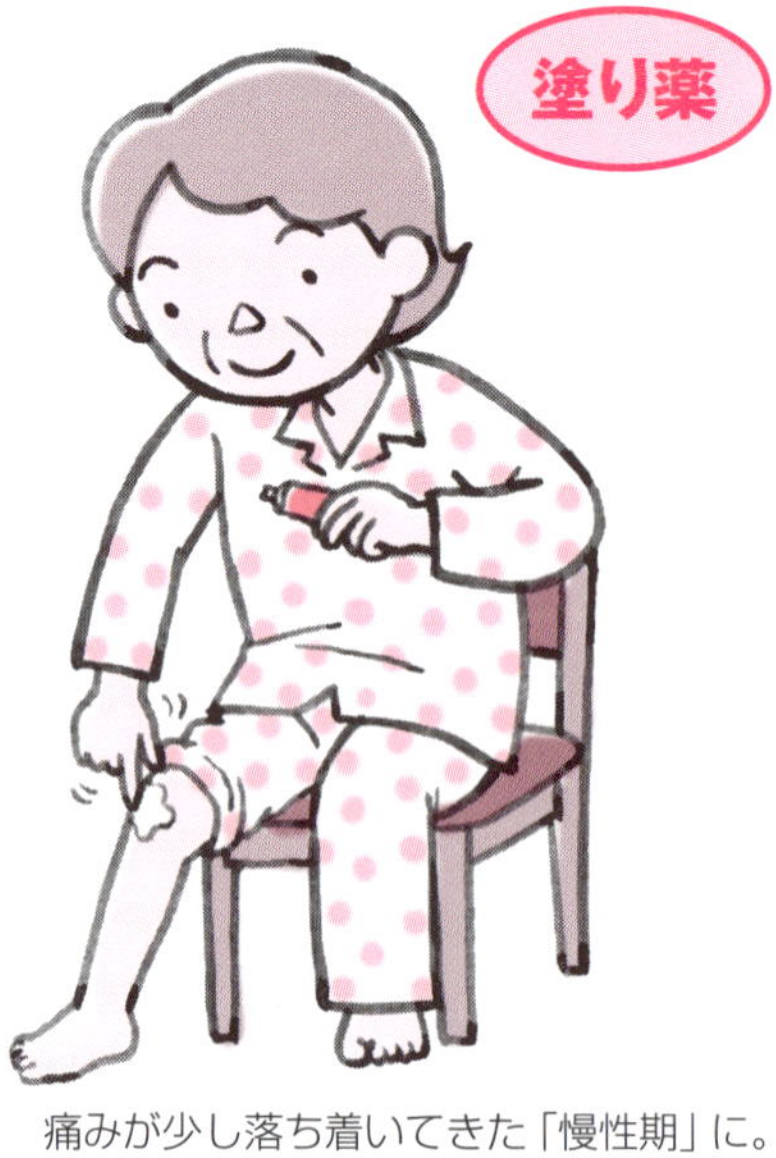

痛みが少し落ち着いてきた「慢性期」に。マッサージしながら用いる

薬はただ痛みをやわらげるだけ

ひざの痛みで受診すると、ほとんどの場合に消炎鎮痛薬が処方されます。飲み薬、塗り薬、坐薬の形態もあります。医療機関によっては、注射薬も併用します。

こうした薬は、一時的に痛みを抑えるためのもので、いわば対症療法。根本治療ではないので、ひざの痛みはまた徐々に戻ってきます。飲み薬には胃腸障害や腎障害などの副作用があります。

これらの飲み薬は痛みが強いときや、外出するときなどに限って服用してください。飲み薬に頼らず、本書の筋肉体操をおこなっていれば、痛みはどんどん解消していきます。

アメリカなど欧米の医療機関では、日本のように、毎日飲む薬を出すことはほとんどありません。よほど痛みが強いときに限って、一時的に処方されるだけです。

▼変形性ひざ関節症に使われる薬の概略

どの薬を使いたいか、希望がある場合は、医師に相談してみましょう。

抗炎症鎮痛薬 炎症を抑え痛みを軽減させる	飲み薬	・急性期に使う ・数ヵ月たっても痛みが残っているとき、慢性期で痛みがぶり返したときにも使う ・胃腸障害の副作用がある。腎障害や肝障害のおそれもある
	塗り薬	・軟膏、クリーム、水溶液などがある ・副作用が少なく長期間使用できる
	湿布薬	・温湿布と冷湿布がある ・副作用が少なく長期間使用できる
	坐薬	・早く効くので急性期の痛みが強いときに使う
軟骨保護薬 ヒアルロン酸を注入する	注射薬	・一時的には痛みが軽減するが、対症療法にすぎない（下記参照）

ヒアルロン酸注射はしないほうがいい

ヒアルロン酸の関節注射はわが国ではひんぱんに用いられる治療法です。今から30年以上前からおこなわれはじめています。

効用は「痛み止め」です。ヒアルロン酸は炎症を抑える効果があり、それによって痛みも抑えるのです。ときに「軟骨の保護作用」があるとも言われますが、確証はありません。この注射療法は欧米ではわが国ほどおこなわれていませんし、国際的なガイドライン（P27参照）では、この注射の効果は運動療法に比べればずっと低く評価されています。本書で紹介した運動療法に比べ、この注射は、右記のようなマイナス面があります。

①注射の効果は、うってから３～４日しか続かない。
②うてばうつほど効果が蓄積するというわけではない。
③運動療法のように筋肉、関節を強化していく効果はない。
④関節症の進行を止めるどころか促進させる傾向がある。

私は変形性ひざ関節症で末期まで進んでしまった人に、毎週、人工関節の手術をおこなっています。それらの患者さんは皆、それまでの５～６年の間にヒアルロン酸注射を計50～100本もうっていたというのです。

これらのことから、私はヒアルロン酸注射はまったくおこなっていません。

運動療法は注射以上に痛みをやわらげる効果がありますし、継続すれば関節や筋肉は徐々に強化されて効果は保たれ、進行も防止できるのです。

物理療法

治療の原理を知れば自宅でもできる

「電気を当てる」などの治療を受けるために、毎週、何ヵ月も通院するのは大変です。じつは医療機関での物理療法は、自宅で入浴したり体操したりするのと同じ原理なのです。

医療機関での物理療法

物理療法を受けるには、週に数回も通院することが多いようです。効果が現れるまで、数ヵ月かかります。

寒冷療法
アイシングのこと。ひざに炎症が起きている場合は、温め療法は避ける

電気療法、光線療法
ひざ関節の周囲の筋肉に電気を流したり、光線を当てる。組織を柔軟にする、血行改善、温め効果がある

温熱療法
ホットパックや専用の機器を用いて、ひざを温める。組織を柔軟にする、血行改善の効果がある

自宅で「温」「冷」をすればOK

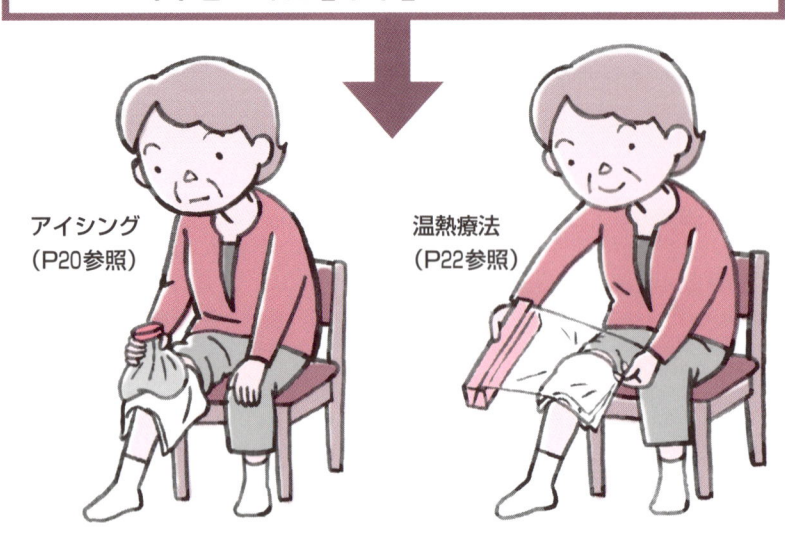

アイシング（P20参照）

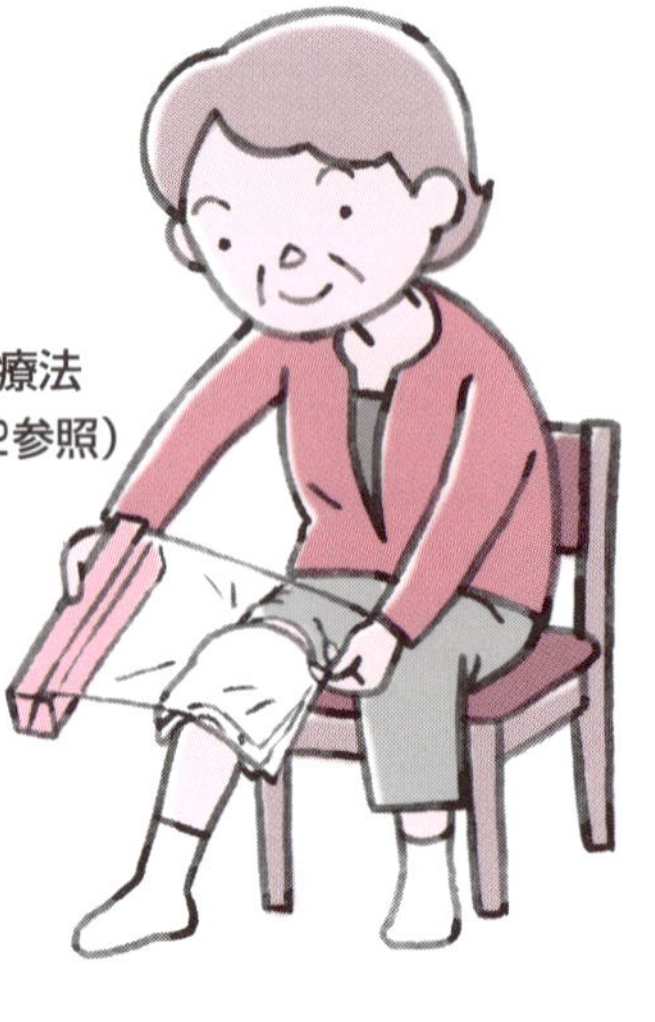
温熱療法（P22参照）

物理療法とは主に「温める」療法

医療機関でも一般的な治療として保存療法をおこないます。保存療法は物理療法や運動療法、生活の改善をしていきます。

医療機関での物理療法は、ホットパックや専用の機器を使った温熱療法が主になります。いわゆる「電気を当てる」治療です。電気とはマイクロ波や超音波のことで、これらをひざを中心に流して、温める治療法です。

電気を使った刺激を与える治療法や、レーザーや赤外線を当てる治療法もあります。やはり目的は同じことです。また、やけどなどのリスクもあります。

専用の機器を使って医療機関で受けるので、いかにも治療を受けているような気になりますが、電気を当てても細胞が変化するわけではありません。要はひざを温めるのが目的なのです。

市販の温湿布や冷湿布

外用薬として湿布薬を好む人が多くいます。湿布は表面に抗炎症剤が含まれています。それが皮膚から関節内にしみこんで抗炎症作用を発揮して痛みを軽くしようとするものです。冷湿布は貼るとヒヤッとした感触ですが、冷やすことが目的ではありません。

温湿布は表面にトウガラシエキスの「カプサイシン」というものが塗ってあります。皮膚を刺激してカッカさせて温かい感触を得ようとするものです。しかし多くの場合、一〜二日で皮膚がかゆくなり、中止せざるを得ないことになります。温める場合は、温湿布より市販のカイロなどを下着に貼りつけて使うのがベストです。

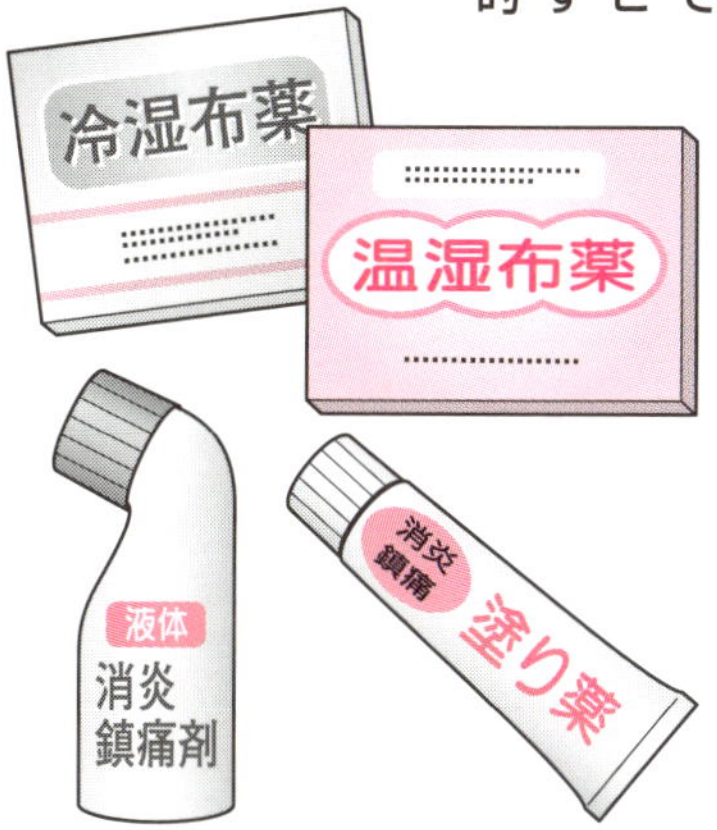

外用薬としては、塗り薬もおすすめ。ひざを温めてから塗ると、吸収がよくなる

関節洗浄法の効き目は?

変形性ひざ関節症では、すり減った軟骨のかけらが関節内を刺激して痛みのもとになっています。そこで注射器を使って生理食塩水を注入しては吸い取る方法で、関節内を掃除するのです。

効果はありますが、長続きしません。

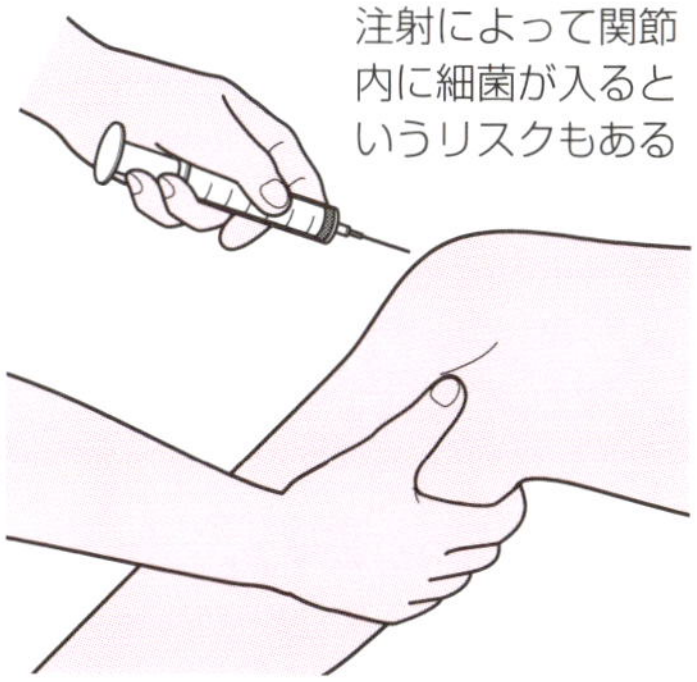

注射によって関節内に細菌が入るというリスクもある

自助具

痛みを軽減して歩きやすくする自助具

運動療法や温熱療法などと合わせておこなってもいい方法があります。足底板やサポーターなどの自助具を使う「補助療法」です。日常生活での動きがぐっと楽になるでしょう。

補助的にできる療法

変形性ひざ関節症が進み、O脚になってくると、ひざへの負担が大きくなり、病気が進んでしまいます。自助具は変形したO脚を支え、ひざの痛みを軽くしたり、保温したりする目的で使います。

足底板《そくていばん》

足をおく角度を変えることで内側の負担を軽くする自助具です。足底板は外側が厚くなっているので、ひざへの体重のかかり方が変わり、痛みが軽減します

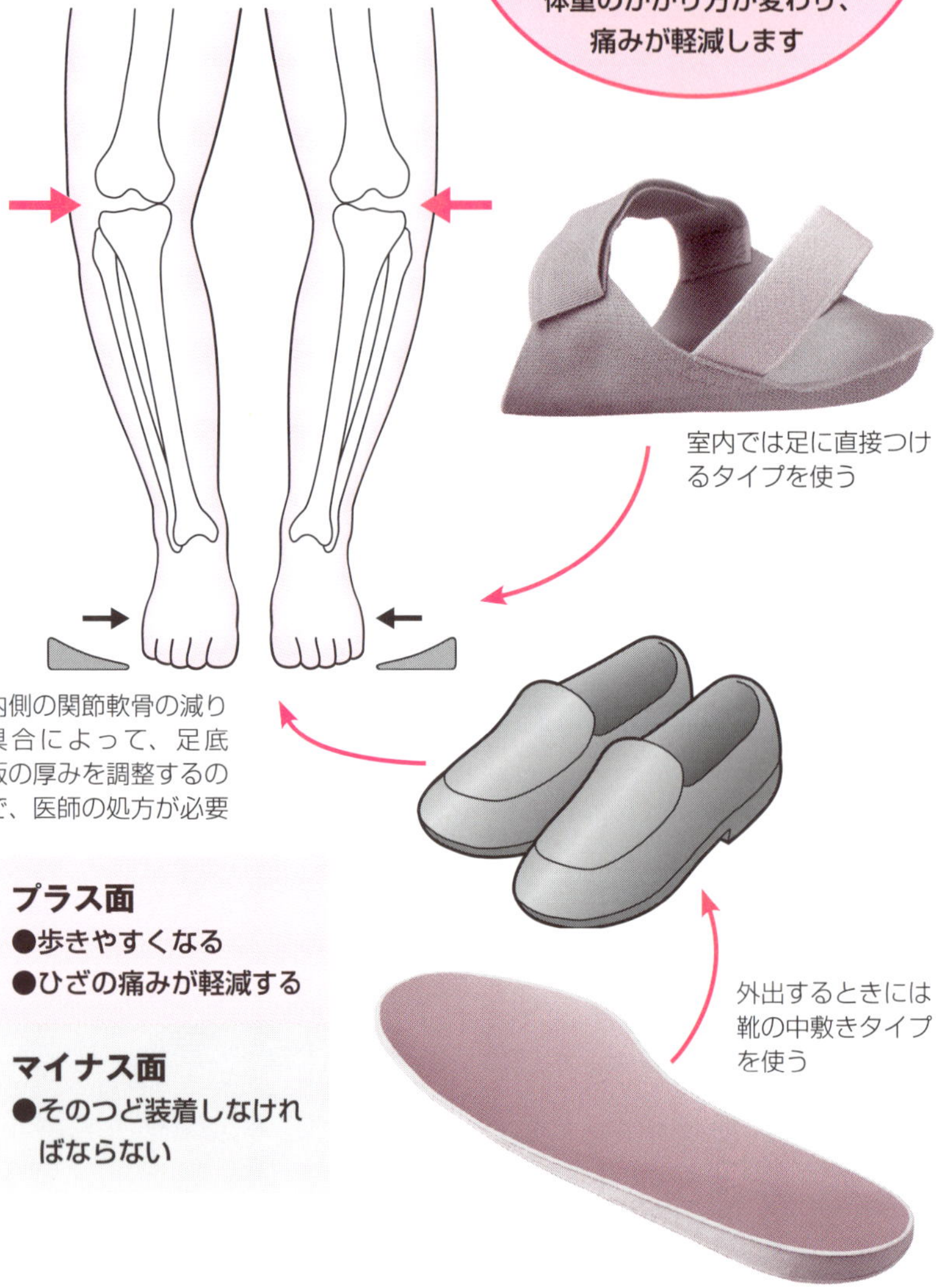

室内では足に直接つけるタイプを使う
内側の関節軟骨の減り具合によって、足底板の厚みを調整するので、医師の処方が必要
外出するときには靴の中敷きタイプを使う

プラス面

●歩きやすくなる
●ひざの痛みが軽減する

マイナス面

●そのつど装着しなければならない

楽になるなら使ってよい

自助具は、使わなければいけないというものではありません。しかし、補助的に使うことで、日常の動きが楽になるのなら、使っていいものです。医学的にみても、ひざ関節を安定させたり、保温したりする役割があります。

　足底板は靴に入れたり、足につけて痛みを緩和するために使います。オーダーメイドなので医療機関で処方してもらいます。サポーターは市販品もあります。保温が目的なので、やわらかい素材のものがいいでしょう。ブレースはがっちりひざを支え、O脚を矯正する自助具です。やはり処方してもらいます。

　いずれも使用することのプラス・マイナスがあるので、医師に相談しながら検討しましょう。

サポーター
変形性ひざ関節症には、横に金属製などのジョイントがついているタイプもある

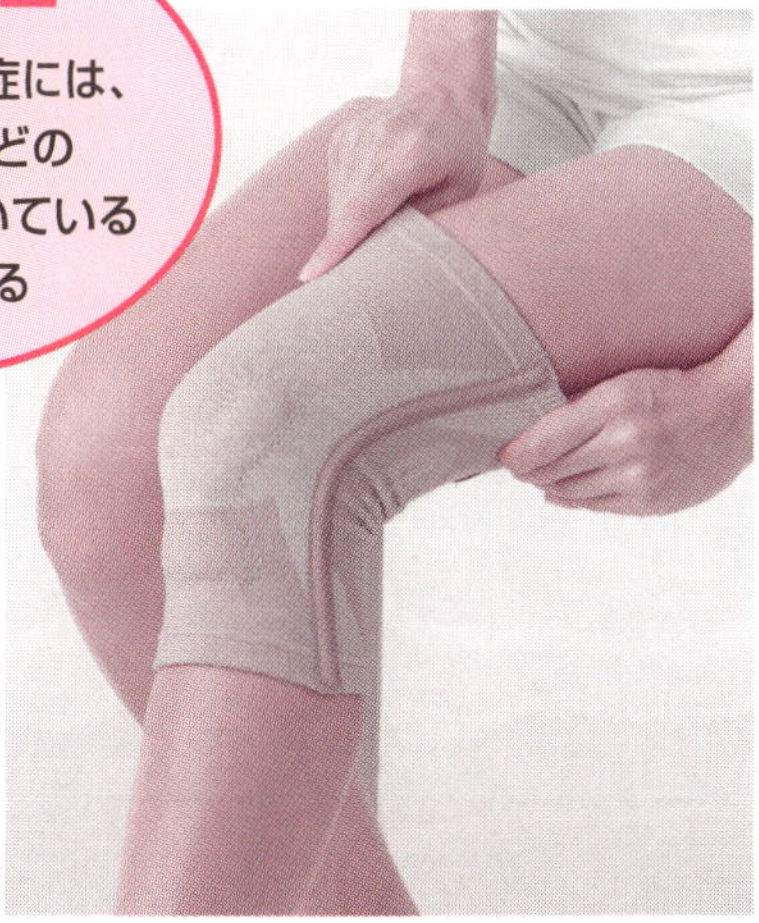

ひざ動楽
歩行快適サポーター

プラス面
- サポーターは保温ができる
- ブレースはひざ関節を支える

マイナス面
- 身につけることで病人の意識になる
- 脚の曲げ伸ばしがしづらい
- ブレースは硬い支柱が当たって長くつけられない

ブレース
しっかり支えるためにがんじょうなつくり。そのぶん、動きづらくなる

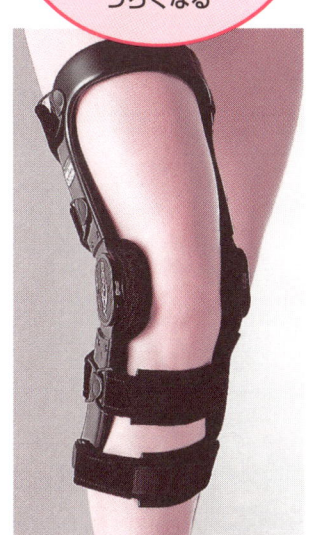

テーピング
サポーターをつけたときと同様、ひざが安定して安心感が得られる。ただ、そのつど巻かなくてはならないので、手間がかかる

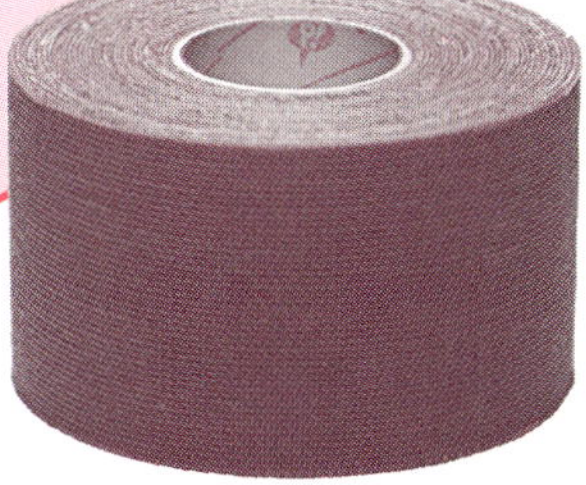

自助具

杖やキャリーを使って歩く補助を

杖は絶対に必要というわけではありませんが、杖を使えば、歩くのが確実に楽になります。ひざにかかる体重を分散することができるからです。ひざの痛みがある人は、杖の使用をおすすめします。

杖の使い方

杖は、ひざの痛みがない側の手で持ちます。杖を前に出すと同時に痛いほうの脚を出します。

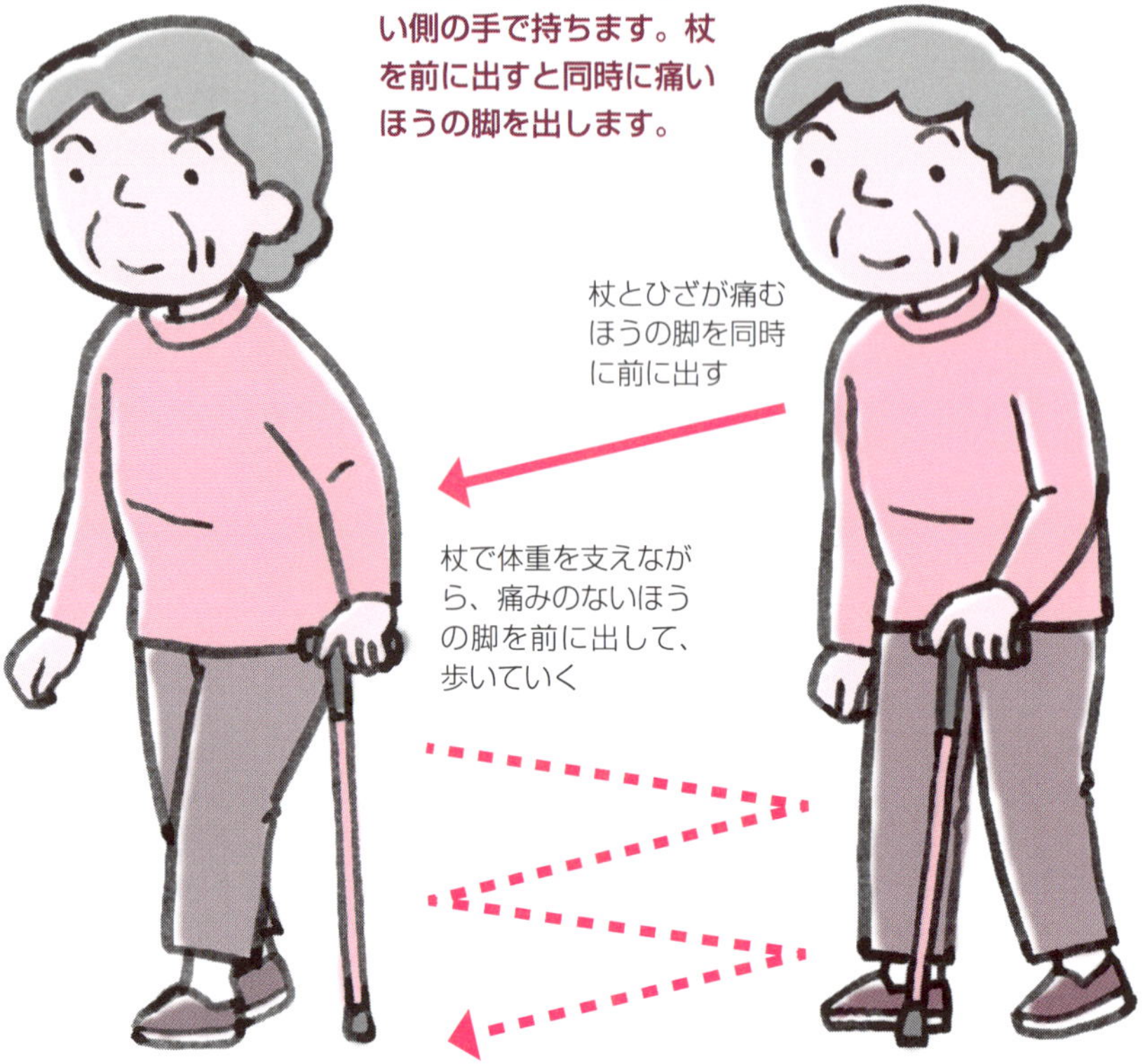

杖とひざが痛むほうの脚を同時に前に出す
杖で体重を支えながら、痛みのないほうの脚を前に出して、歩いていく

プラス面

- 体重を杖とひざに分散させる
- 転倒予防になる
- 行動範囲が広がる

マイナス面

- 老人くさくなる
- 持ち歩くのが面倒

杖を使ってでも歩いたほうがいい

杖を持ち歩くのは面倒、格好悪いと避けて、かえって行動範囲が狭くなっていないでしょうか。むしろ、杖やキャリーを使ってでも、歩いたほうがいいのです。

今はおしゃれな杖が多く市販されています。きっと外出が楽しくなるでしょう。

キャリーの選び方

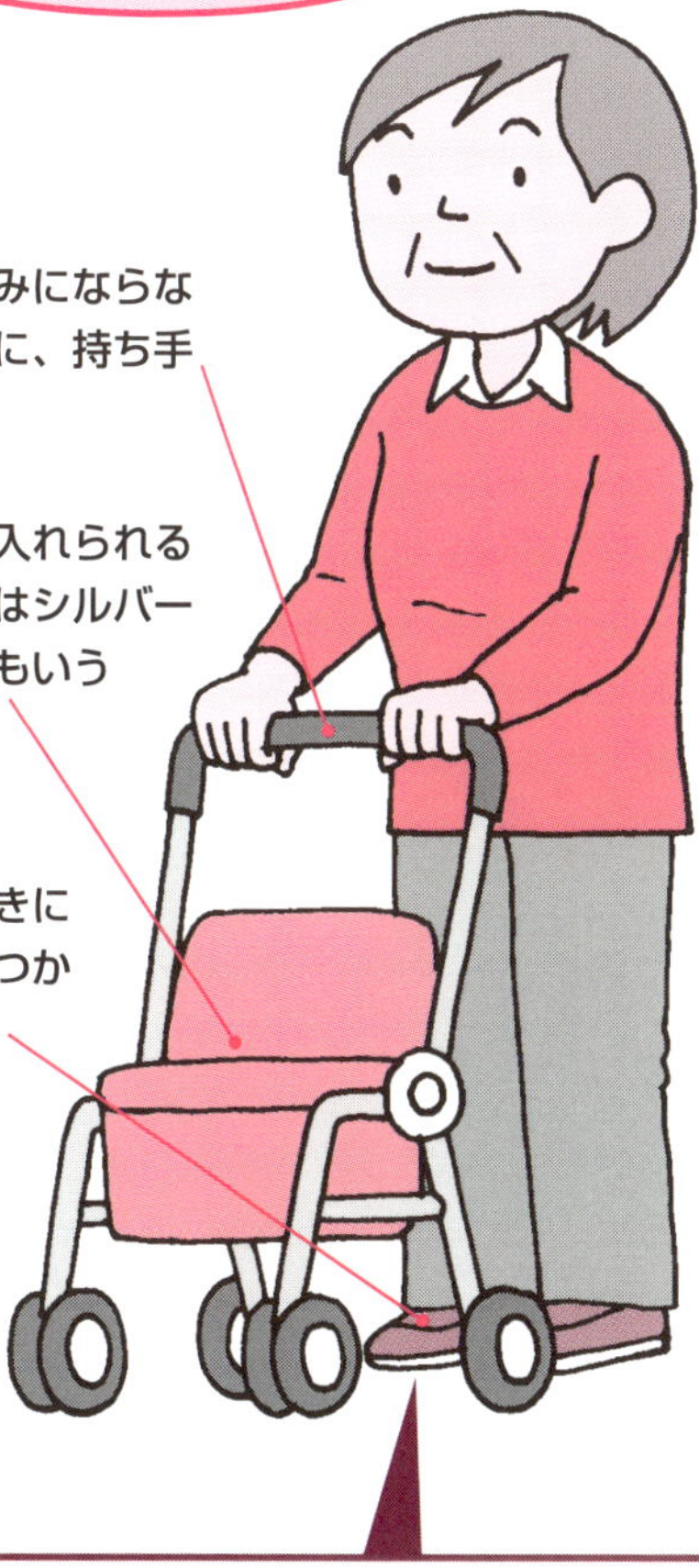
前かがみにならない高さに、持ち手がくる
荷物が入れられるタイプはシルバーカーともいう
歩くときに足がぶつからない

杖の選び方

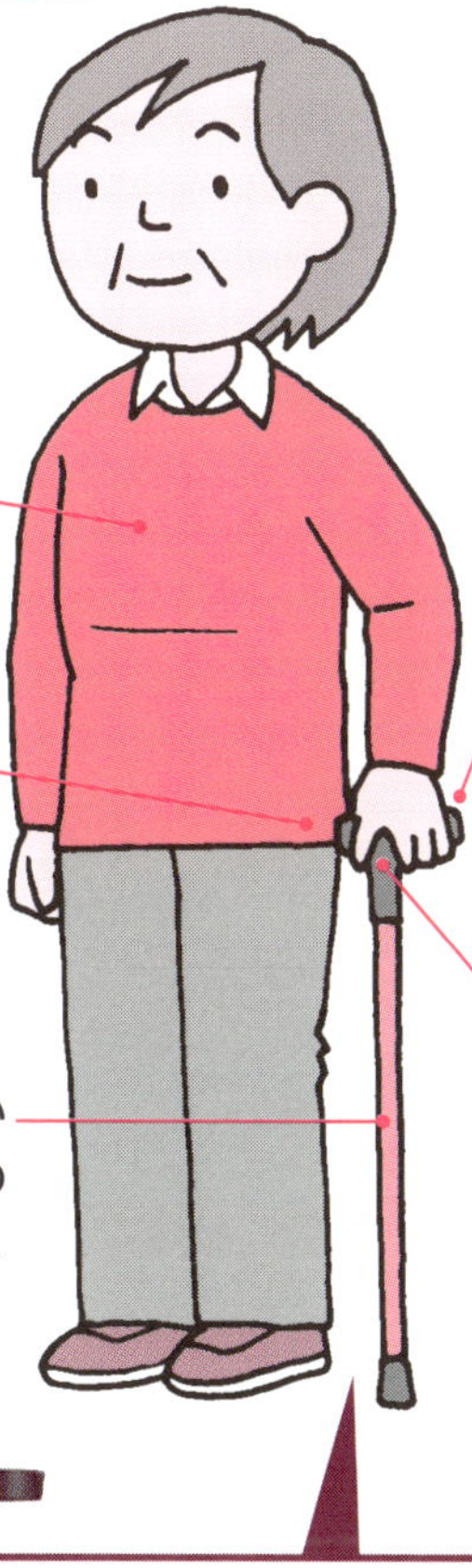
前かがみにならないように
握りやすさを実際に握って確かめる
足をそろえ、足から20cmぐらいのところに杖をつく
持ち手が腰の高さにある
人差し指と中指の間ではさむ

キャリーを使う注意点

■姿勢よく

前かがみになって押して歩くと、猫背になってしまう。また、腰に負担をかけやすいので、姿勢はまっすぐ。

■頼りすぎない

キャリーは杖より体重をかけやすいので、筋力がつかない。よりかからず、あくまで補助として使う。

■杖との使い分けを

キャリーは買い物などで荷物を運ぶときに使い、ふだんの外出には杖を使うようにするとよい。

杖の例

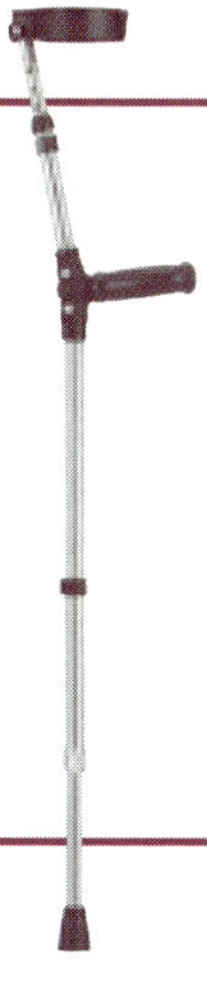

←杖

腕を支えるタイプ。医療機関で処方してもらうが、市販品もある

→ステッキ

杖よりおしゃれなものが多い。医療用ではないので市販品でいい

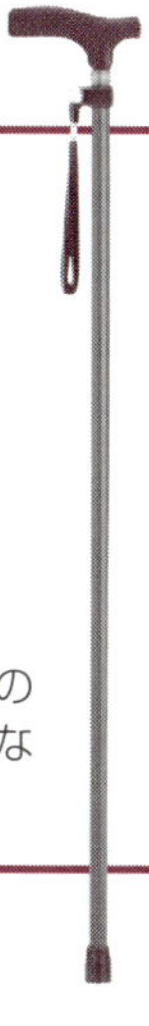

手術

症状によっては手術を検討することも

自宅で筋肉体操や温め療法などを三ヵ月〜一年間続けても、痛みが軽減せず、日常生活の不自由さが改善されない場合には、手術を検討します。手術には大きく分けて三つの方法があります。

痛みや不自由さが手術で解消できる

変形性ひざ関節症の人のほとんどは筋肉体操や温め療法を続けていくうちに痛みが軽減されます。しかし、関節軟骨が完全にすり減った末期になっていると、約半数の人は改善が難しいのです。その場合、手術を検討します。

手術をすると日常生活に支障がなくなり、ほとんどの人は気持ちも明るくなったといいます。手術を検討するほどの人は、毎日つらい痛みに悩まされていました。それがなくなるのです。

しかし、手術を受けるかどうかは、本人の希望が最優先です。手術をするかどうか、どの手術方法にするかは、医師と相談のうえ決めていきます。

手術を考えるのは

下記のような末期の状態になっている人で、日常生活に支障がある場合には、手術が最良の方法といえます。

- 末期の状態になったとき
- 自宅での体操では痛みがなくならない
- 5分程度も歩けない
- ひどいO脚変形になっている

関節鏡手術をすすめられたら

関節鏡（内視鏡）の手術をすすめられることがあると思います。ひざ関節内に関節鏡を入れて、軟骨のかけらを取り除いたり、骨のとげ（骨棘《こつきょく》）を削ったりする手術です。

体への負担が少ないのですが、効果は一時的であり、むしろ関節症を進行させる場合が多く、おすすめできません（P63参照）。

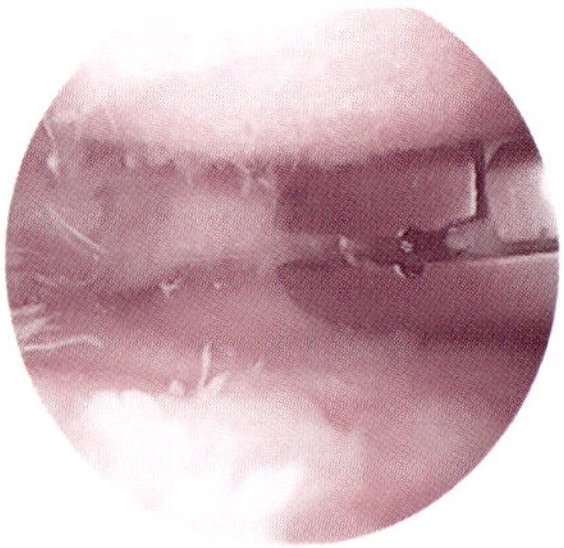

ひざ関節の内部をモニターに映し出して、見ながらおこなう

高《こう》位《い》脛《けい》骨《こっ》骨《こつ》切《き》り術

骨の一部を切る

ひざ関節の下のほうの脛骨を切り、O脚を矯正する手術です。変形性ひざ関節症では、関節軟骨は内側のほうが減っているので、外側のほうを切ります。軽いX脚にするわけですが、手術をすると体重は均等にかかるようになるので、痛みもなくなります。

ひざの曲がり方も人工関節とは違って、手術前と同じくらい曲がるようになります。

マイナス面としては、日常生活に不自由なく動けるようになるまで三～四ヵ月間かかることです。これは骨がつくまで時間が必要だからです。

また、一〇年以上経過すると、痛みが再発することが多くなります。現在では六〇歳未満のうちにおこなう手術です。

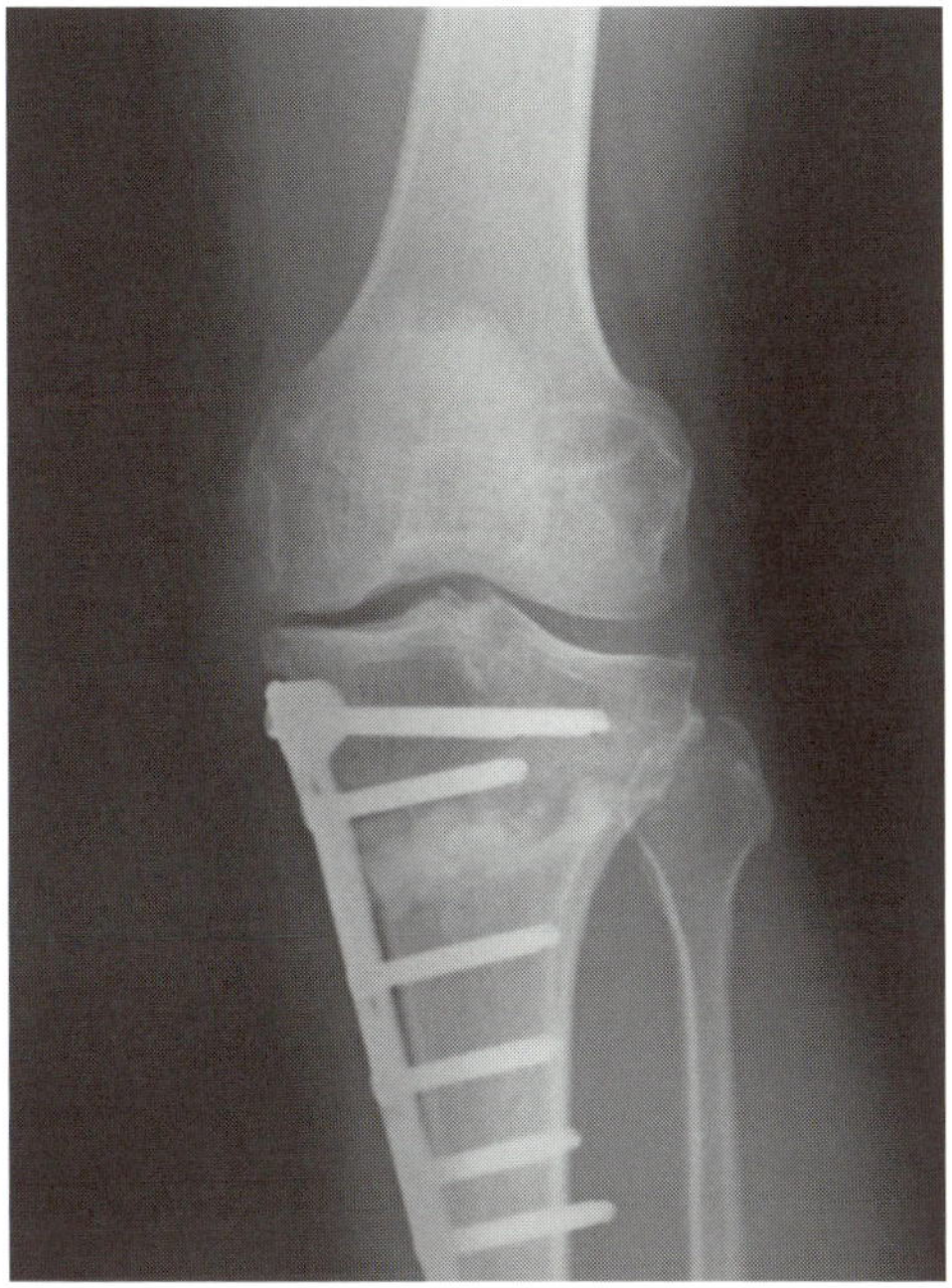

脛骨の一部を切って大腿骨との角度を調整する。骨がつくまで金属のプレートを入れておく

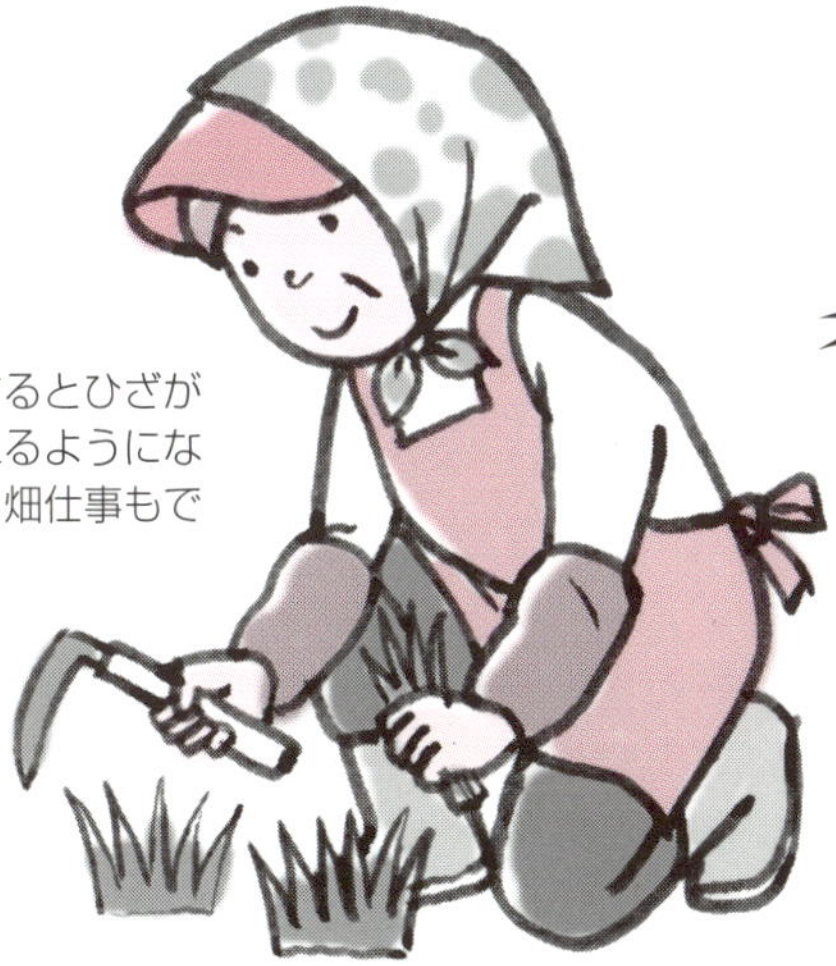

手術をするとひざが曲げられるようになるので、畑仕事もできる

注意 **骨がつくまで時間がかかる**

高位脛骨骨切り術の後は、日常生活に戻るまで時間がかかります。入院は1ヵ月ぐらいですが、切った部分の骨どうしがしっかりつくまで3ヵ月ぐらいかかるのが平均的です。

人工ひざ関節置《ち》換《かん》術

現在の標準的な手術

関節軟骨がほとんどすり減って痛みが強い場合は、人工関節に換えます。O脚が進んでいる人も、この手術で矯正できます。関節の上下の骨を厚さ一センチメートルほど削り、金属とプラスチックでできた人工関節をはめこみます。

手術をすると痛みはまったくなくなります。これが人工関節の最大の利点です。入院期間は一ヵ月未満で、日常生活に戻れる期間は高位脛骨骨切り術より短く、手術後一週間めぐらいで歩きはじめます。

ただ、手術後は正座をするなどひざを深くは曲げられなくなります。また、一〇年以上たつと入れた部分がゆるみ、五～一〇パーセントの人は人工関節を交換することになります。まれに、手術後に感染を起こすことがあり、再手術が必要になります。

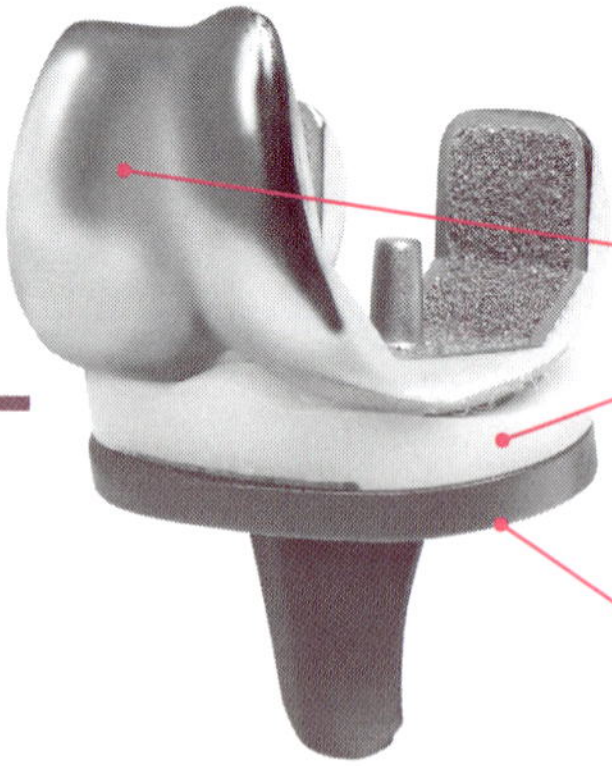

大腿骨につける金属部分
クッション役の強化プラスチック
脛骨につける金属部分

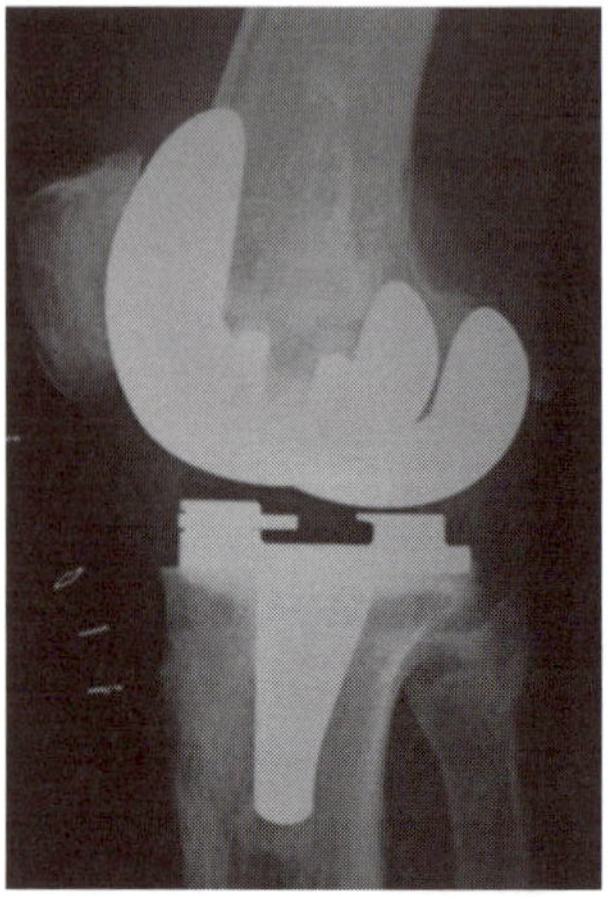

手術後。横からのX線写真。白いのが人工関節

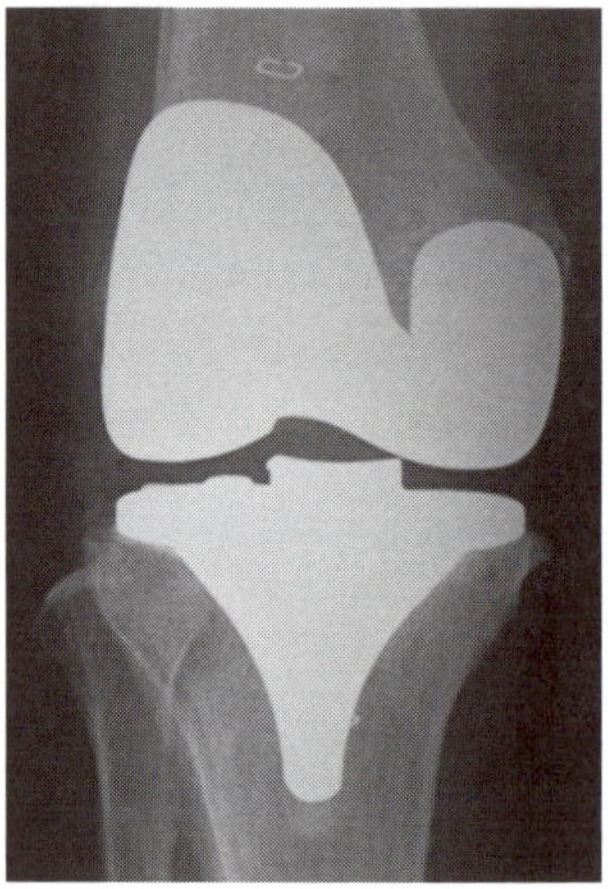

手術後。前からのX線写真。白いのが人工関節

注意 ひざが十分に曲げられなくなる

人工関節にすると、ひざの可動域（P41参照）は狭くなります。直角から少し曲がった120度までなので、正座はできなくなります。

また、スキーやジョギングなどの、ひざに負担のかかる運動は避けてください。

手術

半月板の手術はしないほうがいい

ひざの痛みを調べると、半月板が傷ついたり、割れたりしているのがみつかることがあります。しかし、変形性ひざ関節症なら、半月板の手術（切除）はしないほうがいいのです。

年をとると、自然に半月板が傷んでくる

変形性ひざ関節症の人がひざのMRIをとって、「半月が割れているから、手術でとりましょう」と医師からすすめられることがあります。しかし、答えはNO《ノー》です。

多数の一般の六〇歳以上の人のひざをMRIでとって、関節内を調べた研究がいくつかあります（注1）。それらから、以下のようなことが明らかになりました。

①ひざに痛みがない人でも、五〇歳以上になると、加齢に伴って半月板にしわや変形、割れなどが普通に見られる。

②MRI上で半月板に異常がある人とない人を比べてみても、ひざの痛みとは関係がない。

③軟骨がすり減った変形性ひざ関節症の人では、まずほとんどの人に半月板の損傷が見られる。

手術の効果がないことも明らか

内視鏡で変形性ひざ関節症の人に半月板手術をした結果も明らかになっています（注2）。

①手術をしなかった人と比べて、痛みが軽くなることはない。

②手術後、関節軟骨のすり減りが加速され、関節症が進む。

以上の研究結果から、変形性ひざ関節症では半月板の手術をしてはなりません。加齢によって多少傷んでいても、半月板はそれなりにひざの機能に役立っています。

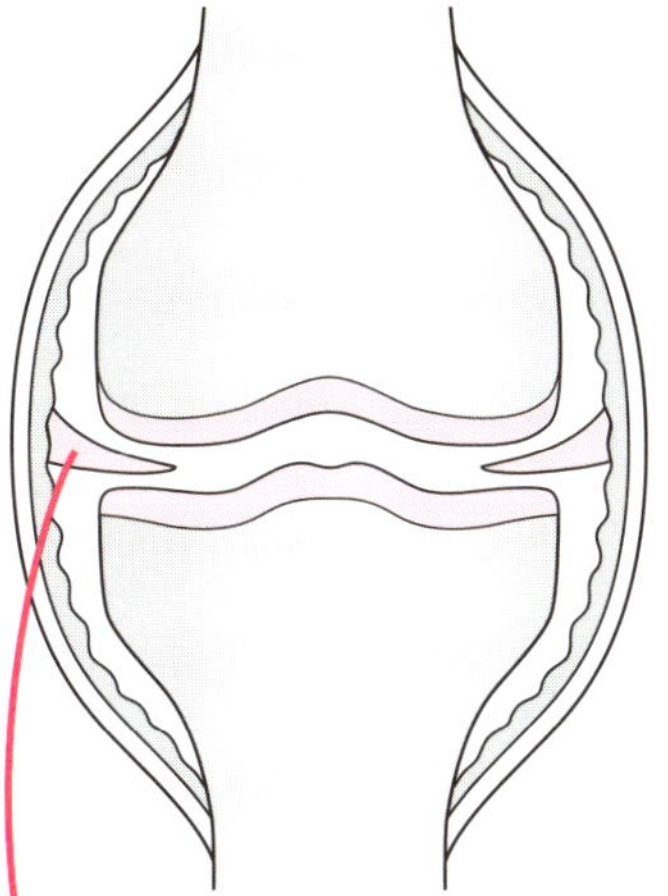

半月板は上と下の骨の間にあり、ひざにかかる負担をクッションのように受け止めている

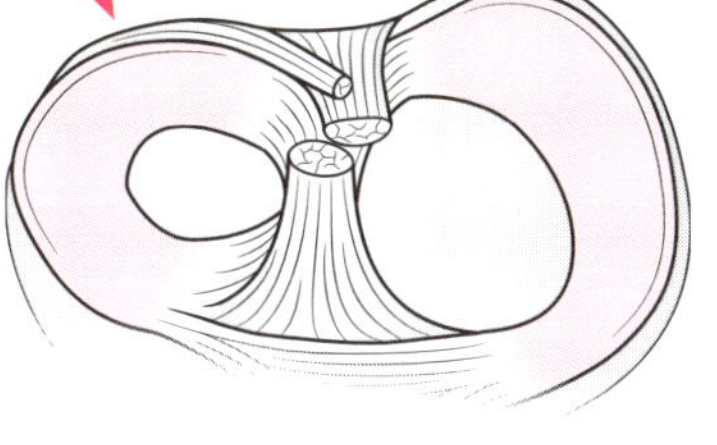

半月板を上からみたところ。半月板は軟骨で、加齢によって表面がバサバサになったり、亀裂が入ったりしやすい

注1：Englund M, et al.：N Engl J Med 359: 1108-15, 2008
注2：Kirkley A, et al.：N Engl J Med 359: 1097-107, 2008

COLUMN

軟骨の再生医療は受けられるのか?

変形性ひざ関節症にはだいぶ先のこと

よく患者さんから、「再生医療が進歩したので、すり減った軟骨は再生できませんか?」と聞かれることがあります。確かに、自分の関節軟骨の残っている部分から細胞をほんの少しだけ取って、それを培養して何十倍にも増やしてそれを軟骨が欠損しているところに移植することは、一五年くらい前からできるようになりました。

しかし、それは主に若者がスポーツなどでひざにケガをしたときです。関節軟骨の小さな部分（二×二センチメートルくらいまで）が削れてしまったような場合だけです。

変形性ひざ関節症などでは、以下のような理由で、移植はできません。

①関節面の広範囲な（一〇×一〇センチメートルくらい）部分がすり減ってしまっている。

②患者さんの大部分である六〇歳以上の人では、軟骨の細胞を培養しても若者のようには増えない。

しかし、最近のさらに進んだｉＰＳ細胞の技術を使えば、将来的には軟骨を再生させる可能性はあります。それがいつになるかは、まだなんともわかりません。だいぶ先になるでしょう、としかお答えできないのが現状です。

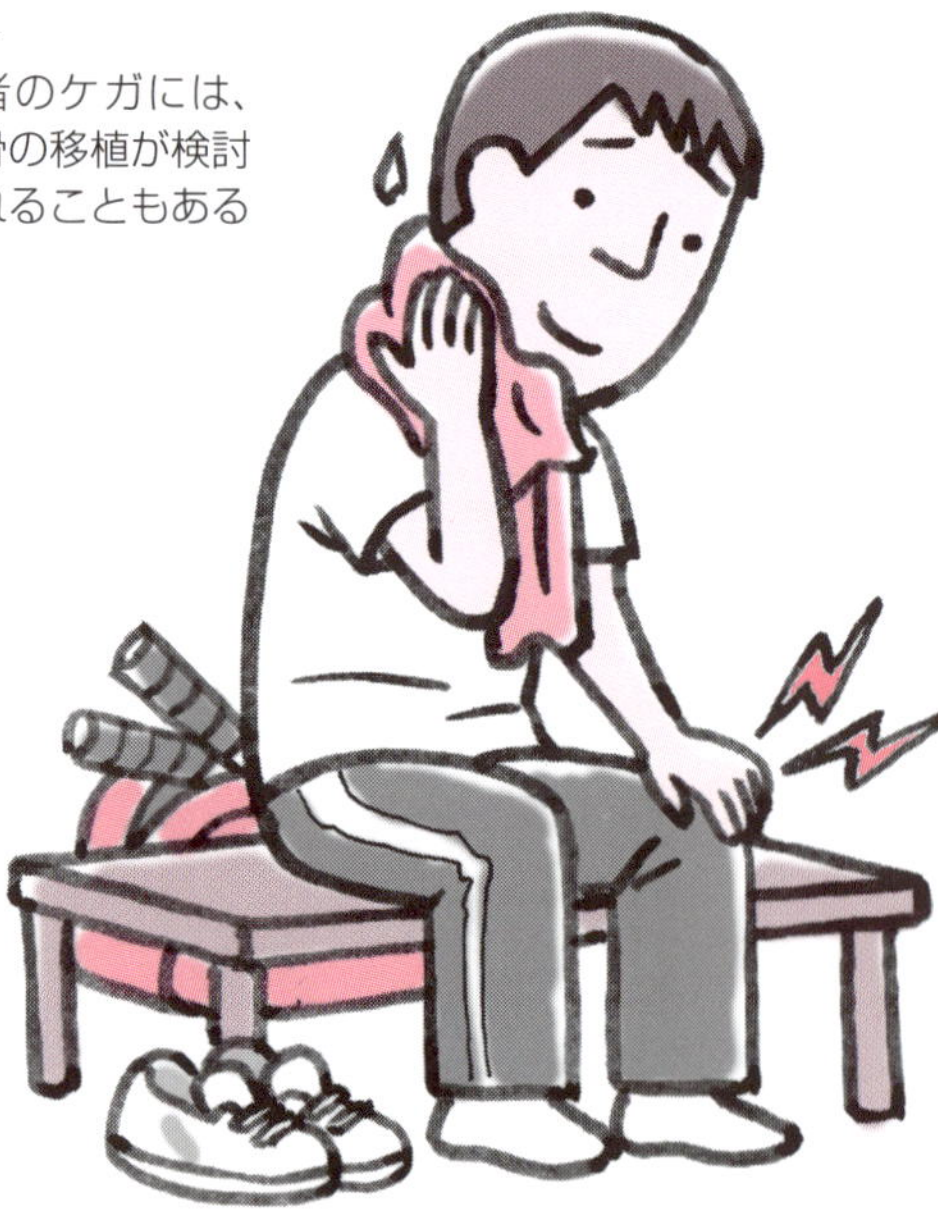

若者のケガには、軟骨の移植が検討されることもある

4

運動の前後にはストレッチングを

ひざの痛みが軽くなって、ウォーキングやなにかのスポーツを
しようというのなら、その前後に必ずストレッチングをしてください。
体がかたいままでは、ケガや事故のもと。
ストレッチを運動療法として、ふだんからおこなってもかまいません。
筋肉を伸ばすのは、気持ちがいいことです。

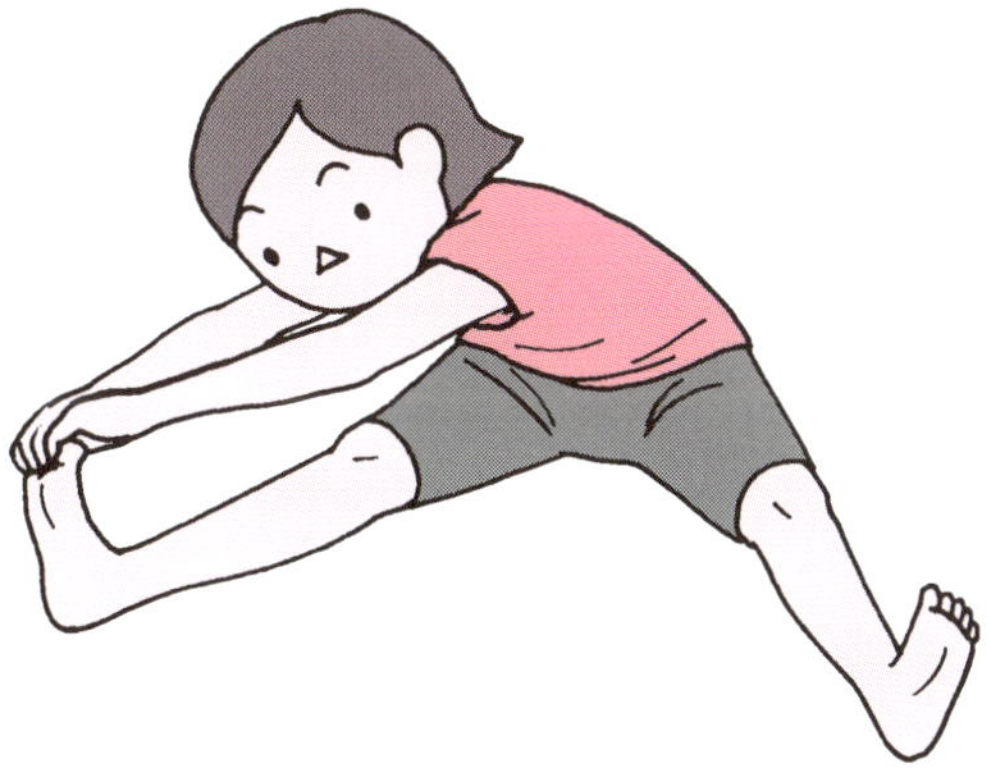

ストレッチングの効用

若い体を保ち、気分もスッキリ

ストレッチングは、かつては柔軟体操とよばれていました。運動の前後に準備・整理体操としておこなってください。また、ストレッチングだけをおこなってもいいのです。効用はたくさんあります。

ストレッチングとは

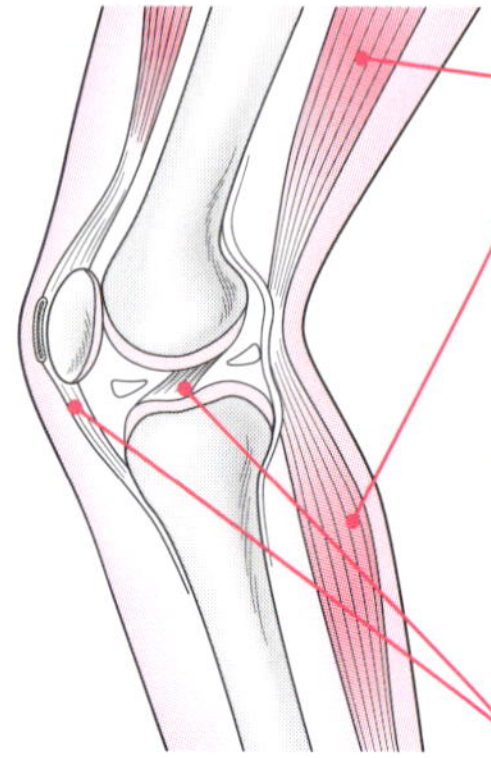

筋肉を伸ばす
加齢や運動不足などで縮こまっている筋肉を、引っ張って伸ばす

‖

骨や関節を動かす

↓

腱や靭帯も柔軟に
筋肉の端は腱となって骨についている。骨と骨をつなぐのは靭帯。骨や関節を動かすと、腱や靭帯も伸びて柔軟になる

気分がスッキリする
体がほぐれると、気分もほぐれ、スッキリする

体を動かしやすくなる
関節、筋肉などがほぐれるので、動かしやすくなる

ストレッチングをやらないと

筋肉や関節の柔軟性が失われたまま。なにかあっても体がすぐに反応できません。運動中のケガや事故につながります。

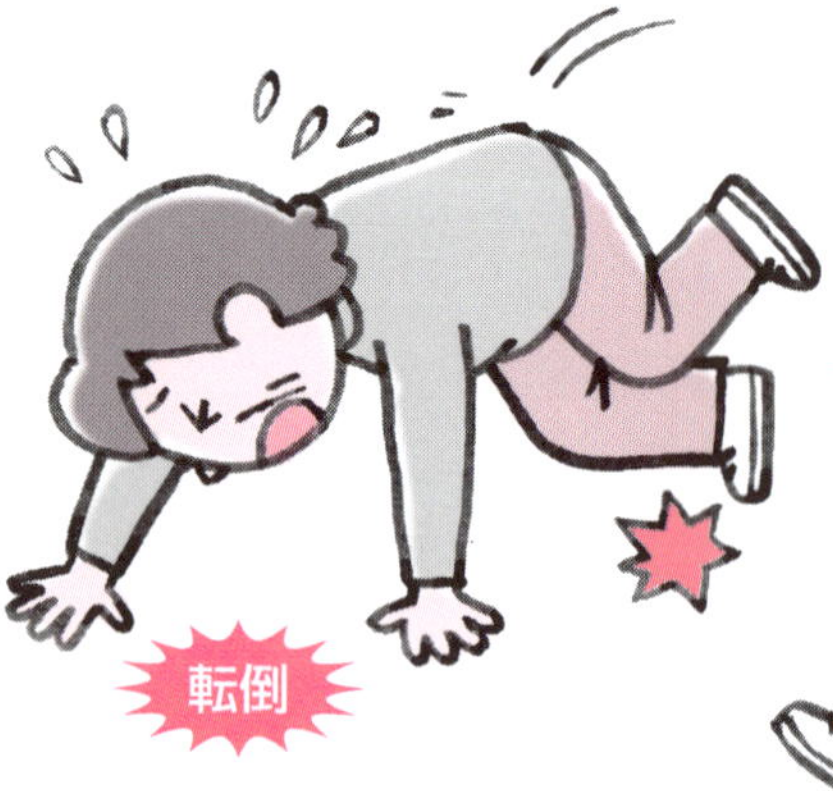

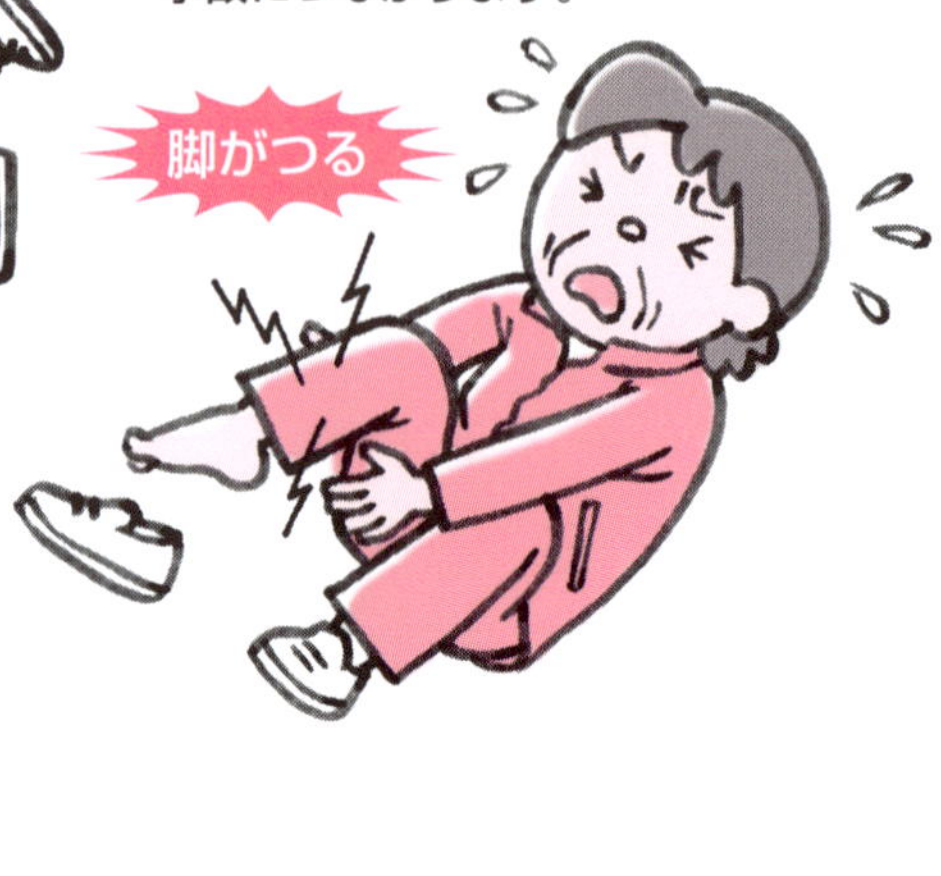

ストレッチングをいつやるか

運動療法として
ひざの痛みが軽くなったら、いつおこなってもかまいません。運動強度は高くない（P98参照）ので、運動療法としても適しています。

運動後
整理体操としておこないます。クールダウンさせ、疲労をとる効果もあります。

運動

運動前
運動はいきなり始めません。準備体操をおこなって、体のかたさをとってから動きましょう。

ケガを防ぐために必ずストレッチングを

中高年になると筋肉、腱、靭帯は徐々に柔軟性が低下します。筋力は落ち、関節はかたくなるので、歩幅は狭くなり、俊敏な動きができなくなります。体のバランスが崩れても持ちこたえられずに転ぶなど、ケガにつながります。

年をとっても若い体を保つためには、柔軟性を保つ努力が必要です。それがストレッチングです。筋肉や関節をゆっくり伸ばすことで柔軟性を回復させる運動です。かつては柔軟体操とよびました。

ストレッチングの方法は筋肉の種類に応じて多数ありますが、ここではごく一部を紹介します。なかでも下半身のストレッチングは必ずおこないましょう。

注意すること

①はずみをつけない

反動やはずみをつけて無理やり伸ばしてはいけません。ゆっくり伸ばし、筋肉やスジがピーンと緊張しているのを感じてください。

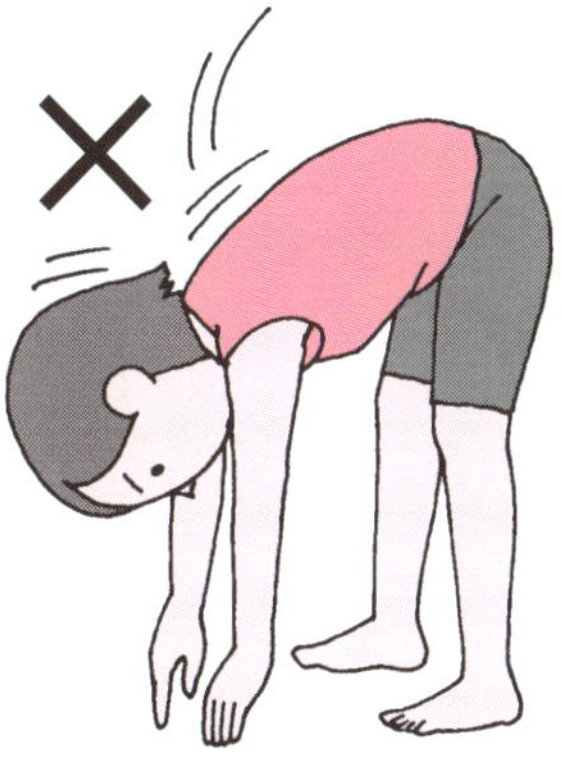

②そのまま保つ

最大限伸ばしたところでとめ、10〜20秒間、じっとその体勢を保ちます。

③リラックスした気分で

ゆったり静かに、リラックスした気分でおこなうほうが、体は伸びます。

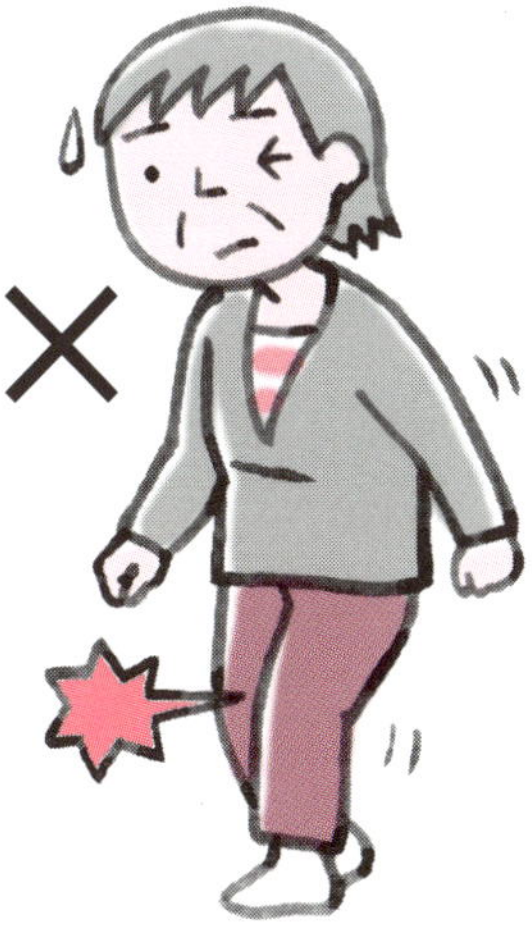

④毎日続ける

続けると徐々に楽にできるようになり、体が柔軟になってくるのを実感できます。

必ず
おこなう

ふくらはぎとアキレス腱

60歳以上の人で夜間にふくらはぎにこむら返りが起こることがあります。
このストレッチングは、その予防になります。
前傾すると、後ろの脚のふくらはぎからアキレス腱が張ってくるはずです。

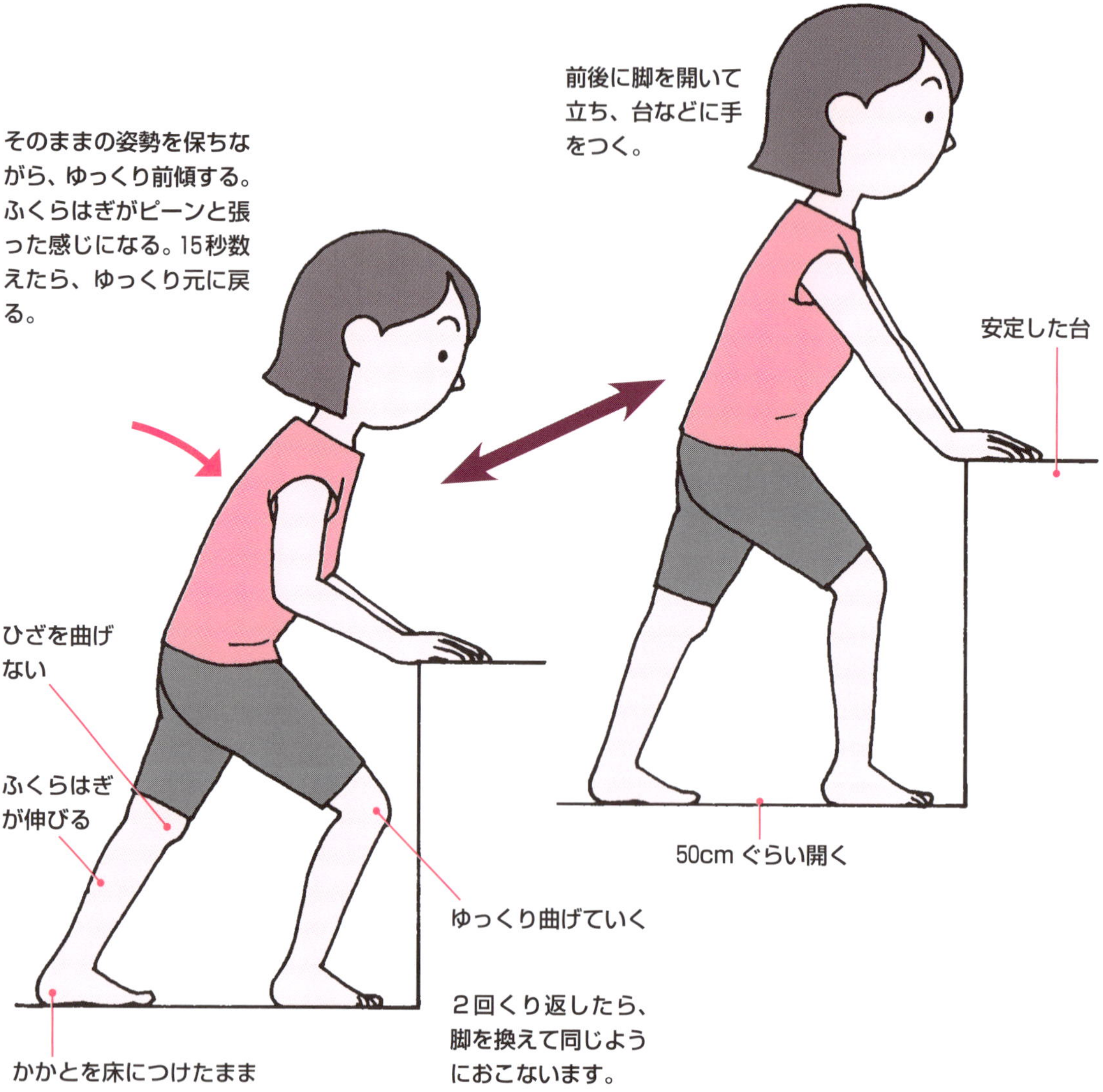
前後に脚を開いて立ち、台などに手をつく。
安定した台
50cm ぐらい開く
そのままの姿勢を保ちながら、ゆっくり前傾する。ふくらはぎがピーンと張った感じになる。15秒数えたら、ゆっくり元に戻る。
ひざを曲げない
ふくらはぎが伸びる
ゆっくり曲げていく
かかとを床につけたまま
2回くり返したら、脚を換えて同じようにおこないます。

必ずおこなう

ももの前側

足首をもって、脚をうしろに引っ張ると、ももの前側の筋肉がピーンと張った感じになります。ひざが痛くてできない人は、無理をしないで、できる範囲でおこなってください。

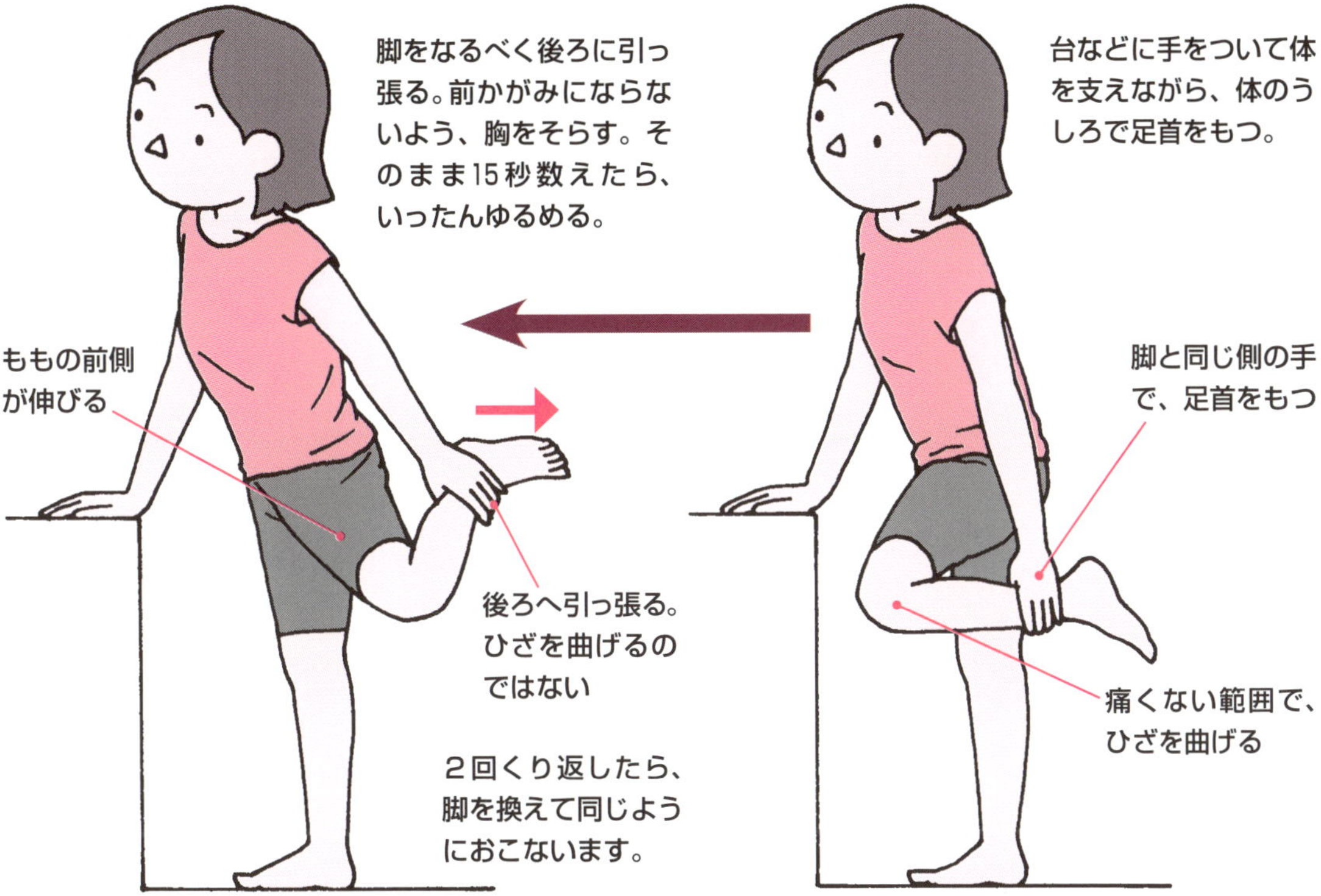
脚をなるべく後ろに引っ張る。前かがみにならないよう、胸をそらす。そのまま15秒数えたら、いったんゆるめる。
ももの前側が伸びる
後ろへ引っ張る。ひざを曲げるのではない
２回くり返したら、脚を換えて同じようにおこないます。
台などに手をついて体を支えながら、体のうしろで足首をもつ。
脚と同じ側の手で、足首をもつ
痛くない範囲で、ひざを曲げる

できない人は

立っておこなうのが大変なら、寝ておこなってもかまいません。やり方は立っておこなう方法と同じです。腰をそらしすぎないようにします。

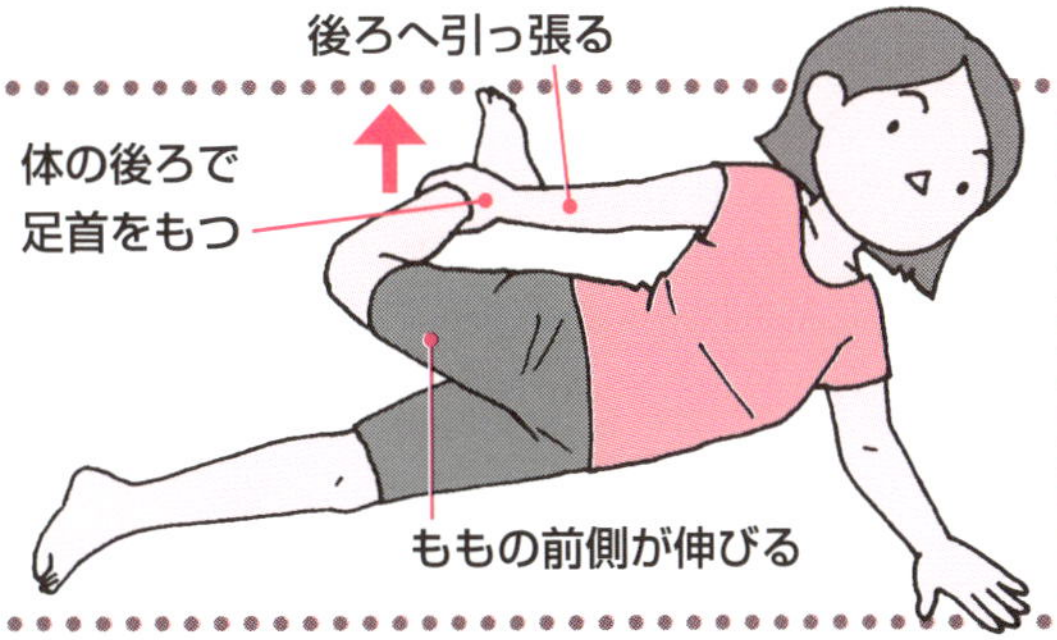
後ろへ引っ張る
体の後ろで足首をもつ
ももの前側が伸びる

必ず
おこなう

ももの裏側

ひざの曲げ伸ばしをするハムストリングスのストレッチングです。筋肉だけでなく腱や靭帯もしっかり伸びるので、柔軟性を保つことができるでしょう。腰が悪い人にもいい方法です。

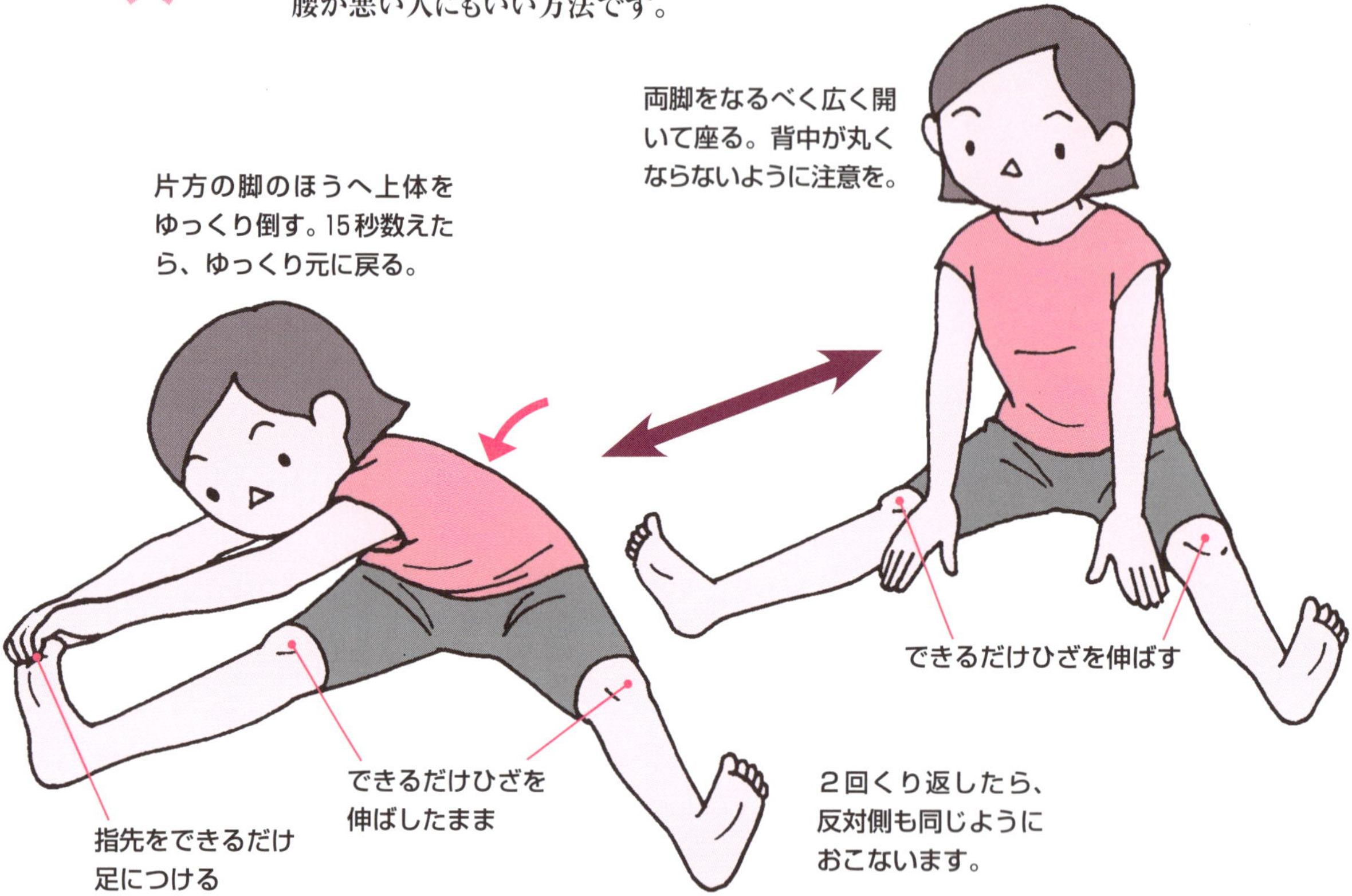
両脚をなるべく広く開いて座る。背中が丸くならないように注意を。
片方の脚のほうへ上体をゆっくり倒す。15秒数えたら、ゆっくり元に戻る。
できるだけひざを伸ばす
できるだけひざを伸ばしたまま
指先をできるだけ足につける
２回くり返したら、反対側も同じようにおこないます。

できない人は

両方のひざを伸ばしたままおこなうのが大変なら、片方のひざを曲げておこなってもかまいません。伸ばしたほうの脚に上体を倒します。

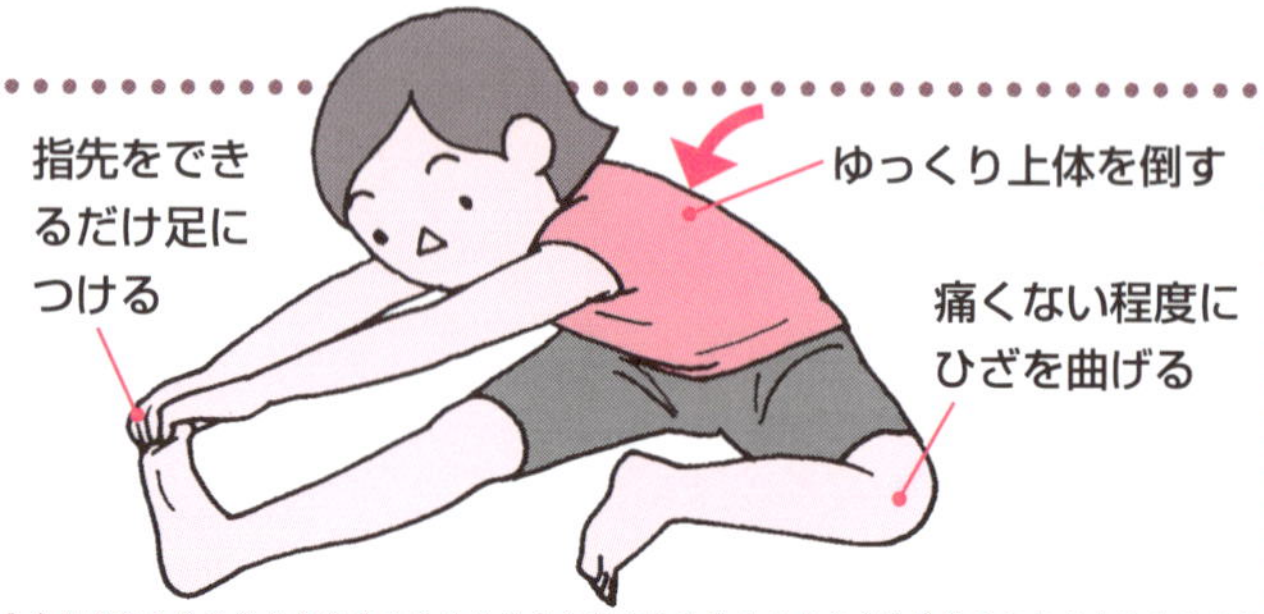
指先をできるだけ足につける
ゆっくり上体を倒す
痛くない程度にひざを曲げる

もっとできそうなら

体幹（臀筋、太もも、腹筋）

ラジオ体操の前屈と後屈です。体の中心となる体幹のストレッチングですが、下半身の筋肉や関節にも効きます。はずみをつけやすいので、注意。ゆっくりおこないましょう。

両手を軽く腰に当てて、上体を後ろにそらす。できる範囲でいいので、無理をしない。15秒数える。

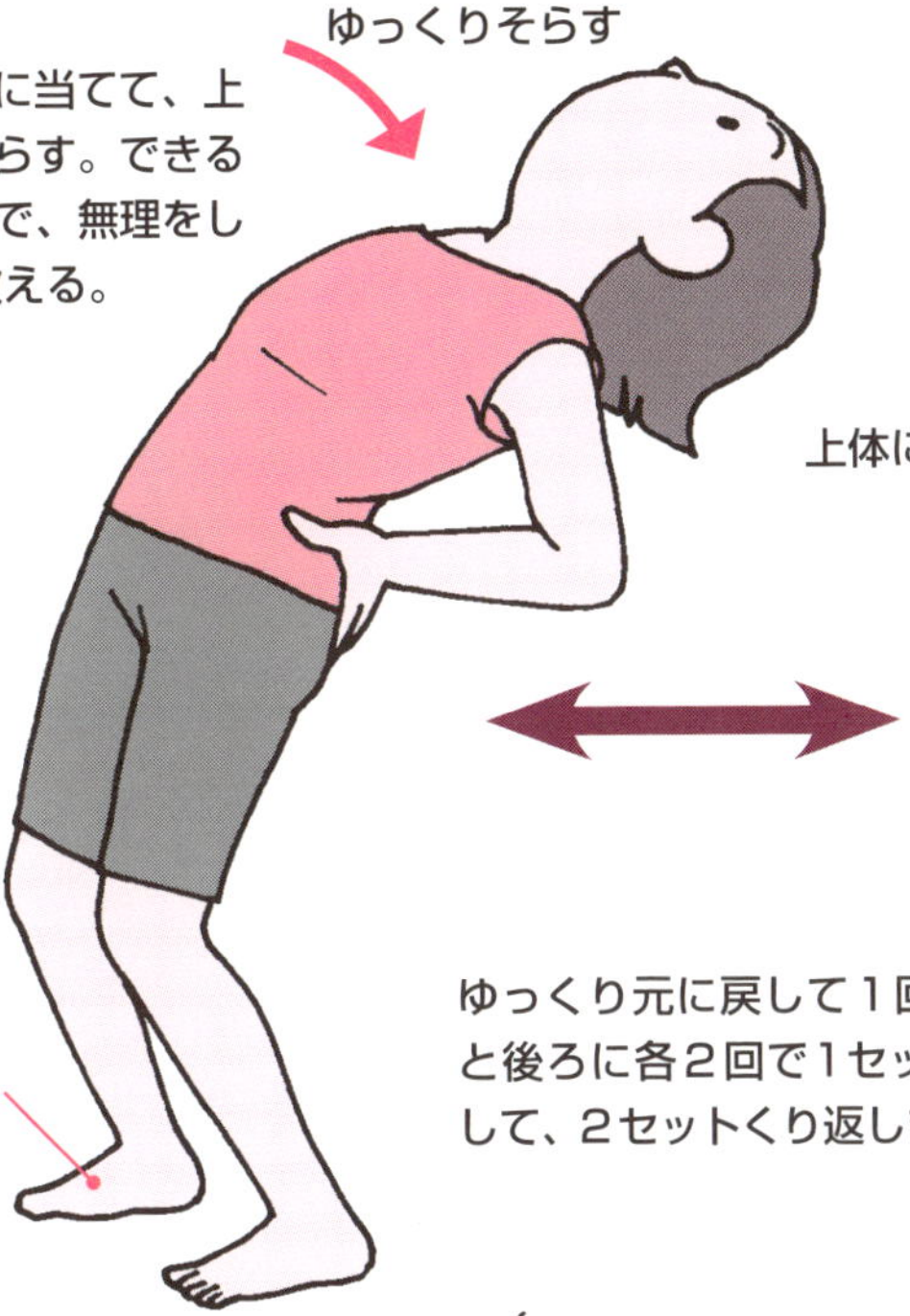

ゆっくりそらす
足はそのまま

ひざをなるべく伸ばしたまま、体を前屈させる。両手を床につけるように。15秒数える。

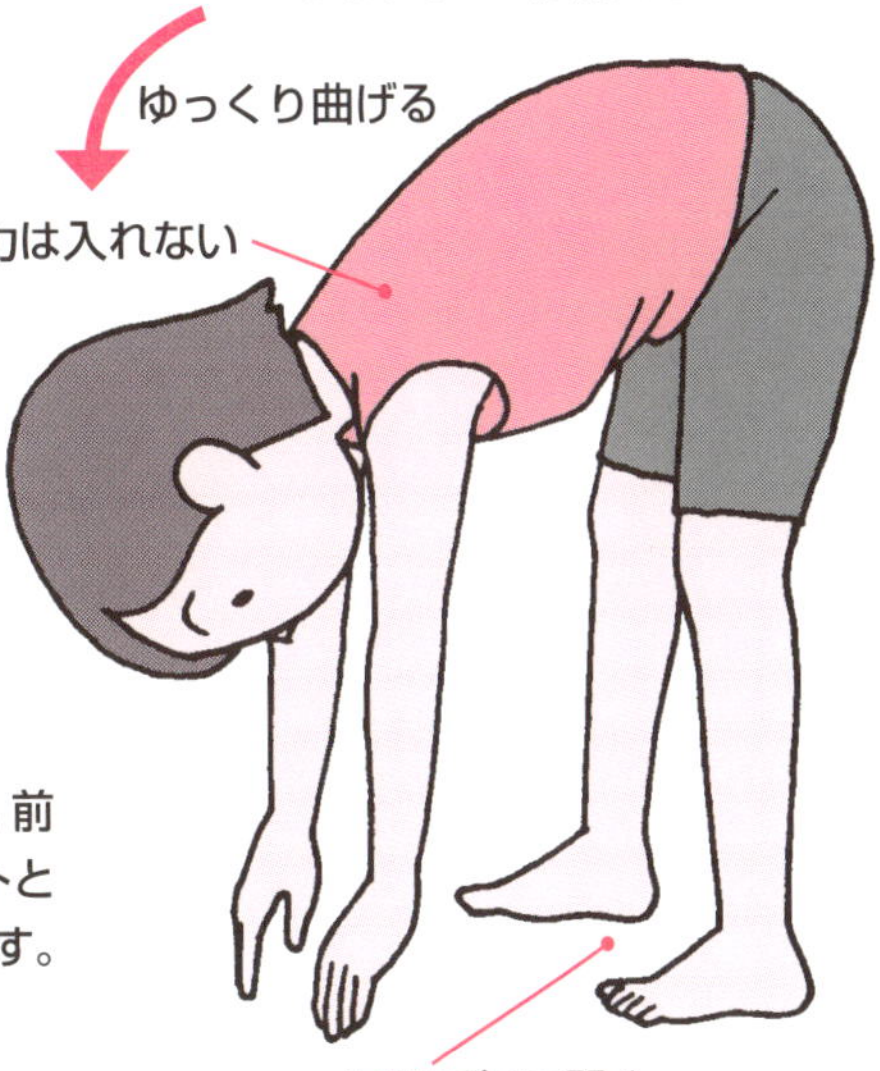

ゆっくり曲げる
上体に力は入れない
足は肩幅に開く

ゆっくり元に戻して１回。前と後ろに各２回で１セットとして、２セットくり返します。

これはダメ

はずみをつけると、無理をしやすいので、ゆっくりおこないます。手を床につけるのが目的ではありません。

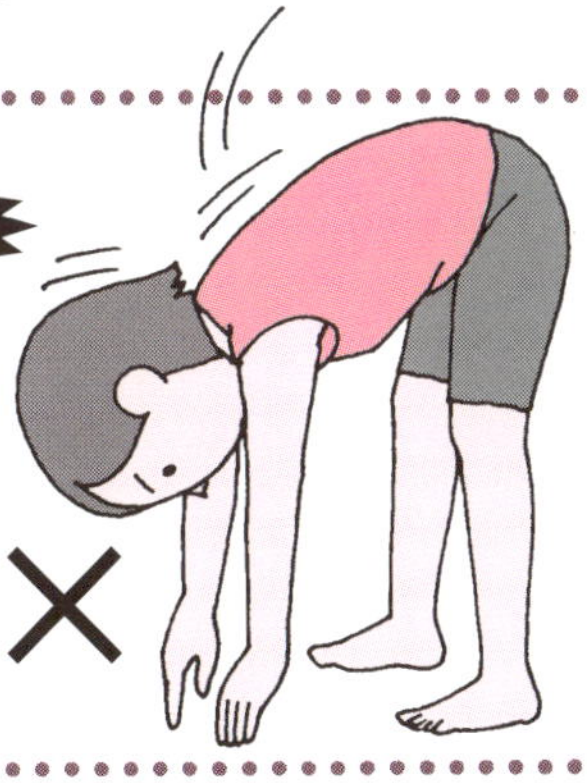

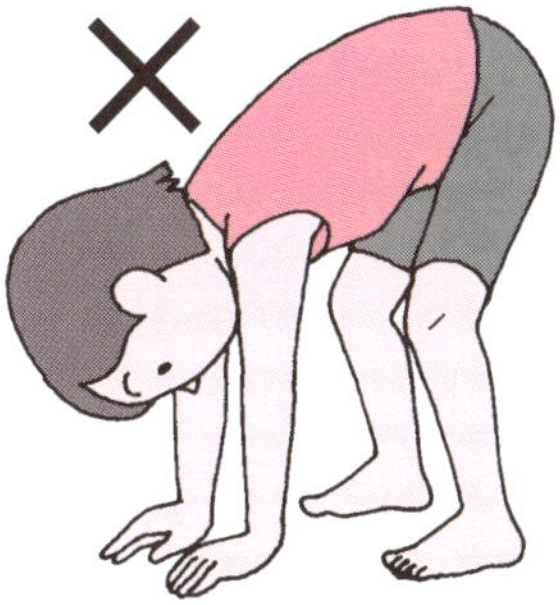

前屈をするときにひざを曲げていると、体の後ろ側の筋肉が伸びません。ひざはなるべく曲げずにおこないましょう。

もっとできそうなら

臀筋と背筋

いすに座ってできるストレッチングです。
ひざより少し下のあたりに手を当てて、
かかえこみます。15秒数えたら、反対側も同様に。
腰が悪い人にもいい方法です。

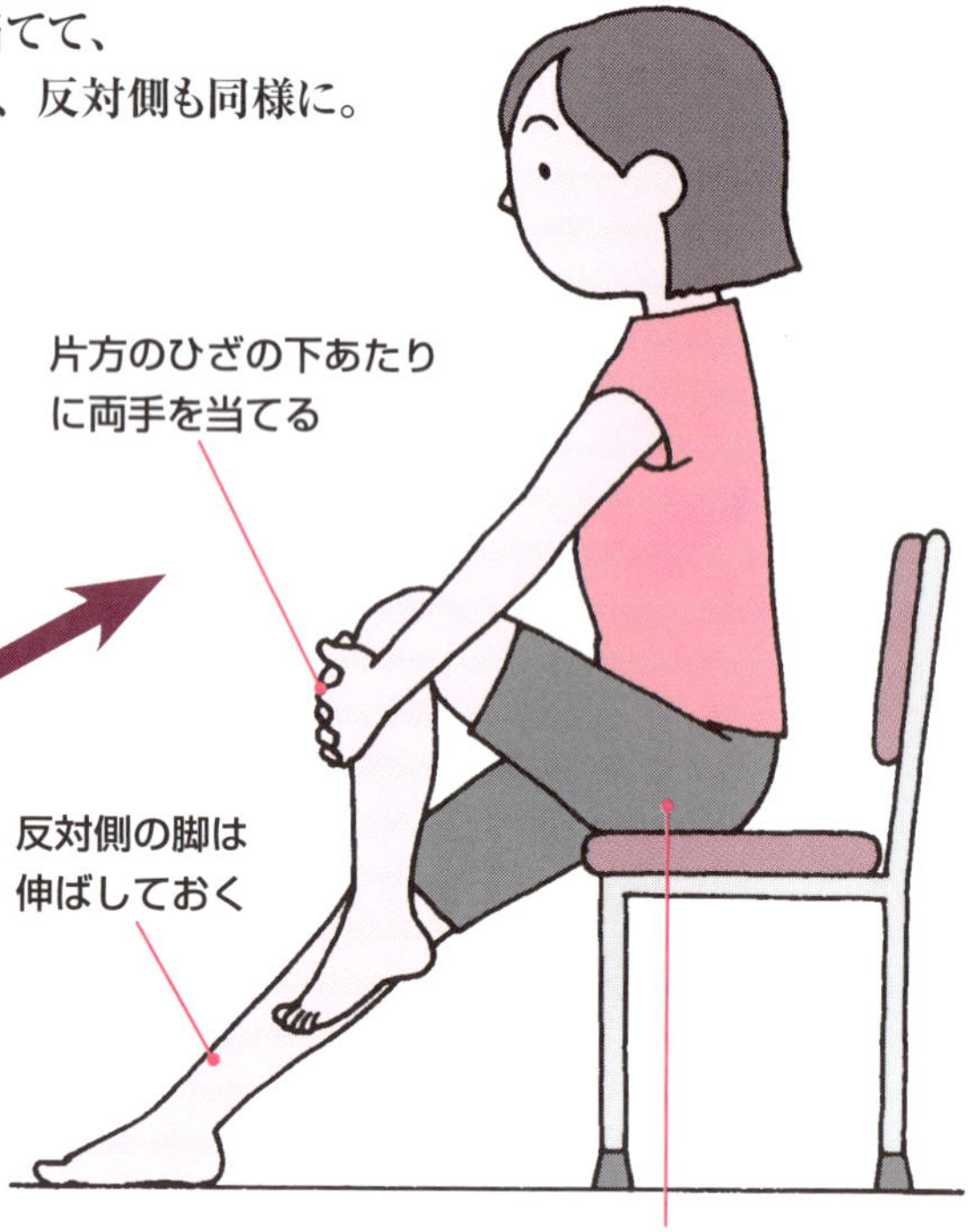
片方のひざの下あたりに両手を当てる
反対側の脚は伸ばしておく
いすにやや浅めに座る

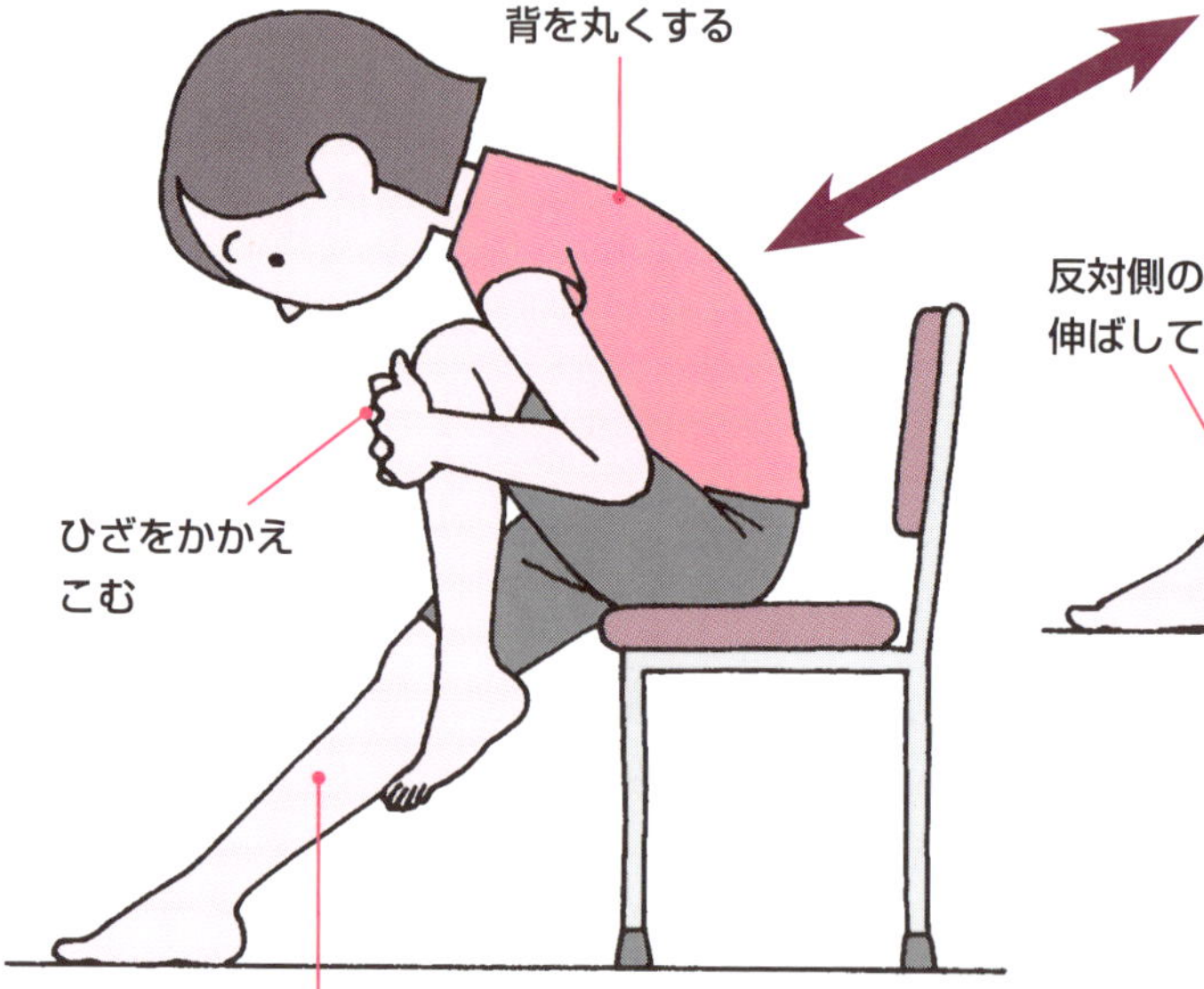
背を丸くする
ひざをかかえこむ
なるべく伸ばしたまま

２回くり返したら、脚を換えて同じようにおこないます。

これはダメ

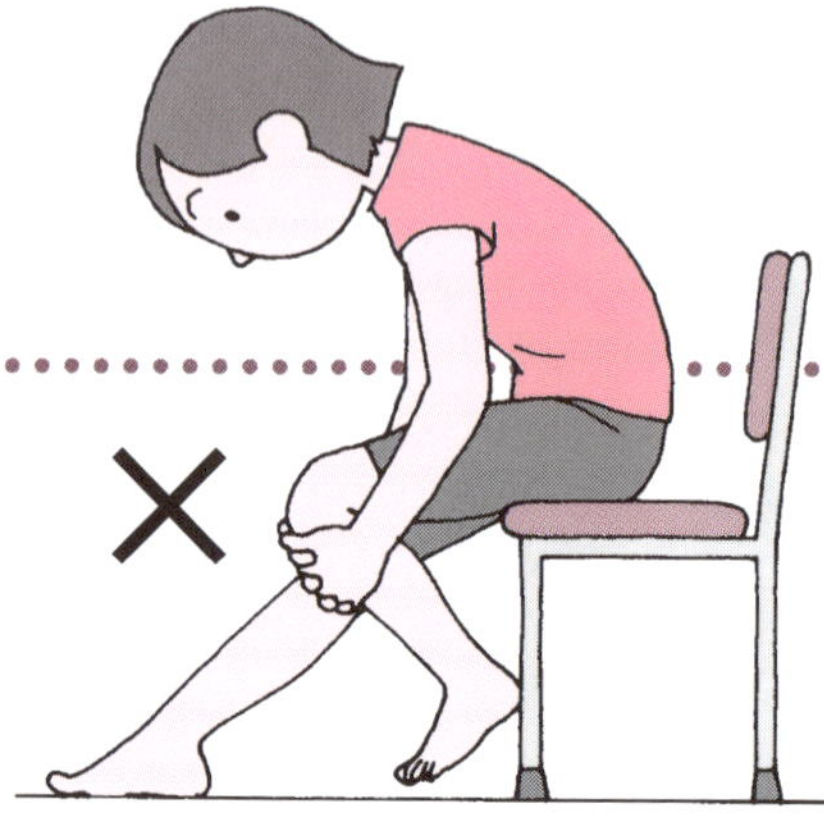
×

ひざをかかえこまないで前傾すると、ひざが下がり、効果がありません。

もっとできそうなら

肩

下半身だけでなく上半身のストレッチングをしたいなら、まず肩まわりを伸ばしましょう。水泳や球技などのスポーツをするなら、ぜひおこなってほしいストレッチングです。

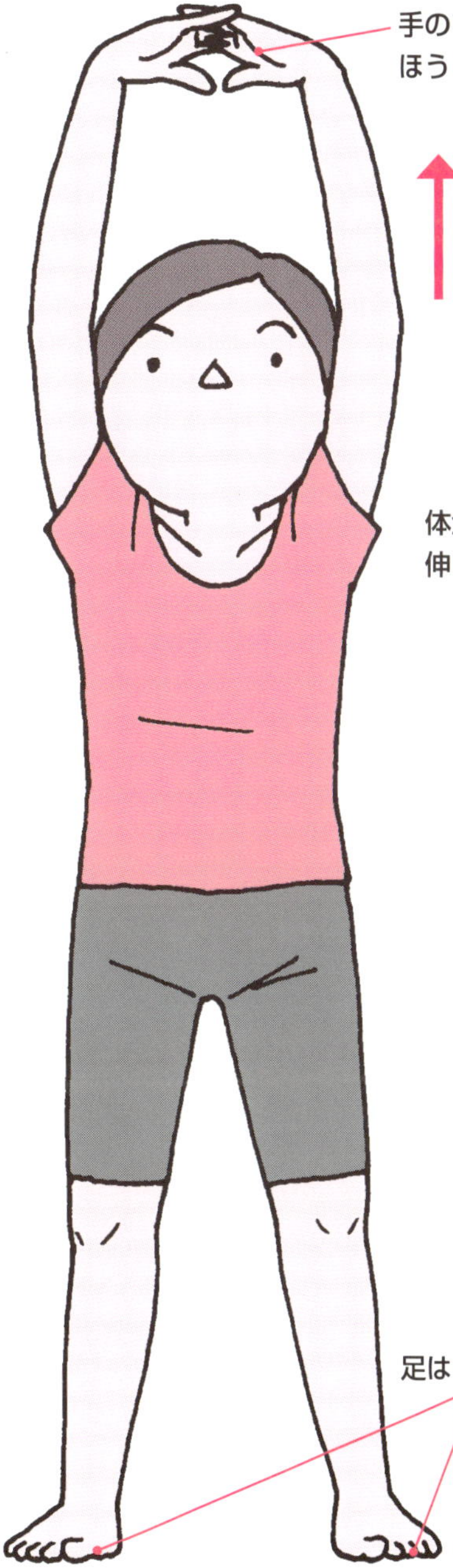
手のひらは頭のほうに向ける
体全体を上に伸ばすように
足はつけたまま

両手を頭の上で組み、思いきり背伸びをする。組んだ両手をなるべく上に引き上げるような気持ちで。そのままの姿勢で15秒数え、元に戻る。

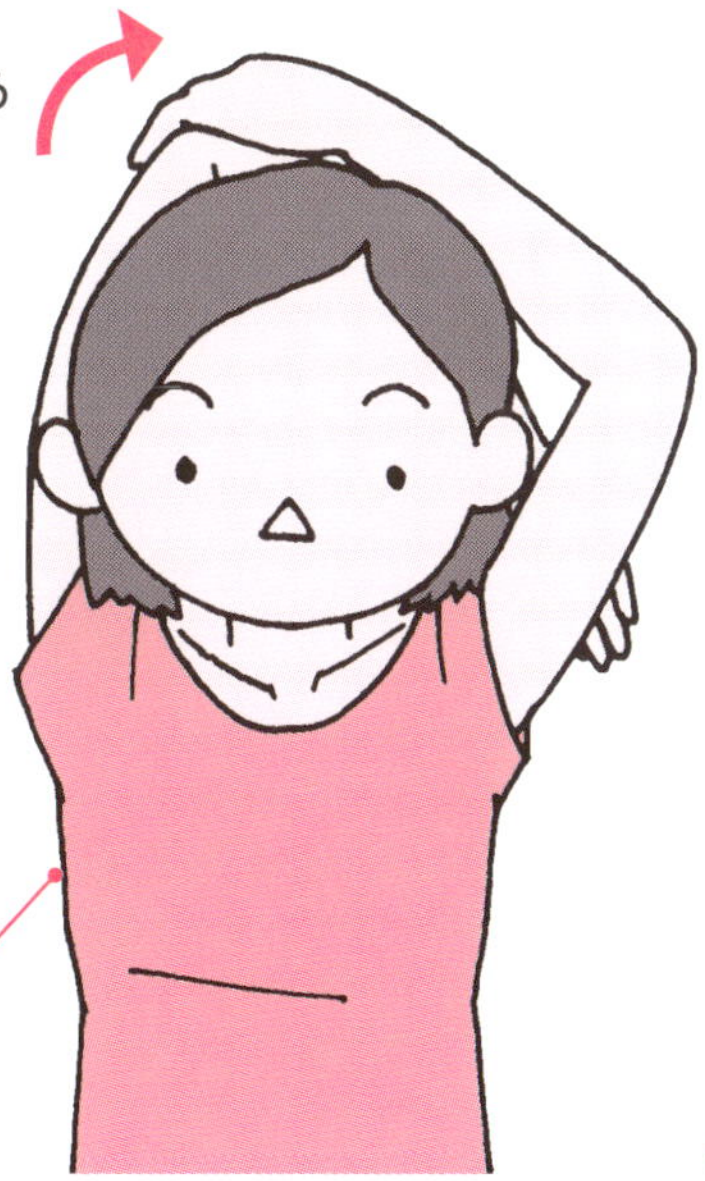
できるだけ引っ張る
背を丸めないように

体の後ろで片方のひじをつかみ、つかんだ手の方向へ、できるだけ引っ張る。そのまま15秒数える。反対側の手に換えて、同じようにおこなう。

足が
つる人に

足の甲と足の裏

夜になって足がつる人がいます。
ふくらはぎがつる人は、P68のストレッチングをおこなってください。
ここでは、足がつったときの対策としておこなうストレッチングを紹介します。

●足の甲、あるいは足の指が、上側に反り返るようにつったとき

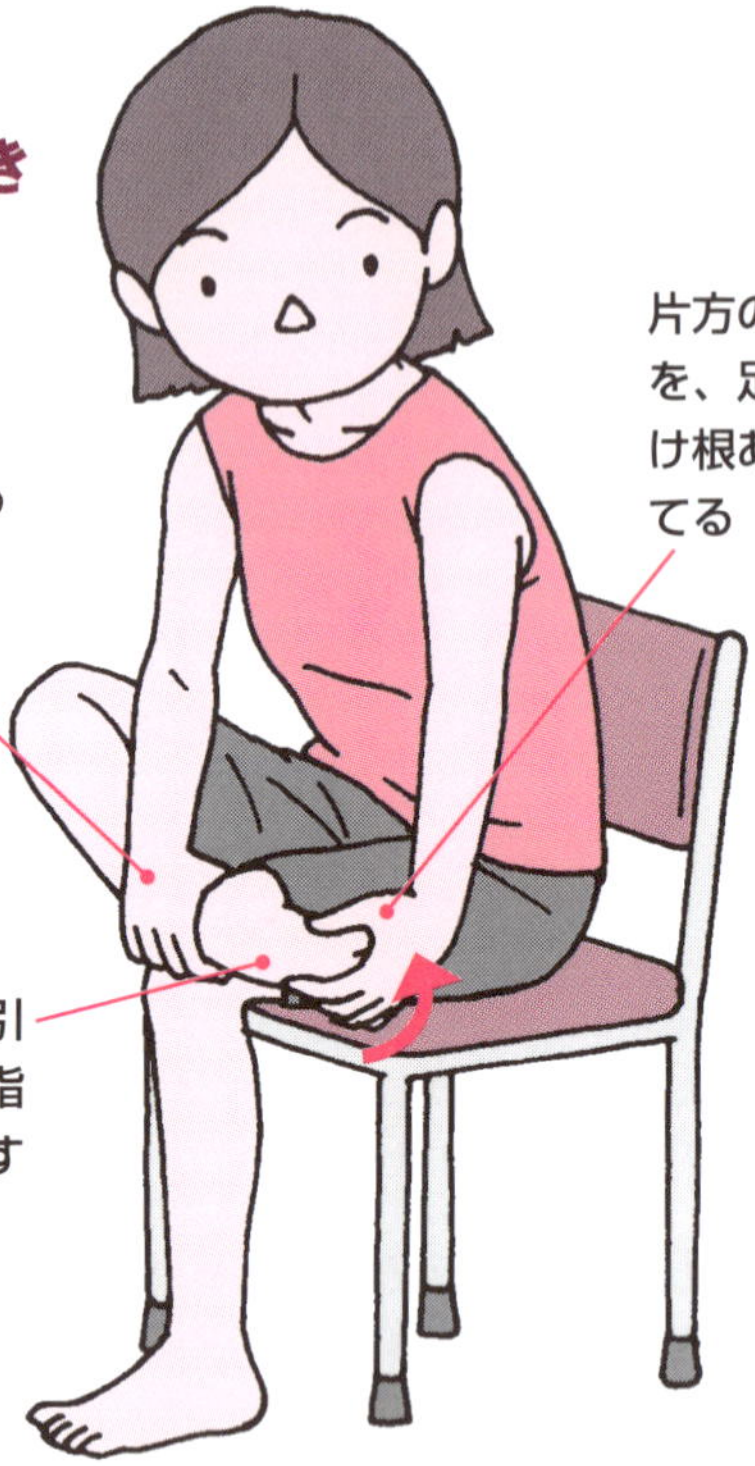

片手で足首をもつ
片方の手の親指を、足の指のつけ根あたりに当てる
足の指を裏側に引っ張るように、指と足の甲を伸ばす

●足の指が、下側に曲がるようにつったとき

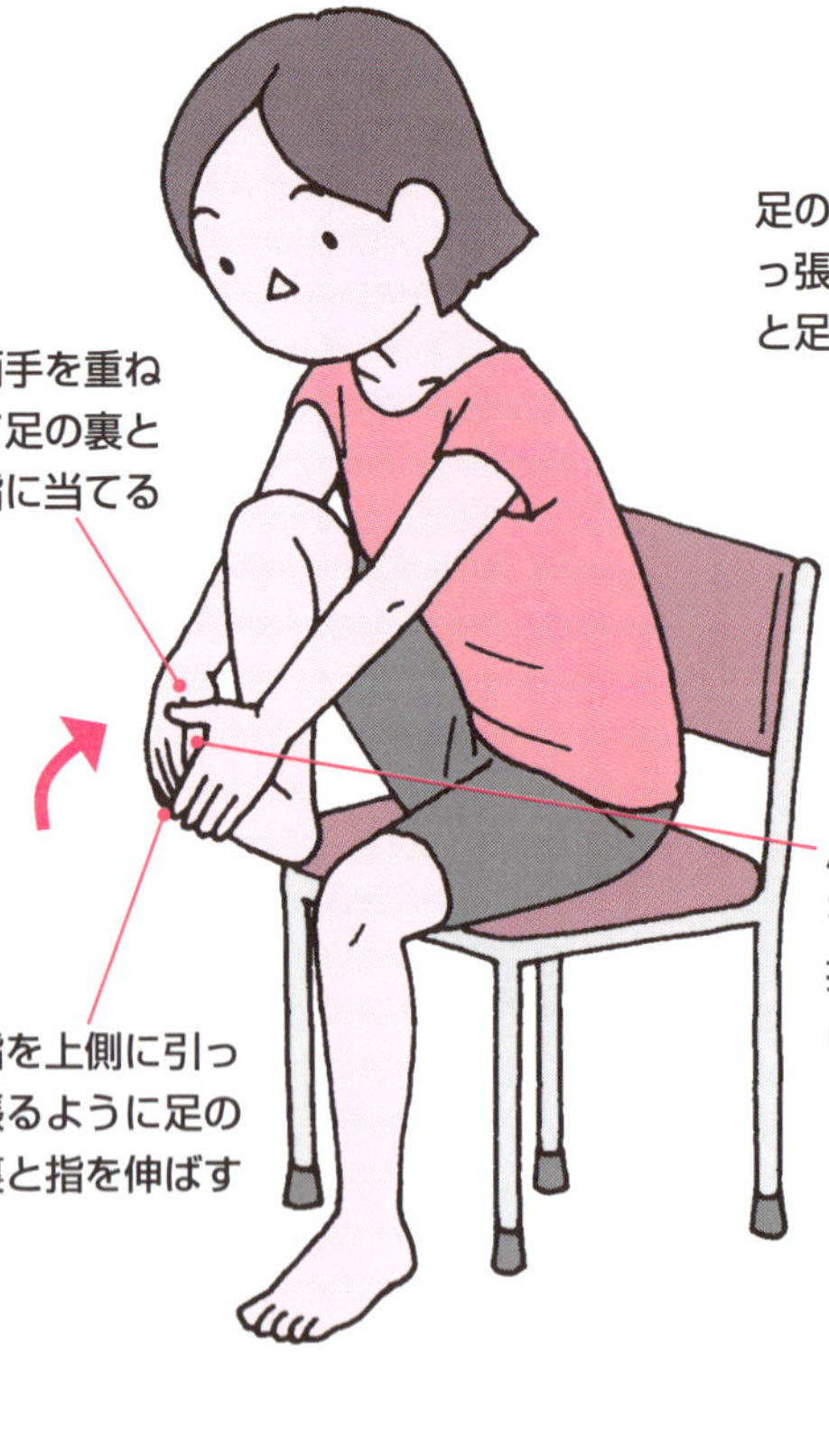

両手を重ねて足の裏と指に当てる
片方の手の親指を、つった足の指の根元あたりに当てる
指を上側に引っ張るように足の裏と指を伸ばす

アドバイス

足がつるのは、加齢に加えて疲労と冷えが大きな原因です。保温に注意しましょう。よく足がつる人は、つったときだけでなく、予防としてこのストレッチングをおこないましょう。疲労回復にもなります。

5

元気に動ける生活は自分でつくる

黒澤式ひざ体操を続けるうちに痛みは軽くなってきたのではないですか。
いよいよ、自分の生活を積極的に変えるときです。
動きましょう。運動しましょう。
趣味のスポーツは続けてください。
お金も時間もかけずに、それだけで元気に過ごせるのです。

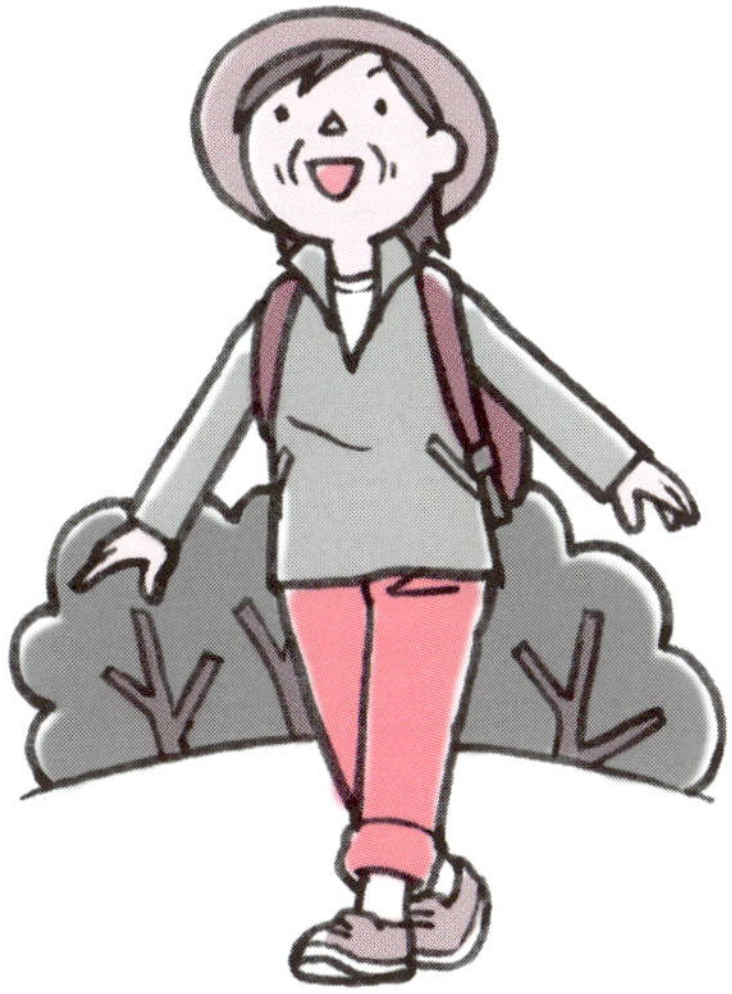

ウォーキング療法

一回三〇分前後、週三回のウォーキングを

変形性ひざ関節症があってもウォーキングはできます。歩くと痛む人は、つかまり足ぶみ（P78参照）をします。痛みが軽減してきたら、家の外に出て歩きましょう。

進め方

歩幅やスピードなどは気にしないでください。服装や靴は、合ったものを準備しましょう。

準備体操

いきなり外に出ず、まず室内でしっかりストレッチング。とくに下肢を伸ばします。

こんな症状の人に

●ひざの痛みがなく歩ける

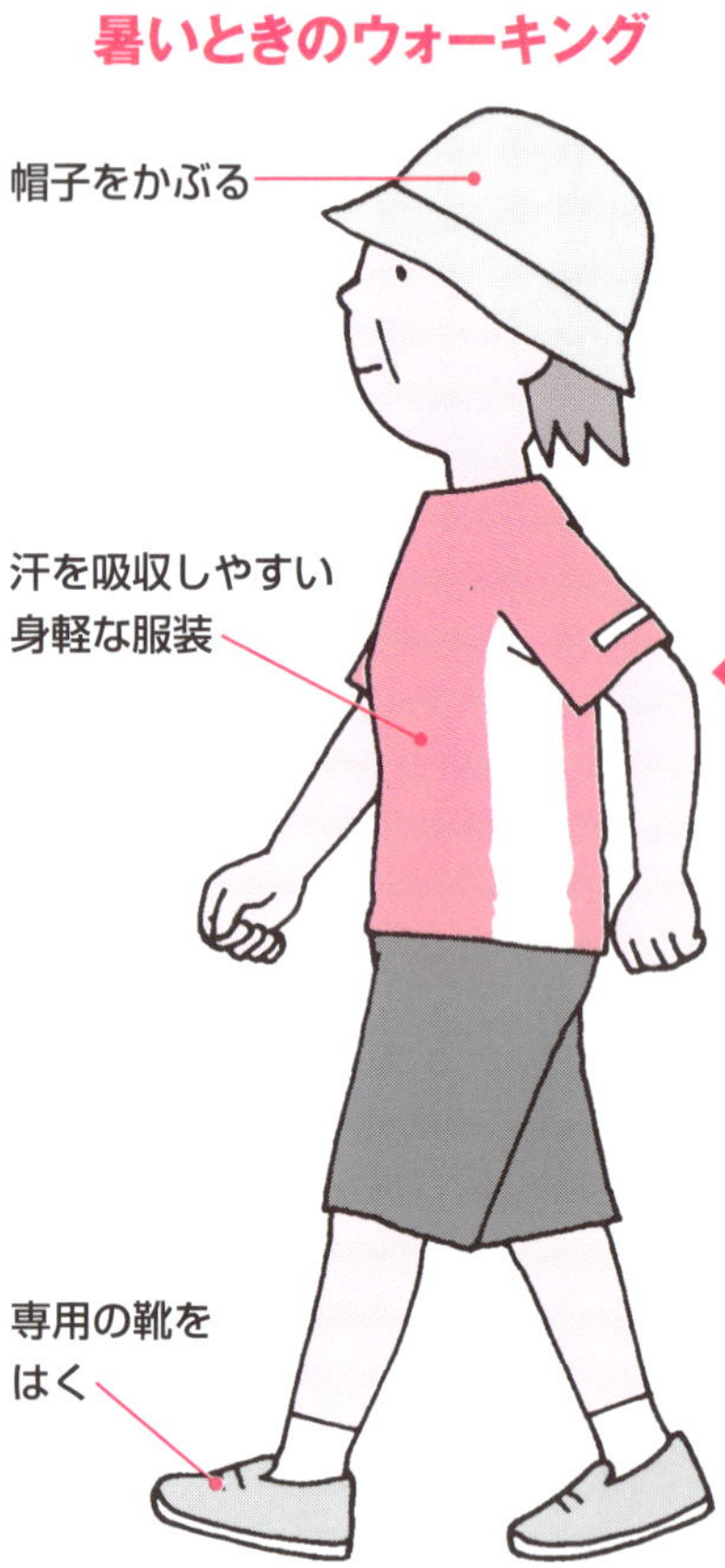
暑いときのウォーキング
帽子をかぶる
汗を吸収しやすい身軽な服装
専用の靴をはく

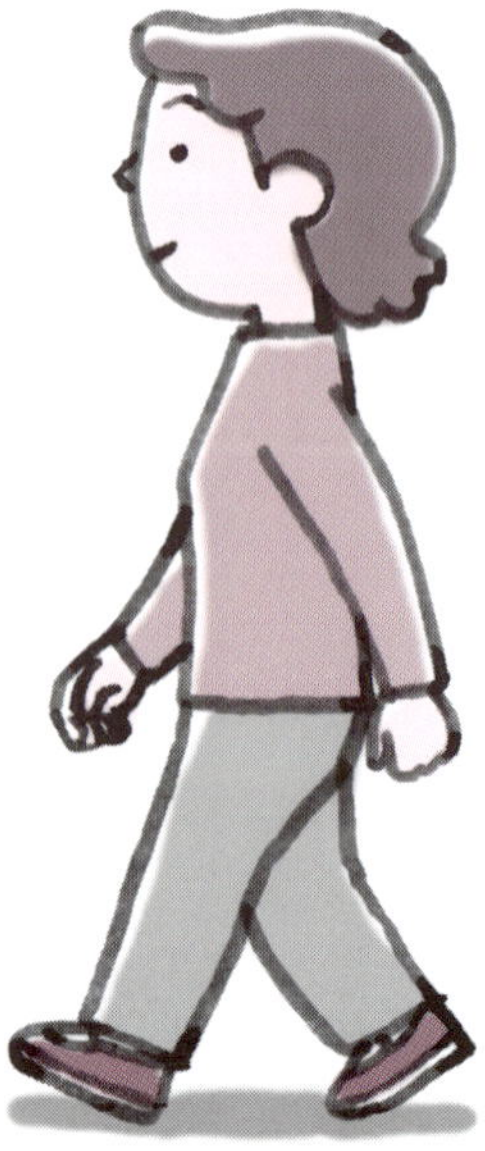

筋肉体操をおこなったうえで

ひざが痛い人の運動は、あくまで一日二セットの筋肉体操が中心です。ウォーキングはそれを補足する運動だと思ってください。

いくらでも歩ける人でも、運動としてウォーキングをおこなう場合は、一回三〇分前後、一日五〇〇〇歩以内と考えてください。軟骨がすり減りはじめている人

歩く時間

- 1回30分前後。最初は20分ぐらいから
- 準備体操と整理体操はそれぞれ10～15分
- 一連の合計で1時間ほどになるように
- 週に3回から始め、週5回まで増やしてもいい

整理体操

家に戻ったら、整理体操としてストレッチングをおこないます。クールダウンしておかないと、こむらがえりなどを起こすこともあります。

寒いときのウォーキング

日差しが強ければ帽子をかぶる
動きやすい服装
サポーターをしてもいい
専用の靴をはく

ポイント

- 痛みが出ない範囲で
- 週1回以上休む
- 平地を歩く

は、たとえば「歩こう会」などで毎日一万歩以上歩くなどは、歩きすぎです。軟骨のすり減るスピードが早くなってしまいます。

歩くのは痛まない範囲にしてください。途中で痛みが出てきたら帰りましょう。また、必ず平地を歩くようにします。杖やキャリーを用いている人は、それを使って歩いても同様に効果があります。

歩きはじめがこわばる

歩きはじめの数十歩に、違和感があるようなら、家の中で「つかまり足ぶみ1」（P78参照）を一〇〇歩してから、外に出ます。無理をせず、歩く回数や歩数を減らして、ようすをみます。平地を歩き、階段や坂道は避けます。

つかまり足ぶみがしっかりできるようになってから

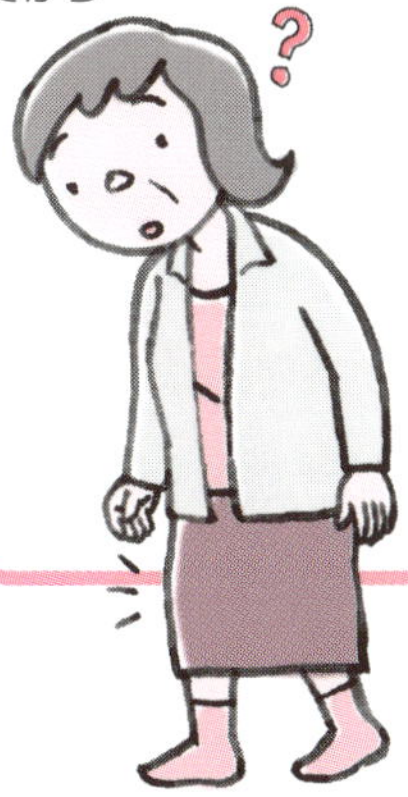

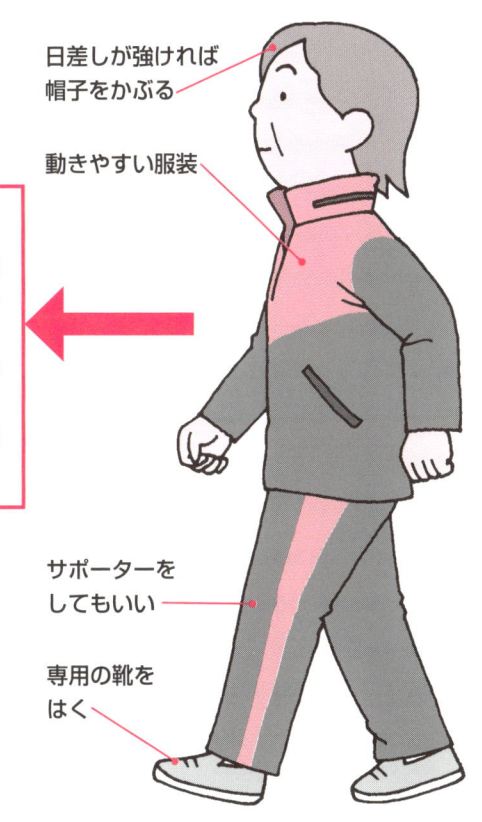

歩くと痛みが出る人は、つかまり足ぶみから

ウォーキングをすると痛みが出る場合は、室内でつかまり足ぶみをします。痛み方によって、二段階あります。P76のウォーキングと合わせて「ウォーキング療法」といいます。

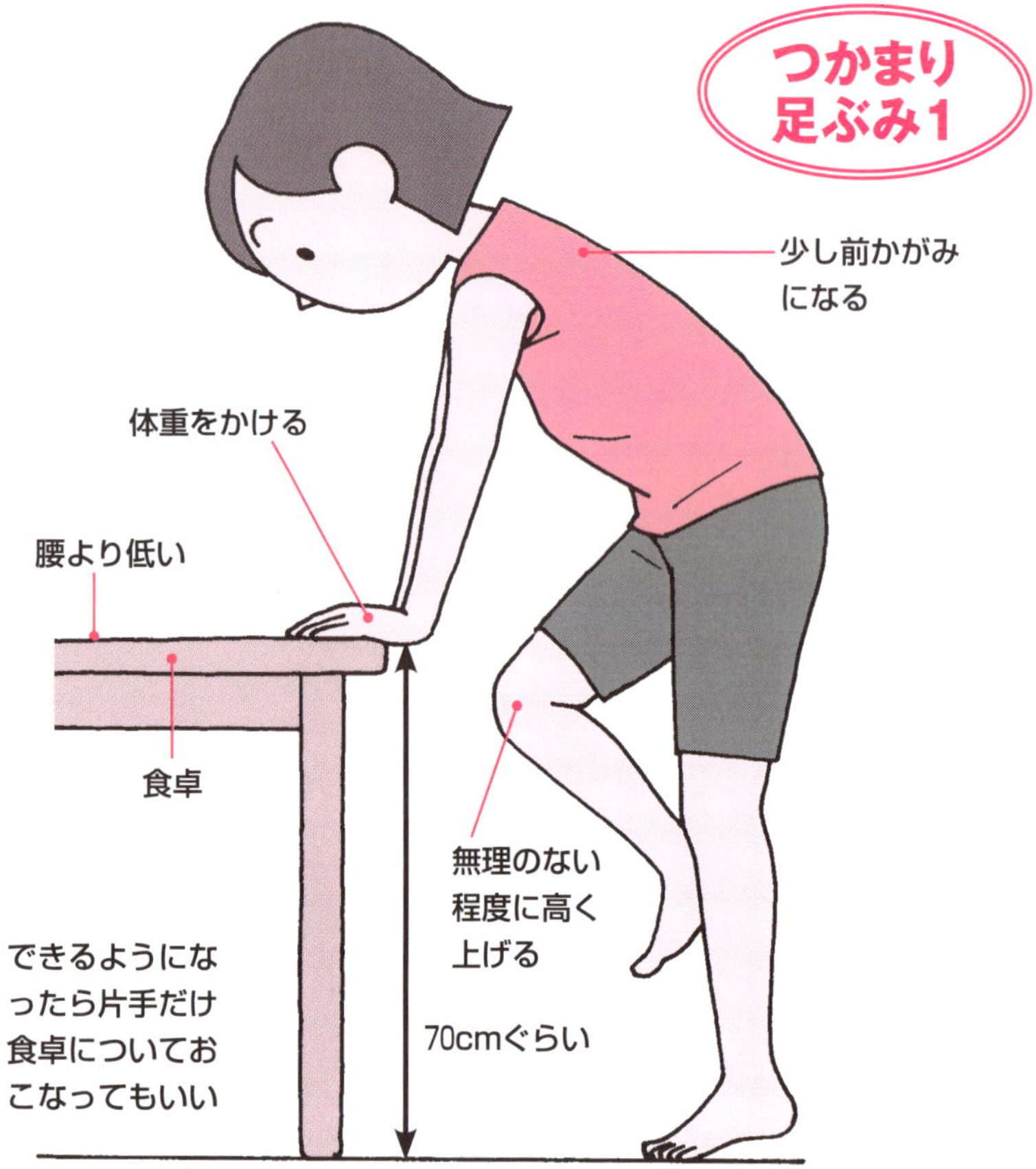
つかまり足ぶみ1
少し前かがみになる
体重をかける
腰より低い
食卓
無理のない程度に高く上げる
できるようになったら片手だけ食卓についておこなってもいい
70cmぐらい

体重を手にかけてその場で足ぶみ

ひざが痛いと歩くことができなくなります。しかし、人間は歩かずに生活ができるものでしょうか。ウォーキング療法は、ひざが痛まずに歩ける能力をとり戻すための第一歩です。

痛みはひざに負担をかけると出ます。この運動療法は体重の多くを手にかけ、ひざの負担を減らすので、痛まずにできる療法です。

つかまり足ぶみ1でも痛む人は2をおこないます。2で痛みが出る人はほとんどいません。痛みそうなら回数を減らします。

1で痛みが出たら
つかまり足ぶみ2をおこないます。

回数

- 右、左、で2歩と数える
- 100歩で1セット
- 朝晩に各1セット（1日合計2セット）
- 1日6セットまでふやしていい

ポイント

体重は手にかける

筋肉体操は続ける

無理をしない

安定した食卓を使う
つかまり足ぶみ1

安定したいすを使う
つかまり足ぶみ2

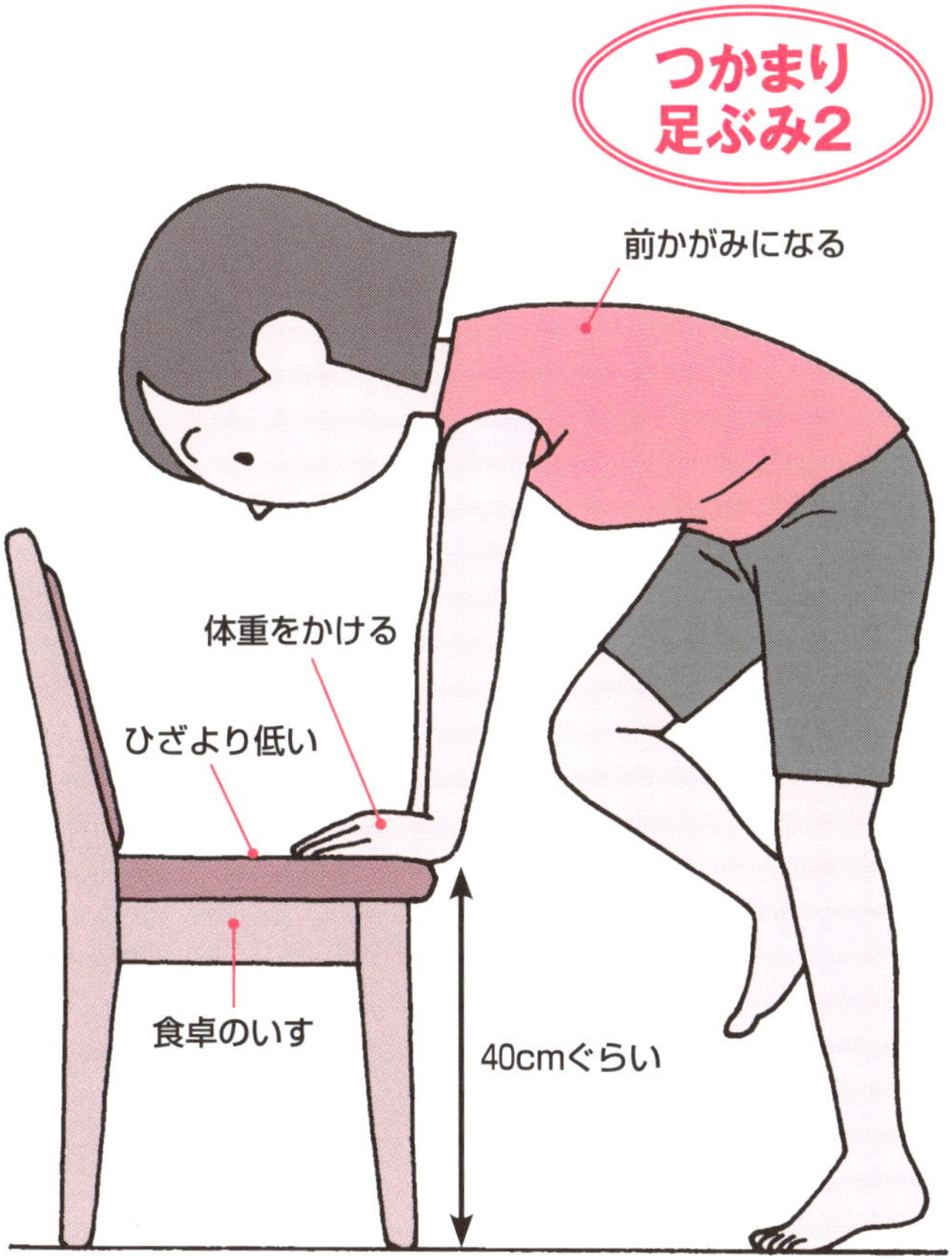

つかまり足ぶみ2
前かがみになる
体重をかける
ひざより低い
食卓のいす
40cmぐらい

ウォーキング療法の進め方

まず「つかまり足ぶみ1」をします。痛くてできなければ「つかまり足ぶみ2」から始めます。

楽にできるようになったら、次の段階に進みます。やがてウォーキングができるようになります。

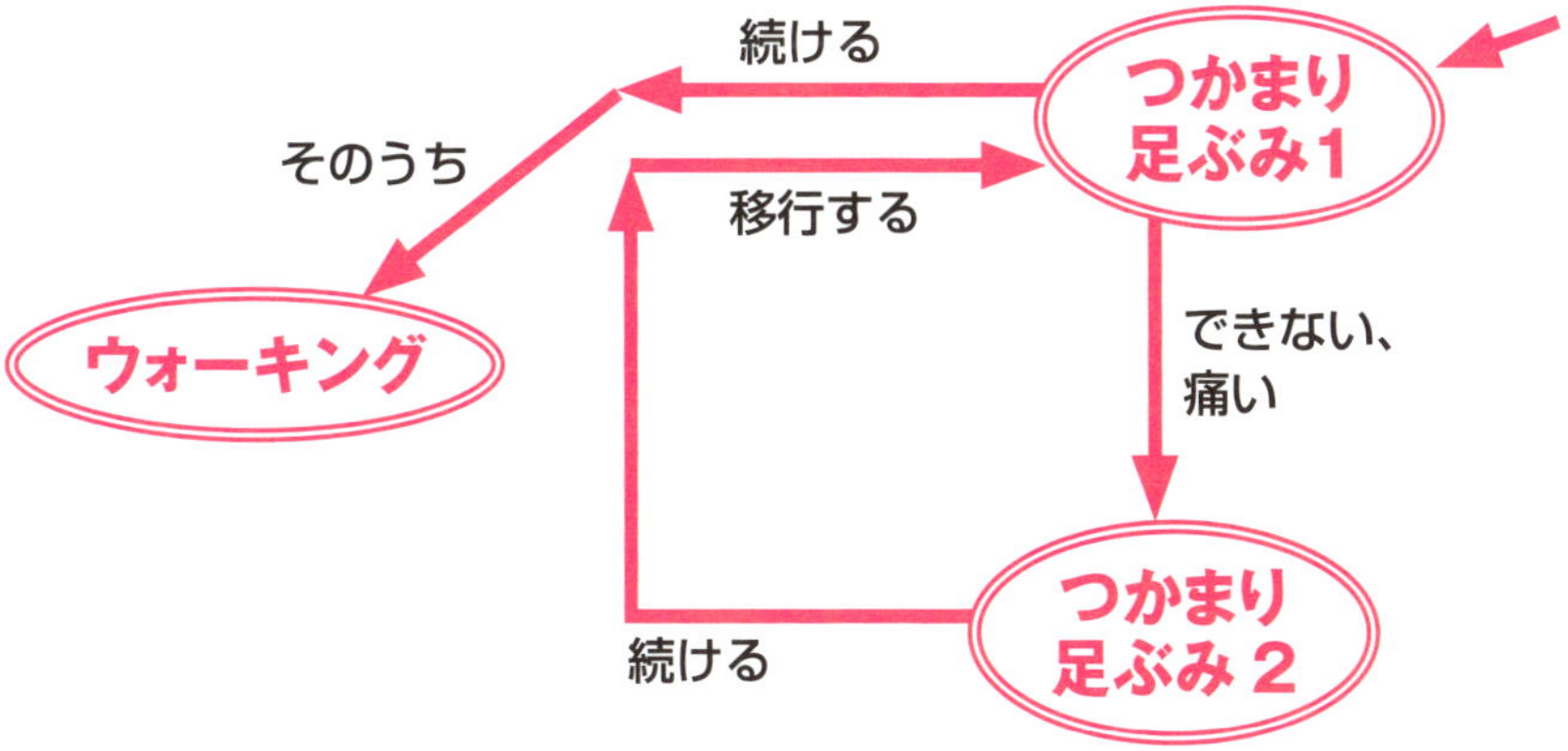

続ける
つかまり足ぶみ1
そのうち
移行する
ウォーキング
できない、痛い
続ける
つかまり足ぶみ2

健康長寿

痛いからといって安静ばかりでは

誰でも「長生き」したいと思います。そして死ぬ間際まで健康でいたいと願います。いつも元気で動いている人とそうでない人の違いは、ふだんの活動量（動く量）の差だといえます。

安静にすると

肺炎など病気によっては安静が必要なこともあります。ただ、安静には、副作用である「徐々に動けなくなる」という欠点もあります。

安静にする

じっとしていれば痛くないので、安静にするほうが早く治ると思ってしまう

利点

①活動量が減少し、病んでいる部分に負担がかからない
②余ったエネルギーが、病気を治すほうに使われる
③活動するために起こる痛みなどの症状がなくなる

欠点

①病んでいる部分以外の体の部分が弱ってしまう
②病んでいる部分の代謝が乱れ、治す作用が働かなくなる
③動かないので体がかたくなり、動けなくなる

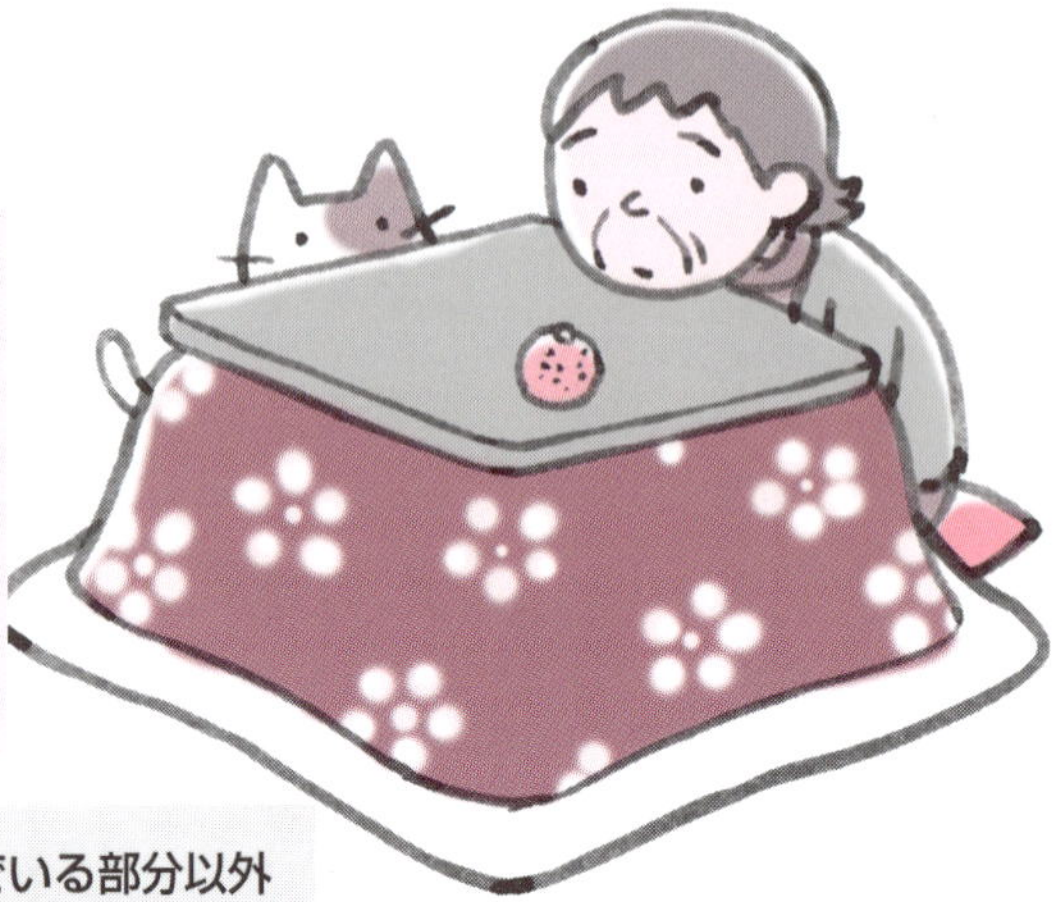

こたつに入っていれば、ひざも冷えないし……

安静への考え方が変わってきた

かつては病気といえば「安静」が第一とされていました。けれども近年では考え方が変わっています。安静にすることは「廃用症候群」を引き起こすとわかってきたからです。廃用症候群とは、骨や関節、筋肉が弱くなって、本来の働きができなくなることです。寝たきりや介護が必要な状態になってしまう大きな原因です。

これまでひざの痛みをとる体操や自宅でできる療法を述べてきました。けれども、病気はかかってしまってからの手当てと同様かそれ以上に、再発させないことが重要です。痛みが軽くなったら、ぜひ体を動かしてください。

体が弱くなる

腰やひざ、脚に力が入らなくなり、
立ったり座ったりもひと苦労。
徐々に歩けなくなる

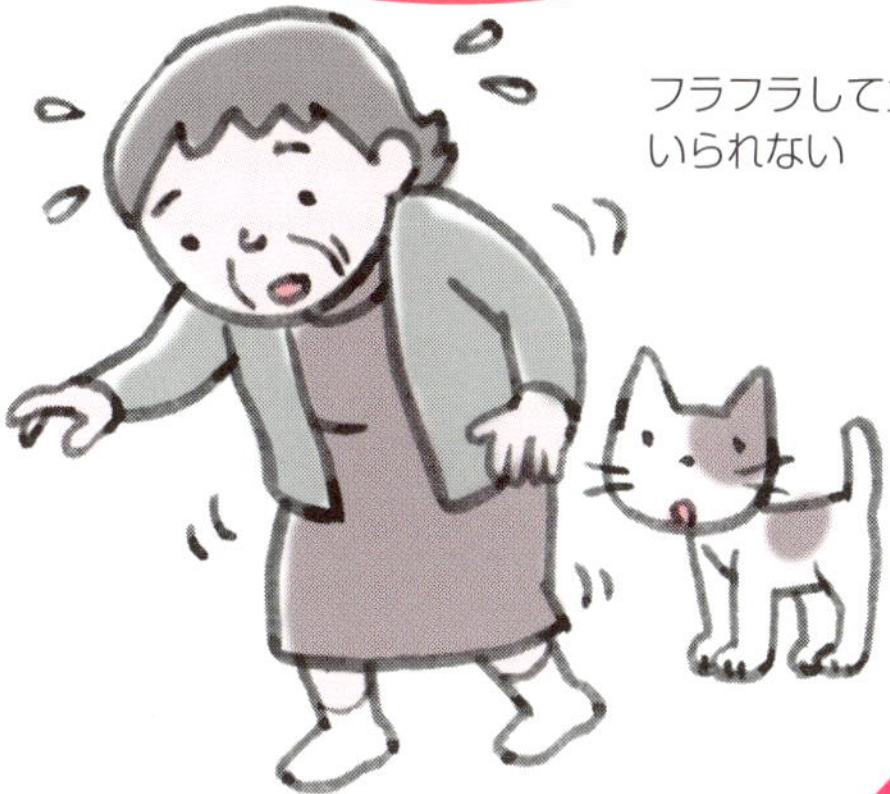

フラフラして立って
いられない

動けなくなる

寝ている時間が長くなり、
やがて寝たきりになってしまう。
要介護にもつながる

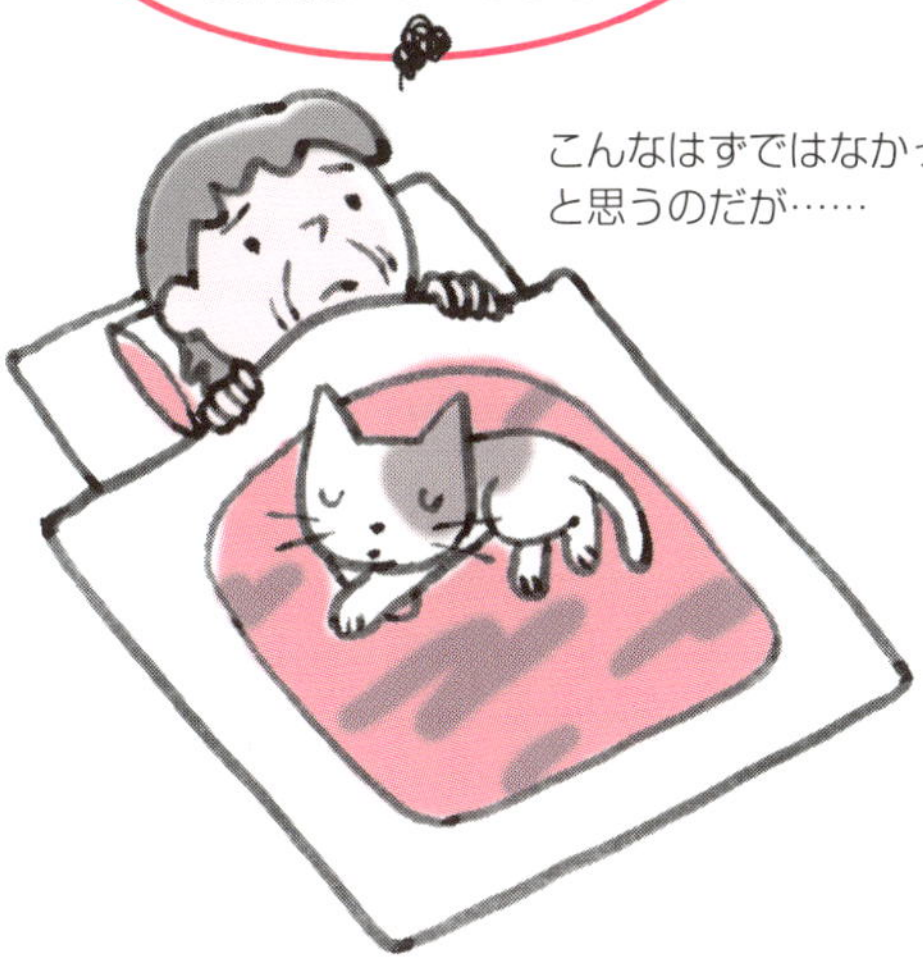

こんなはずではなかった
と思うのだが……

良い循環をつくろう

痛い→動かない→関節などがかたくなる→痛みが強くなる、という悪循環から、なんらかの方法で抜け出しましょう。

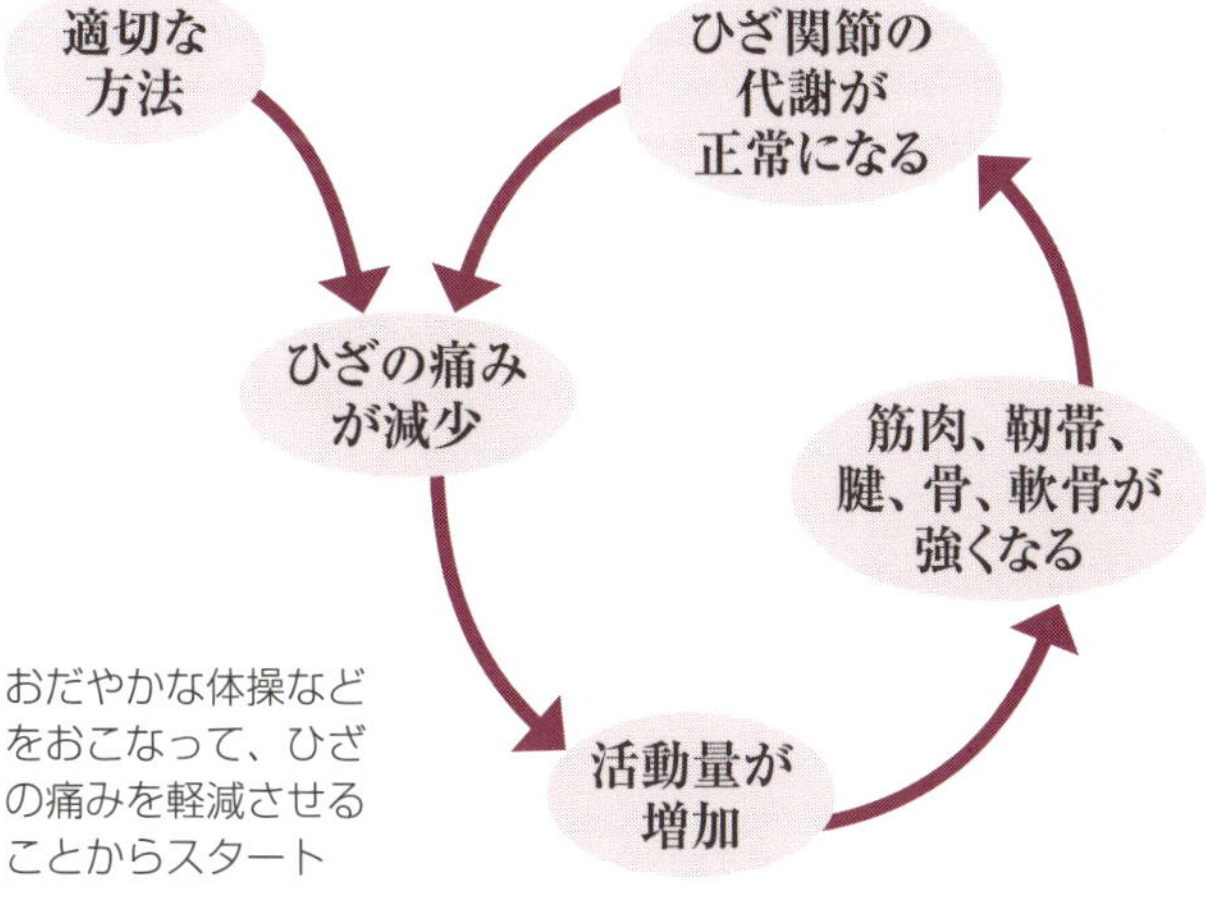

適切な方法
ひざ関節の代謝が正常になる
ひざの痛みが減少
筋肉、靭帯、腱、骨、軟骨が強くなる
活動量が増加

おだやかな体操など
をおこなって、ひざ
の痛みを軽減させる
ことからスタート

痛くない方法で体を動かす

ひざの痛みをとる体操のほかにも、
趣味的な運動やスポーツを。
家事もなるべく体を
動かしておこなう

寿命がくるまで
ピンピンしてい
たいと願う

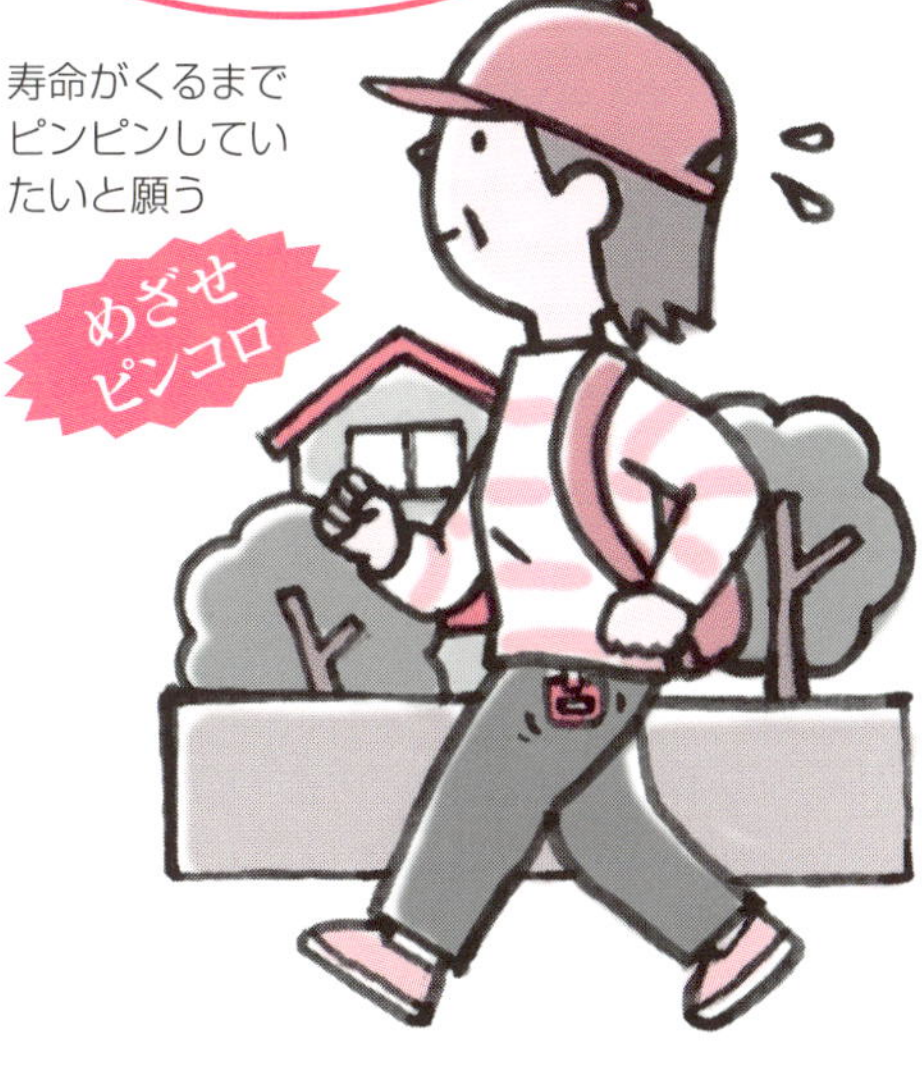

めざせ
ピンコロ

セルフマネジメント

できることは自分でしよう

病気にならないように、あるいは病気になったとき、自分で「自助努力」「自助療法」をおこないます。これをセルフマネジメントといいます。ひざの痛みでも、このセルフマネジメントをしていくことが大切です。

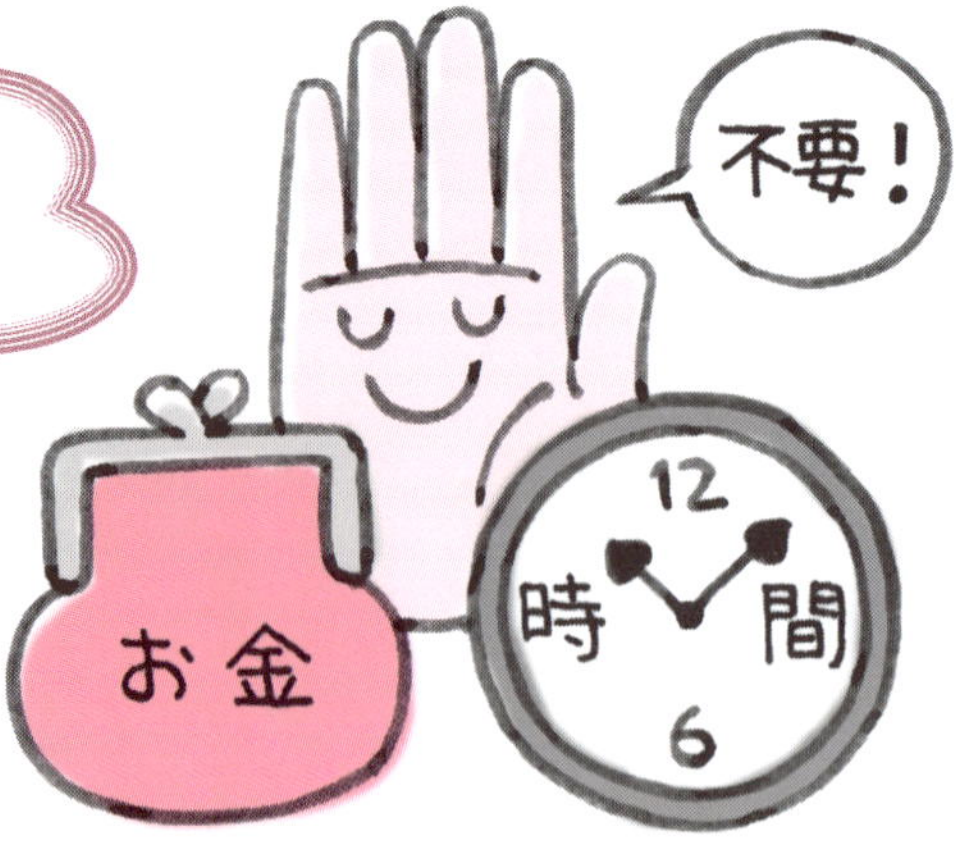

病院や医院に何度も通わなくても、できることはある

お金も時間もかからない

セルフマネジメントは自分で自宅でおこなうこと。「健康を得る」ために病院に長くいる必要はありません。毎日通う必要もありません。つまり、お金も時間もかからないのです。

よいことが5つ

本書で紹介するセルフマネジメントをすると、よい効果が5つあります。

1
病院や医院に通うのと同じか、それ以上の効果が得られる

2
運動療法や手当てをやったぶんだけ体によい効果が蓄積される

3
お金も時間もかからず、そのぶんを自分の好きなところにまわせる

4
ひざだけではなく、体全体が元気になる

5
徐々に不安や心配がなくなってきて、心も元気になってくる

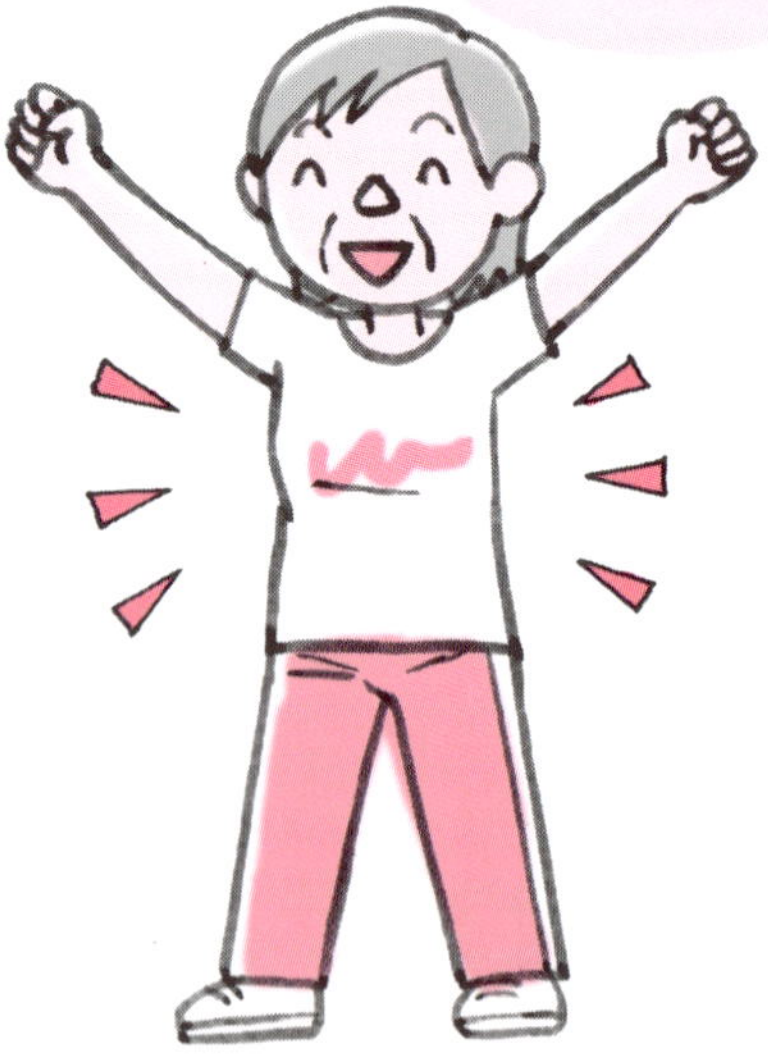

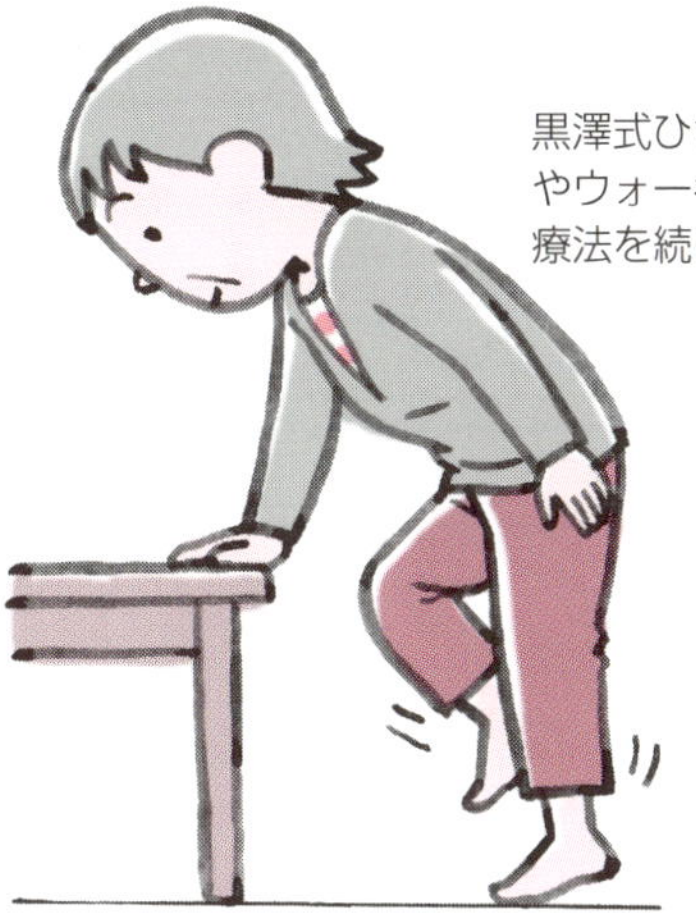

黒澤式ひざ体操
やウォーキング
療法を続けよう

家事も積極的に。ひざに
負担をかけずに体を動か
すやり方はあるはず

できること

ひざの痛みをとるためにいいことを自分でも見つけ、継続的に実行してください。

生活での工夫

痛みを軽減するためのセルフマネジメントに加え、日常生活での工夫をすることで、良い状態を保つことができます。

疲れたら休む

体調が悪いときには
無理をしない。痛みを
がまんしてまで
鍛える必要はない

いすの生活にする

ひざへの負担を軽くする。
ただ、痛みがなくなって、
できるなら正座をするのは
かまわない

ひざを冷やさない

寒い季節、雨の日は、
ひざが痛む傾向がある。
サポーターなどで保温する。
夏の冷房にも要注意

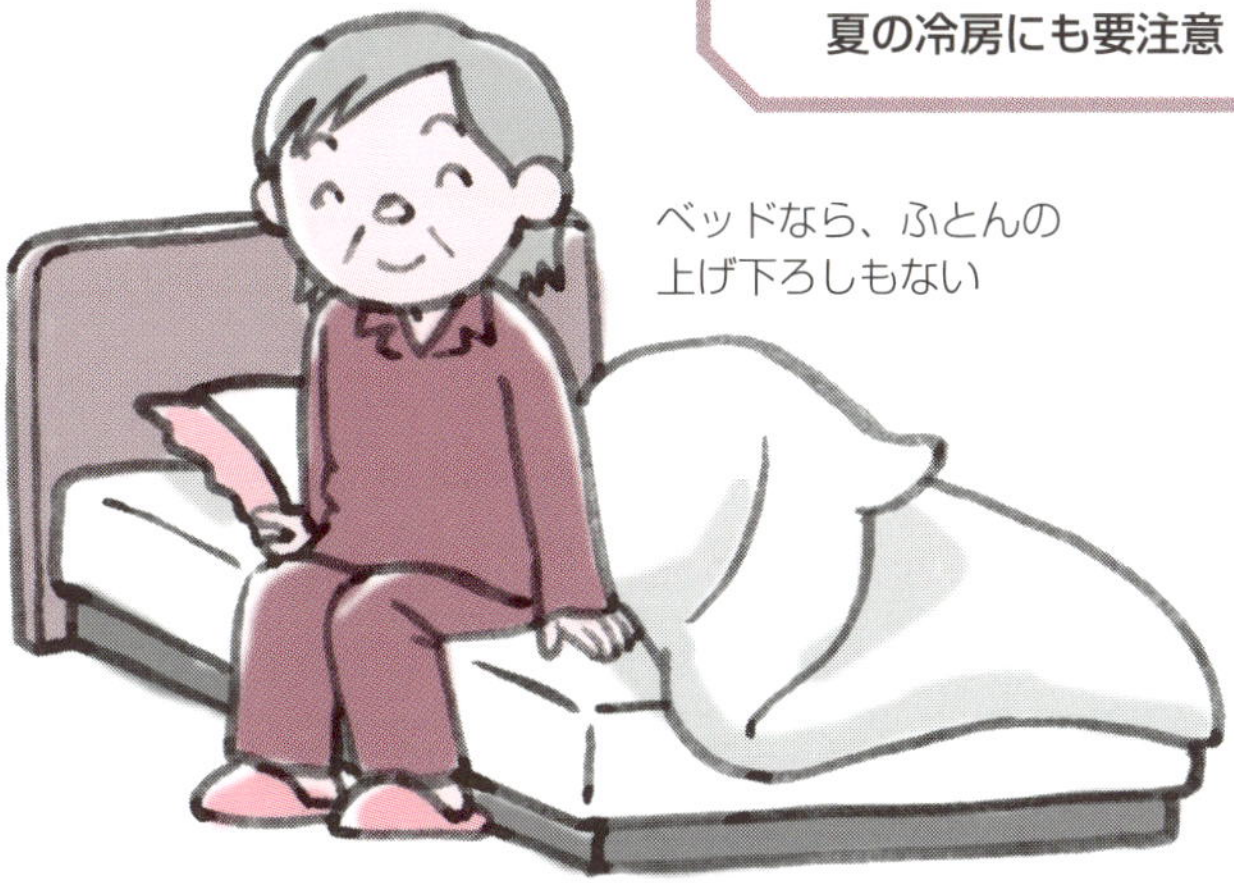

ベッドなら、ふとんの
上げ下ろしもない

安易なほうに流されないで

日本の医療制度はアメリカやイギリスなどと比べて、誰でも、すぐに、近くの医療機関で一定以上の水準の医療が受けられるというすばらしい制度です。一方、そのために患者さんは「自助努力」よりは近くの医院に行ってしまいます。医師も「自助療法」を教えるよりは注射一本うつのが常です。

しかし、変形性ひざ関節症のような慢性疾患では、自分でよい状態をつくりだし、日常生活でその状態を保つことが大切です。セルフマネジメントをしましょう。

ダイエット

ひざの負担を減らすには減量を

変形性ひざ関節症の大きな誘因のひとつは肥満です。肥満している人は、そうでない人の四倍も関節症にかかりやすくなります。減量すると、それだけで痛みがやわらぐので、ダイエットをしましょう。

ダイエットのポイントは三つ

肥満している人が適正体重に戻すにはダイエットが必要です。

いくら運動をしても、運動だけではやせません。ダイエットには、まず間食をしないことが必須です。三度の食事のあいだにおやつを食べていては、ダメなのです。

次に、毎日決まった時間に体重測定をして記録することが必要です。記録することによってどういう食事内容が体重を増やすかがわかってきます。

食事の内容としては、炭水化物と脂肪を減らすことです。

ひざへの負担

太っていると重い体重を支えるために、ひざへの負担が大きくなります。

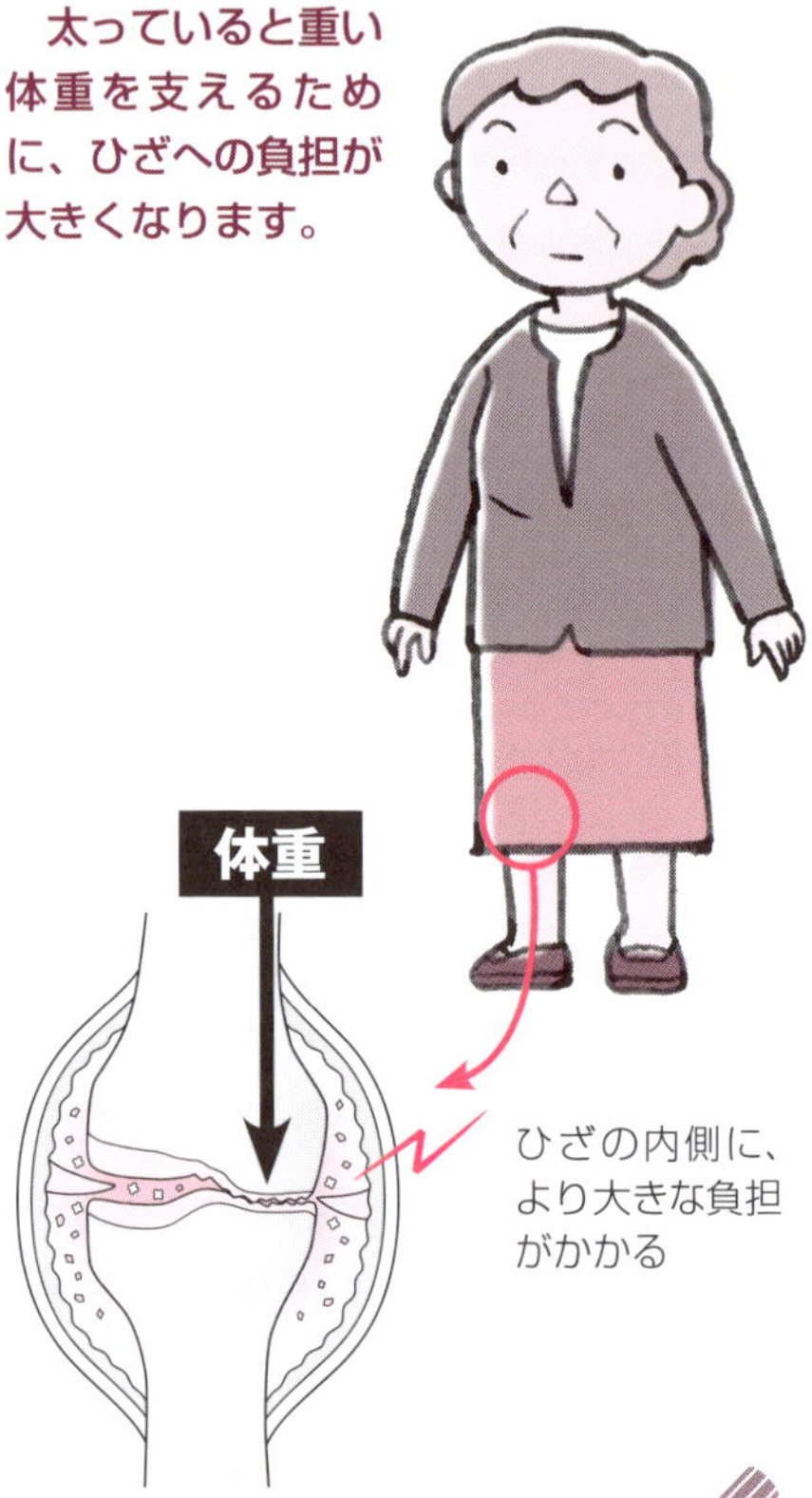

体重
ひざの内側に、より大きな負担がかかる

適正体重

メートルで計算した身長の2乗に22をかけた数値のプラス・マイナス3kgが、あなたの適正体重です。

身長160cmの人は、1.6×1.6×22=56.3なので、53.3 ～ 59.3kg が適正体重。

身長［　　　m］×身長［　　　m］×22=体重［　　　kg］

↑望ましい体重

体重管理を

変形性ひざ関節症は、肥満という点から、生活習慣病ともいえます。セルフマネジメントのひとつが、体重測定と食事管理です。

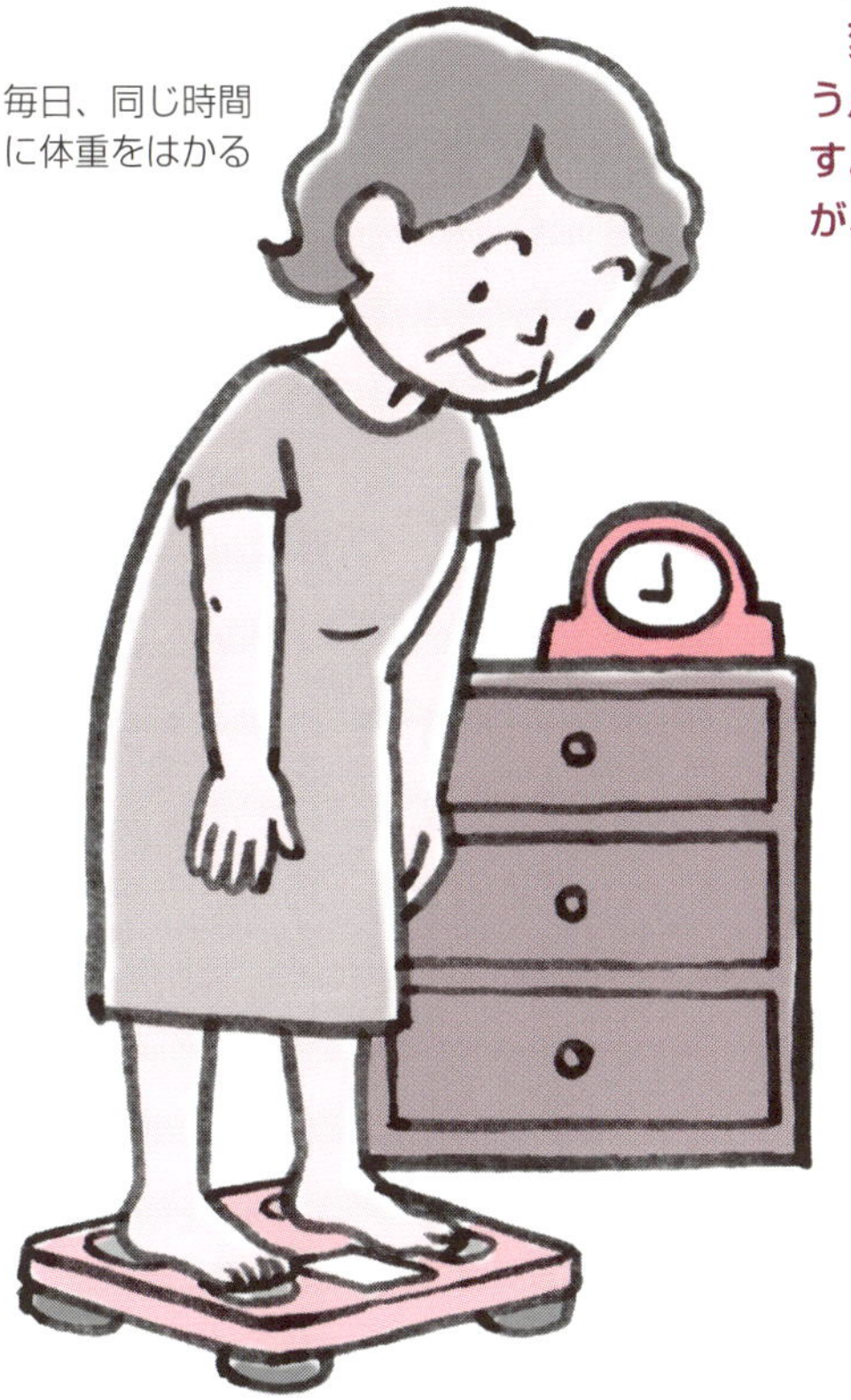

毎日、同じ時間に体重をはかる

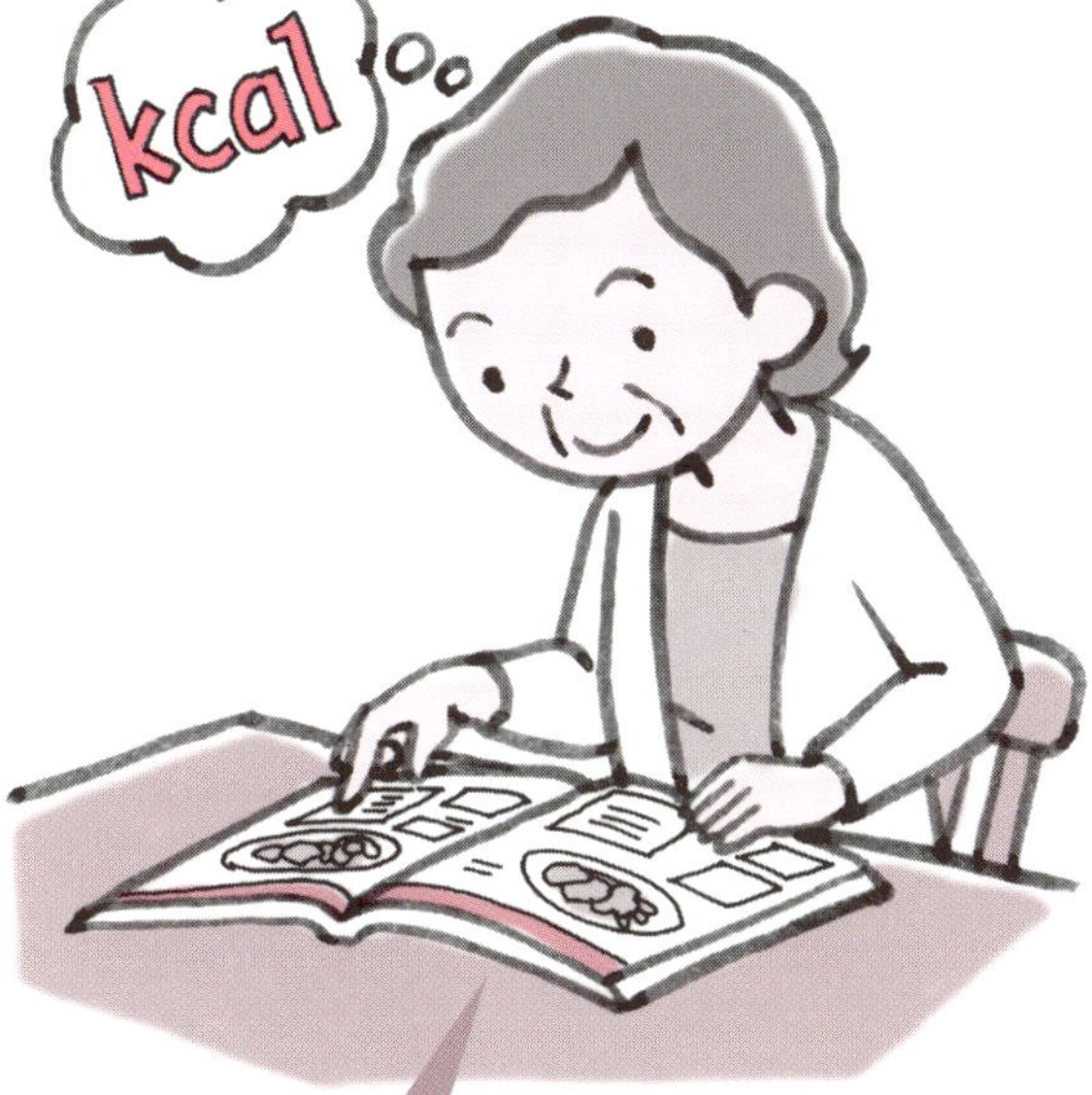

好きなもの＝体重を増やす？　ダイエット本をみて、献立の研究を

なにが体重を増やしているのか

●高エネルギーのもの

炭水化物　　脂肪

●食事の量が多いと高エネルギーになる

食べるエネルギー量 ＞ 消費するエネルギー量

意識することから

　変形性ひざ関節症になる中高年者では、ダイエットは簡単ではありません。通常、主婦や仕事を退職した男性では、食べることが人生の楽しみのひとつでもあるからです。

　せめて「ダイエットを意識」してください。意識することは、最低限それ以上体重を増やさないことにつながります。

　また、よくいわれるように、ダイエットは食事プラス運動です。運動はぜひ続けましょう。

サプリメント

健康にいい「食品」として利用しよう

テレビや新聞などで、ひざの痛みがとれそうなサプリメントの広告をよく目にします。ほとんどのものは効果が実証されていません。使用は慎重にしましょう。

使うのなら自分の責任で

サプリメントとは食品の一種で、薬ではありません。「飲む」のではなく「食べる」もの。最低限の安全性は確認されている健康食品です。食品として食べるのならいいのですが、医薬品のような気持ちで飲むのは少し違います。

厚生労働省による許可は健康補助食品として販売することについてなので、なんらかの疾患に有効かどうかはわかりません。

いくら飲んでもひざの痛みが全然変わらないものや、なかには胃腸障害などの副作用だけというものも。見た目や広告にまどわされずに、より多くの情報を集めて、しっかり検討しましょう。

サプリメントの例

健康補助食品として、多くのサプリメントが市販されています。利用する際には、信頼できるものを慎重に選びましょう。

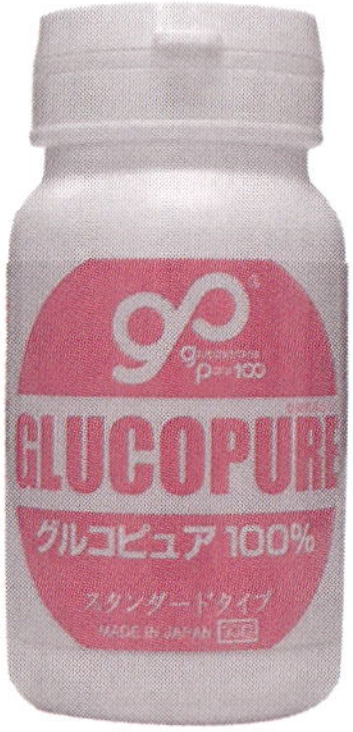

グルコピュア100％
トータルケアシステム

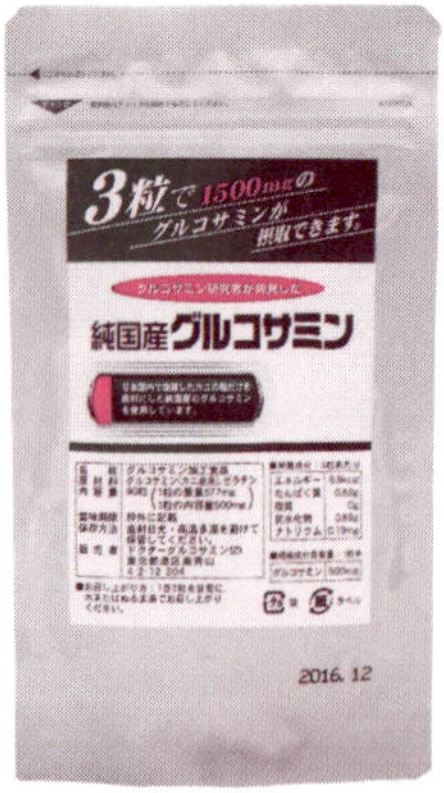

純国産グルコサミン
株式会社アイ・ファーム

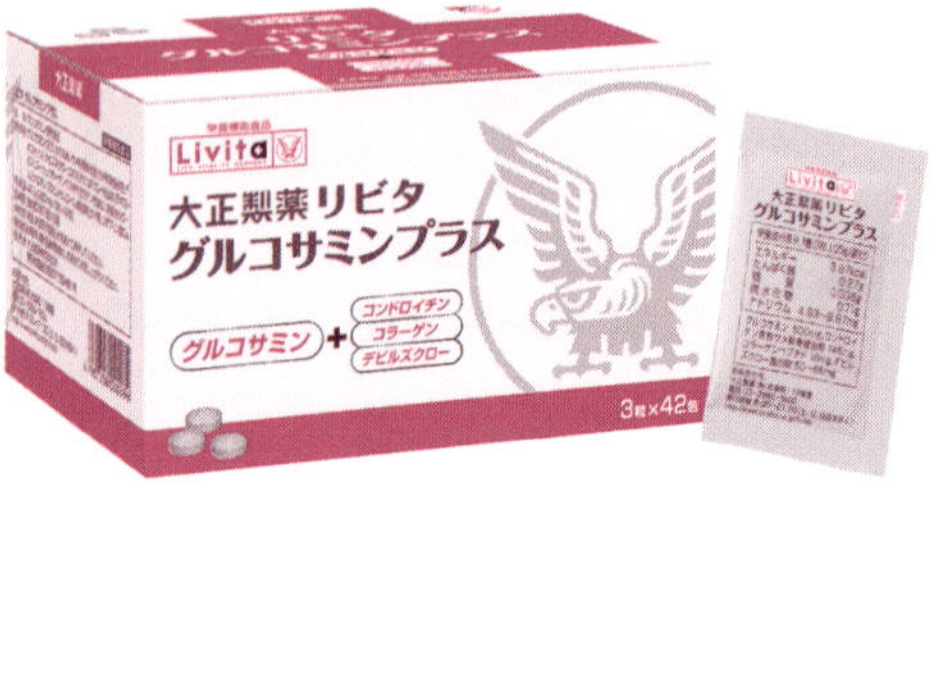

リビタ グルコサミンプラス
大正製薬

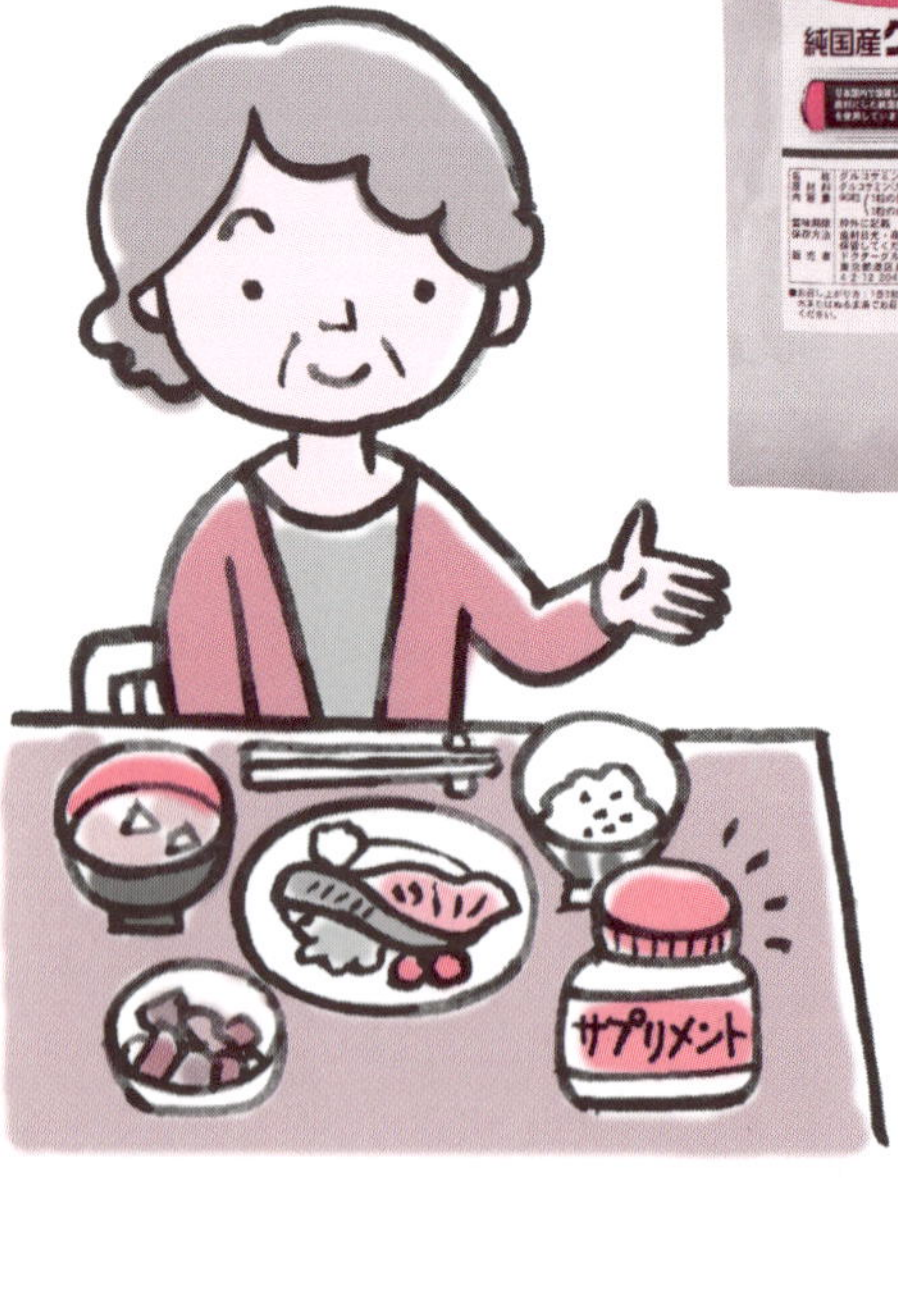

サプリメントは薬ではなく食べるもの。健康づくりの一助として摂取しよう

サプリメントの考察

グルコサミン、コンドロイチンなどがあります。ひざの痛みとの関連をみる実験がおこなわれたものもあります。

グルコサミン

グルコサミンはかにの甲羅の成分であるキチンを分解して得られます。ヒアルロン酸も同じ成分で、関節液の主成分です。

グルコサミンか偽薬を、変形性ひざ関節症の患者さんに3年間とってもらった研究があります。それによると、グルコサミンを用いた人は症状が軽快しました。炎症を抑える作用を確認できたとする実験もあります(注1、2)。

たしかに痛みを軽減する効果はありそうですが、現在では、その効果は関節症の初期、中期までとみられています。効き方はゆっくりで、痛み止めの薬に劣ります。痛みの強い人や、末期の人には効果はありません。

グルコサミンはかにの甲羅の成分

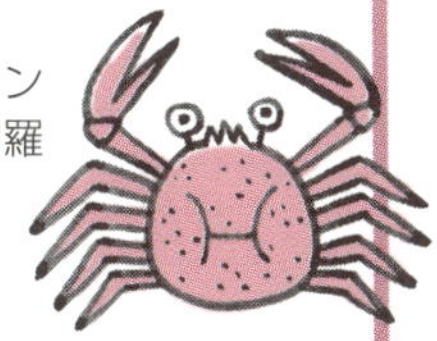

コンドロイチン

変形性ひざ関節症の患者さんにコンドロイチンか偽薬をとってもらい、3ヵ月後に効果を比較した研究があります。コンドロイチンを用いたほうは、あきらかに痛みや日常生活動作が改善されていました(注3)。

効果はグルコサミンと同じ程度で、やはり初期から中期の患者さんにゆっくり効くようです。ただ、その効き目はグルコサミンよりも少し劣るような印象があります。

サプリメントとしては、グルコサミンとの合剤になっているものもあります。

コラーゲン

肉や魚に豊富に含まれている成分なので、サプリメントをとらなくても、ふだんの食事で十分とることができます。動物の体のあらゆる部分に含まれている成分なので、肉や魚の種類は問いません。

変形性ひざ関節症に有効と宣伝されていますが、医学的にはまだ効果が確認されていません。痛みをとる証拠がないのです。

ヒアルロン酸

ヒアルロン酸は関節液の成分です。医療では注射薬として30年も前から用いられています。それを飲む形としてサプリメントで販売されています。

しかし飲む形でのヒアルロン酸が、関節症の症状に効くかどうかの医学的確証は、まだありません。

生姜《しょうが》エキス

生姜は体を温めるにはいいかもしれませんが、ひざの痛みを軽減するかどうかはわかりません。主にヨーロッパではひざの痛みを軽減する効果があるといわれていますが、日本では研究が少なく、判断ができないのです。

ビタミンC・E

ビタミンCとEには抗酸化作用があります。酸化作用とは酸素の副作用で体の細胞が傷つくことです。老化のひとつの大きな要因とされています。

ビタミンCとEはこの抗酸化作用によって、変形性関節症の症状の緩和と軟骨の保護作用があると、一部では提唱されています。しかしまだ科学的根拠は十分ではありません。

注1 : Reginster, J.Y., et al. : Lancet, 357 : 251-6, 2001
注2 : Hua., Nagaoka, L., et al. : Journal of Leukocyte Biology, 71 : 632-40, 2002
注3 : Mazieres, B., et al. : J Rheumatol, 28 : 173-81, 2001

生活習慣

中高年の最大の課題は運動不足

誰でも「ピンコロ」を願っているでしょう。しかし七〇歳以上になるとぼつぼつ要介護になったり、家の中で座りきりや寝たきりになるのはどうしてでしょうか。——それは運動不足のせいです。

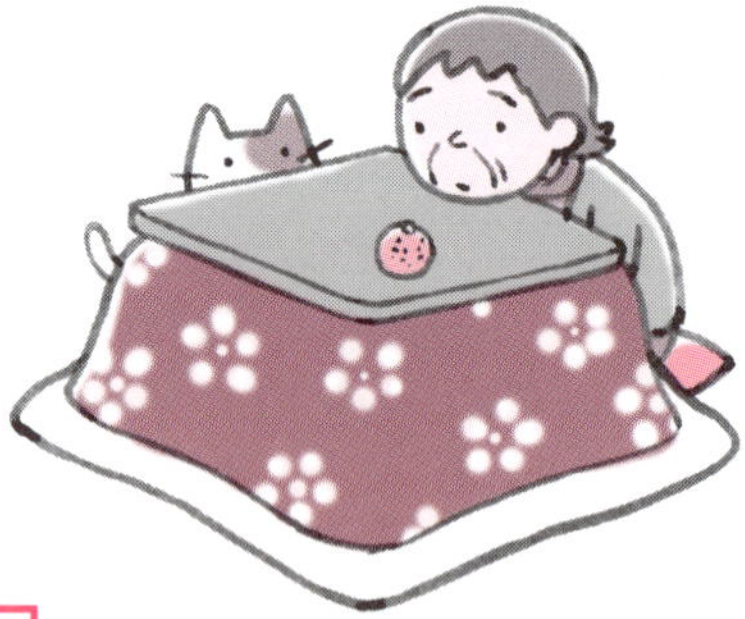

めんどうだからと座ってばかりいると、立てなくなる「座りきり」に

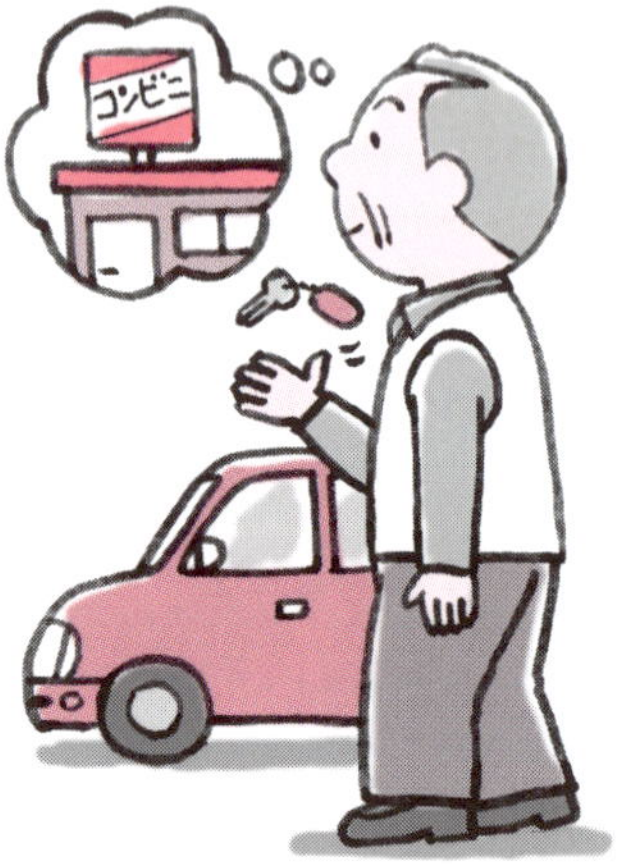

近所でもすぐに車を使うことが運動不足を決定づける

普通にしていたら運動不足になる

人間はいうまでもなく動物です。動くものです。誰でも寿命で死ぬまでずっと、行きたいところに行けて、したいことができる体でいたいと思うのは当然です。

問題なのは運動不足。しかしそういわれても「いや、そんなことはない。私は家の中で毎日家事をやっていた」と反論なさるかもしれません。

ここでいう運動とは、生活での動き以外に、体のためにおこなう運動のことです。生活活動以外に定期的に、おこなう運動です。たとえば、週に三回、一回三〇分以上おこなうもので、ウォーキング、水泳、ジム運動、テニス、踊りな

体力がなくなる

現代人は運動不足で、とくに歩くことが激減しています。イキイキと充実した人生を送るのは、健康な体と体力がないと実現できません。体力について考えてみましょう。

体力とは

①持久力
②筋力（強い力を出せるか）
③そのほか
（柔軟性、敏捷性《びんしょうせい》、平衡《へいこう》感覚など）

↓

体力がないと、たとえば……

- なにもしていないのに、すぐに疲れる
- 一日寝ても疲れがとれない
- 少し動いただけですぐに動悸《どうき》・息切れがする
- 転んでも手が出ない
- 片足で立っていられない

▼年齢別・運動習慣別・体力テストの合計点

敏捷性、瞬発力、握力、持久力などをはかり、合計100点として点数をつけた。
得点基準は30〜64歳と65〜79歳で異なる

（文部科学省平成24年度調査）

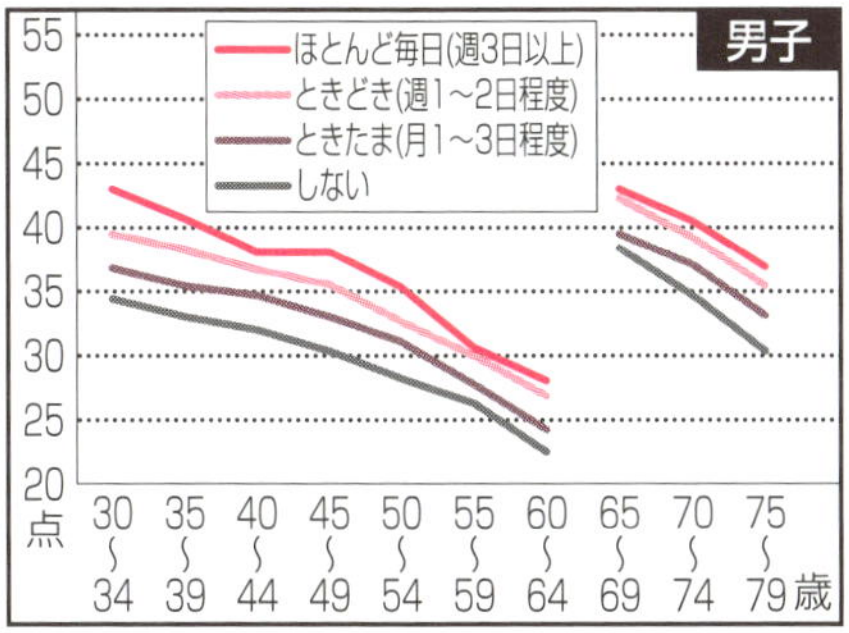
男子
ほとんど毎日(週3日以上)
ときどき(週1〜2日程度)
ときたま(月1〜3日程度)
しない
55 50 45 40 35 30 25 20 点
30〜34 35〜39 40〜44 45〜49 50〜54 55〜59 60〜64 65〜69 70〜74 75〜79歳

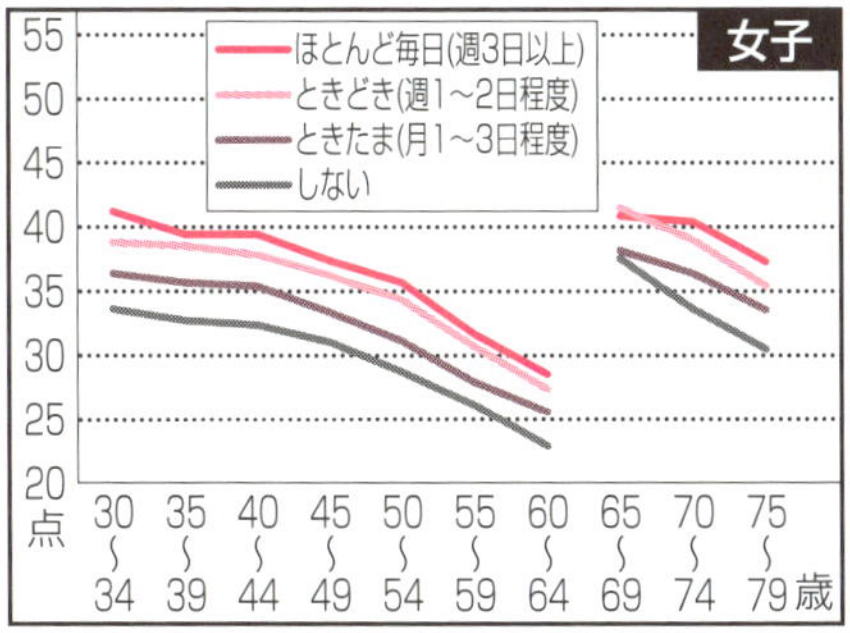
女子
ほとんど毎日(週3日以上)
ときどき(週1〜2日程度)
ときたま(月1〜3日程度)
しない
55 50 45 40 35 30 25 20 点
30〜34 35〜39 40〜44 45〜49 50〜54 55〜59 60〜64 65〜69 70〜74 75〜79歳

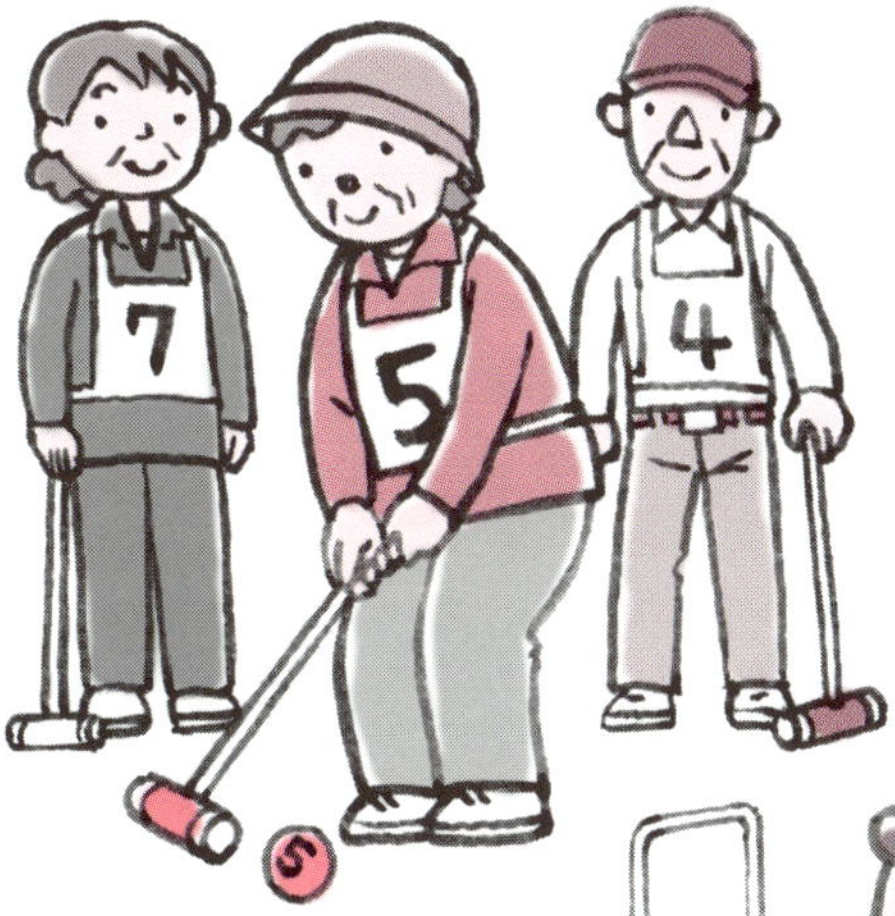
7
5
4
5

地域のスポーツクラブに参加してもいい

体力年齢を若くする

運動をしている人としていない人では、体力に大きな差がでてきます。体力年齢を若く保つには、定期的に運動しましょう。10〜20歳は若返ることができます。

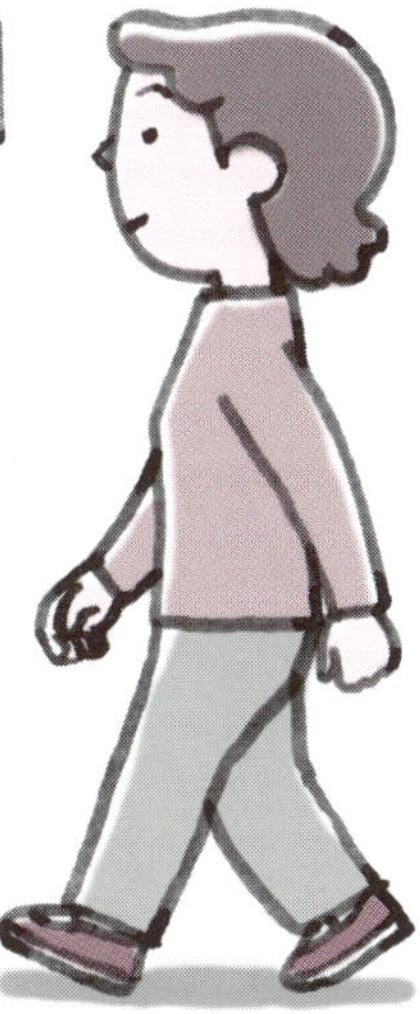

ウォーキングは手軽にできる運動（P76参照）

どのことです。

日常生活での活動だけでは、決定的に運動不足なのです。老後のためには、余分に、意識的に運動をしないと運動不足になってしまいます。

変形性ひざ関節症は生活習慣病です。まず肥満がありますが、運動不足も大きな誘因です。運動する習慣をつけましょう。

変形性ひざ関節症に運動習慣がいい理由

運動習慣には変形性ひざ関節症の防止効果があります。これまで各ページで述べてきたことを、ここでまとめてみます。

①下肢とくにひざの前の筋肉（大腿四頭筋）が強くなる
②同時に、股関節の周りの筋肉や腹筋が強くなる
③生活が活動的になり、生活の中での運動量が増える
④ひざの痛みがなくなり、よく動けるようになるので、ほかの運動もしてみたくなる

スポーツ

おだやかな運動は、治療にも再発予防にもなる

ゆっくり体を動かすおだやかな運動は、変形性ひざ関節症の運動療法になります。なぜ痛みがとれるかはP28に説明しましたが、こうした運動の効果は医学的に証明されているのです。

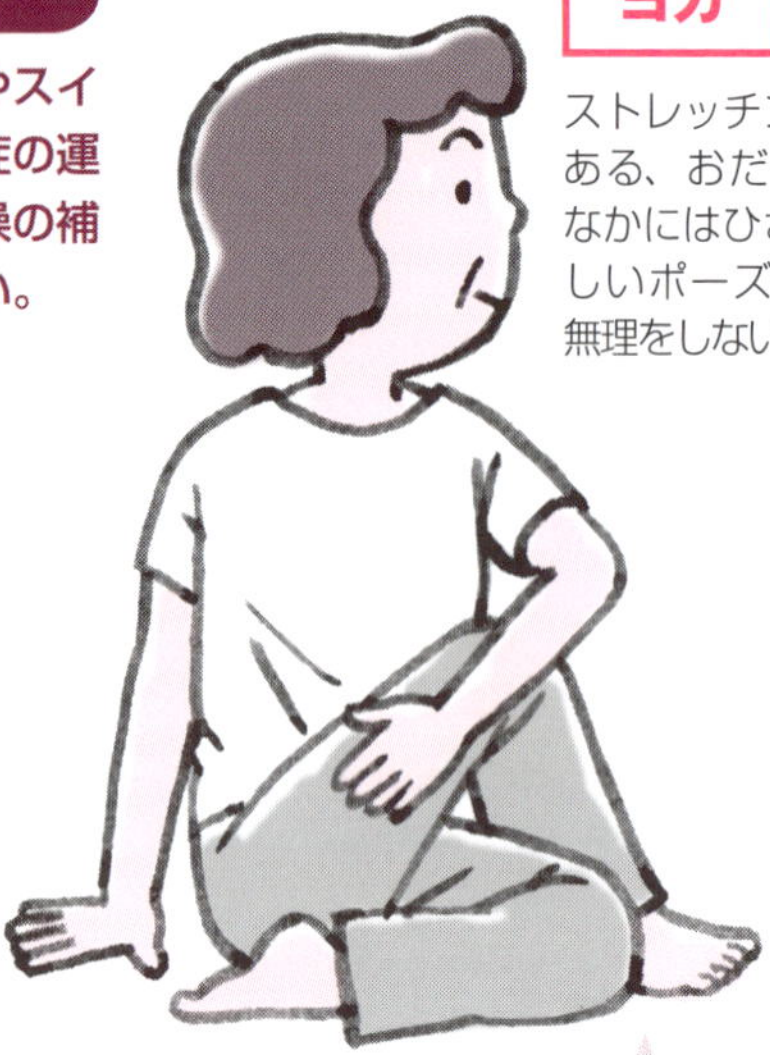

ヨガ

ストレッチングの要素もある、おだやかな運動。なかにはひざが痛いと厳しいポーズもあるので、無理をしないで

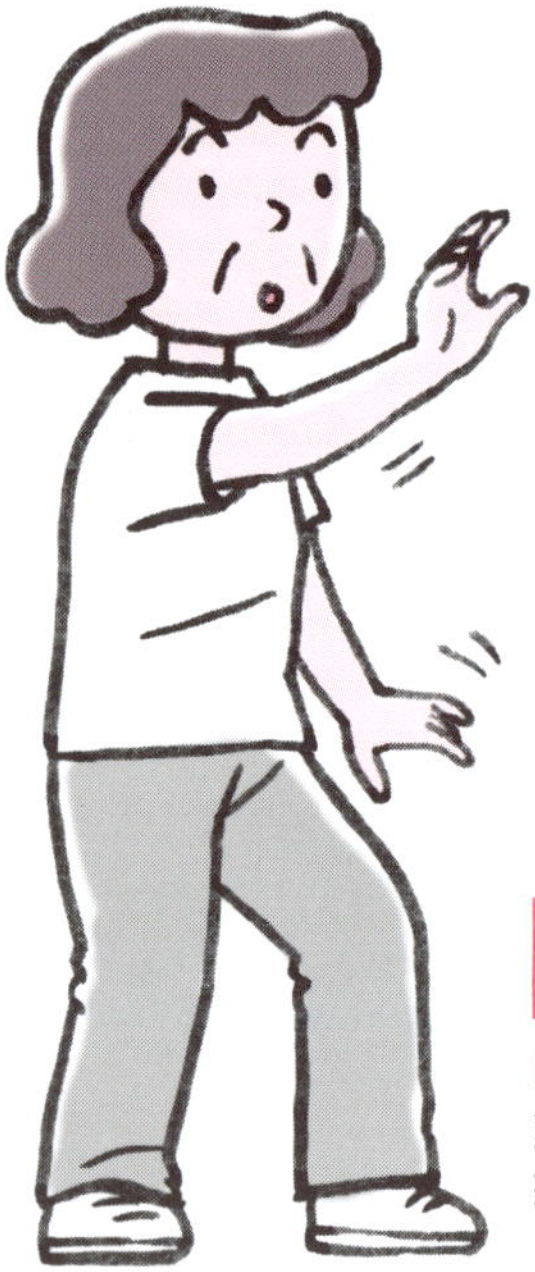

太極拳

ゆったりとした動きで、変形性ひざ関節症の治療としても、効果があり、おすすめの運動

おだやかな運動

動きがおだやかだが、運動量はけっして少なくない。室内でもできるし、ひざの痛みがある人には向く

運動療法として

ゆっくりした動きの運動やスイミングは、変形性ひざ関節症の運動療法になります。筋肉体操の補足としておこなってください。

治療としておこなうなら ゆっくりおだやかに

おだやかにくり返す体操は、じつはこれまで述べてきた「くつ下体操」や「筋肉体操」だけではありません。たとえば、趣味でおこなう太極拳、ヨガ、フラダンスなどの踊り、ラジオ体操なども、それにあたります。こうした運動は治療法のひとつであり、ひざの痛みが軽減していきます。

水泳や水中ウォーキングも、変形性ひざ関節症にはとてもよい運動で、治療法にもなります。

ただし、こうした体操をおこなうときには、とんだり、しゃがんだり、急に方向転換する捻《ひね》るような動きは、避けてください。痛みを誘発する可能性があります。

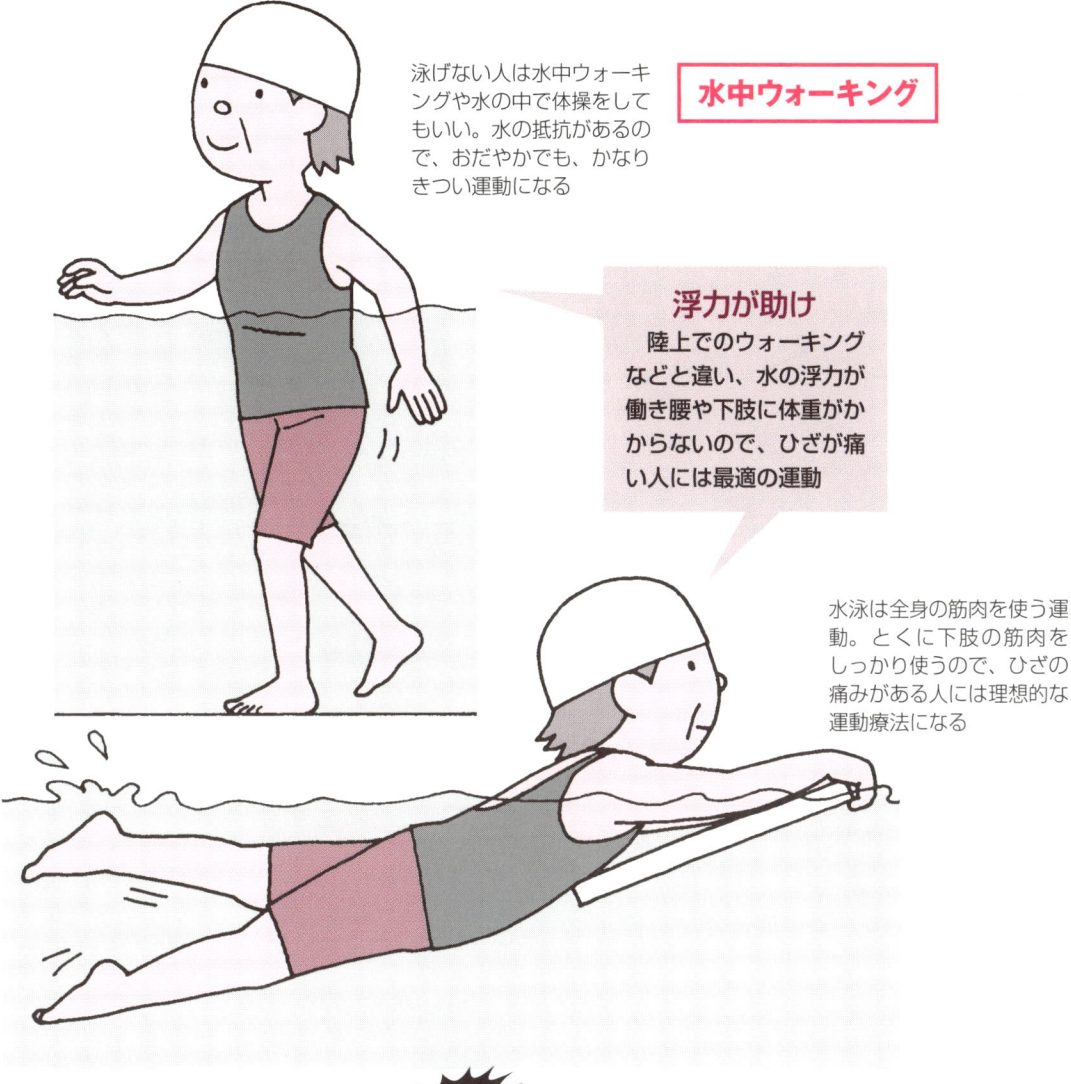

水中ウォーキング

泳げない人は水中ウォーキングや水の中で体操をしてもいい。水の抵抗があるので、おだやかでも、かなりきつい運動になる

浮力が助け

陸上でのウォーキングなどと違い、水の浮力が働き腰や下肢に体重がかからないので、ひざが痛い人には最適の運動

水泳は全身の筋肉を使う運動。とくに下肢の筋肉をしっかり使うので、ひざの痛みがある人には理想的な運動療法になる

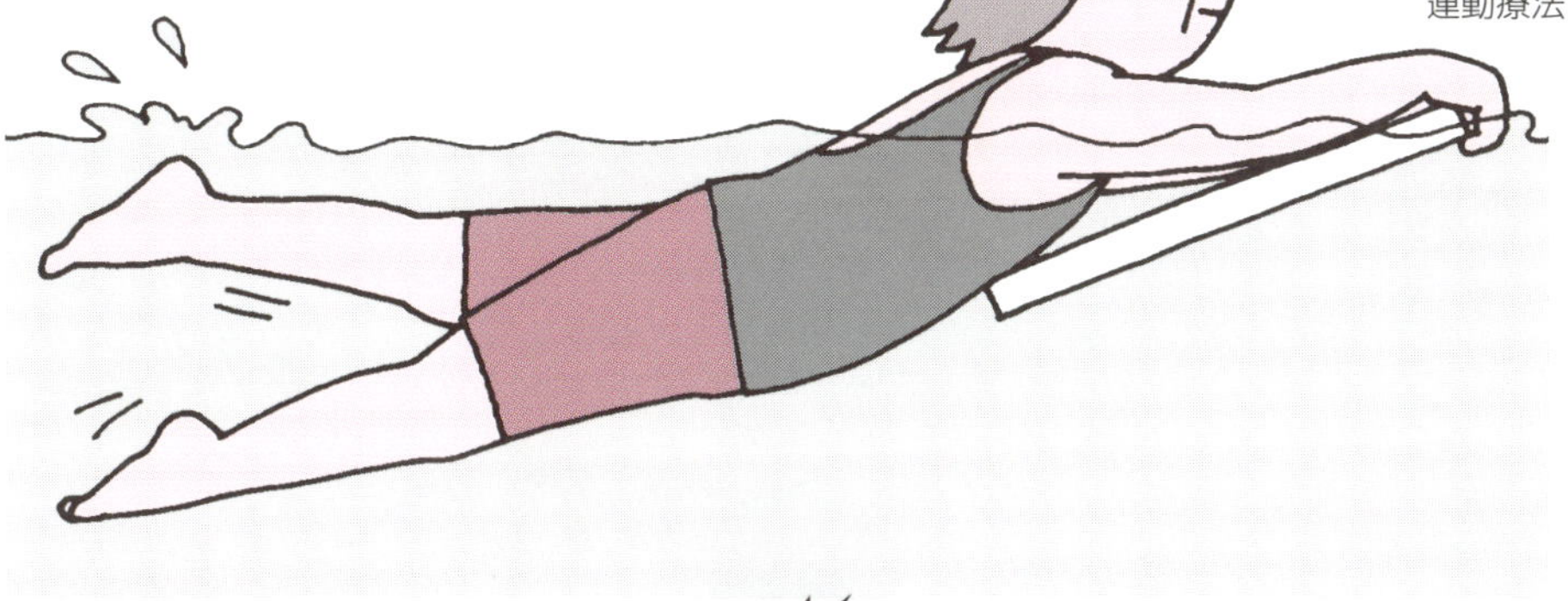

スイミング

回数 ●休みをとりながら１回 45 分以内
●週に２〜３回

注意

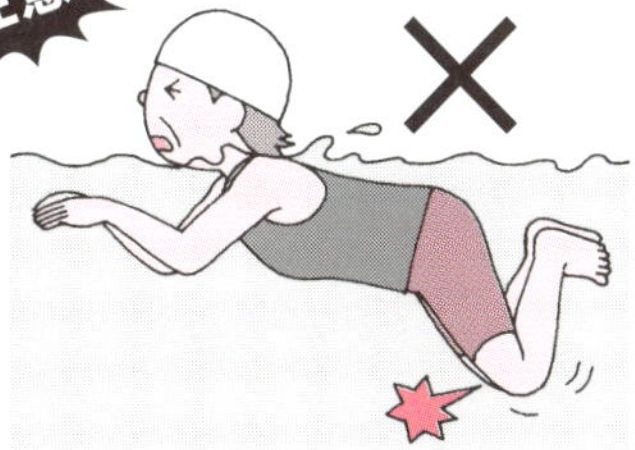

平泳ぎはダメ

カエル足はひざを捻るので、痛みを誘発する可能性があります。

ひざが悪い人は、バタ足をおこないます。

スポーツ

痛みがとれたらスポーツも楽しんで

変形性ひざ関節症は運動不足によって病状が進んでしまいます。本書で紹介するセルフマネジメントで痛みが軽減したら、治療としての運動だけでなく、スポーツを楽しんでもいいでしょう。

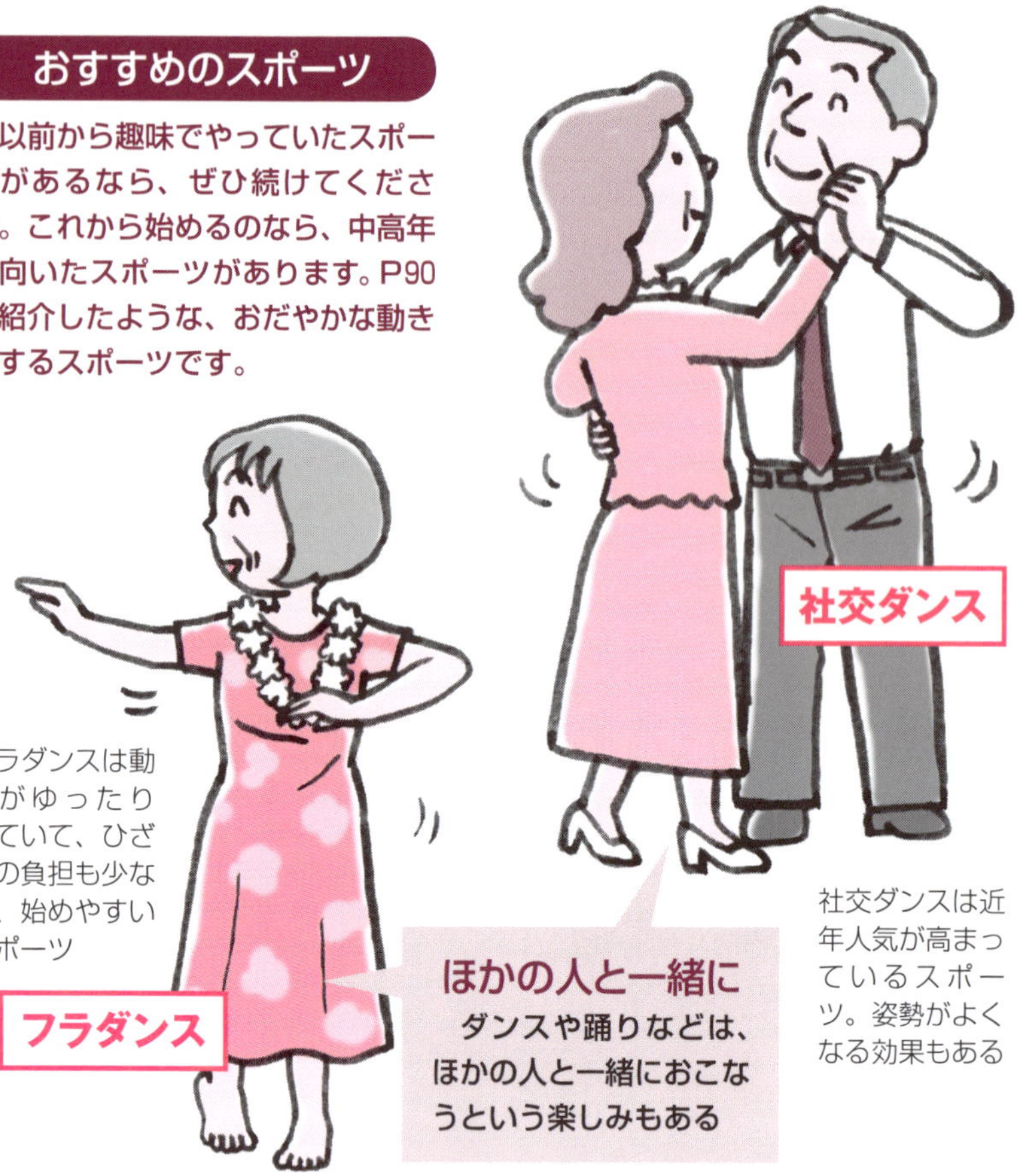

社交ダンスは近年人気が高まっているスポーツ。姿勢がよくなる効果もある

フラダンスは動きがゆったりしていて、ひざへの負担も少なく、始めやすいスポーツ

ほかの人と一緒に
ダンスや踊りなどは、ほかの人と一緒におこなうという楽しみもある

おすすめのスポーツ

以前から趣味でやっていたスポーツがあるなら、ぜひ続けてください。これから始めるのなら、中高年に向いたスポーツがあります。P90で紹介したような、おだやかな動きをするスポーツです。

以前やっていたスポーツを少しずつ

治療によってひざの痛みがなくなり、「以前やっていたスポーツをやってもいいですか」と質問されることがあります。

そのようなときは「痛くない範囲で、どうぞやってください」と答えています。基本は「痛くなったらやめる」ことです。こうした運動はすべて変形性ひざ関節症の治療と再発予防になります。

長いことテニスをしている、ハイキングが好きだ、ダンスが趣味という人は、加齢のために関節軟骨がすり減っても、痛みが起きにくいのです。

もちろん、スポーツをこれから始めるのでもいいのです。

50歳以上の中高年には、健康増進のためのスポーツになる。ただ、頻度は少なくなりがちなので、ゴルフをしていないときにはウォーキングをしよう

太陽の光を浴びる

戸外でのスポーツは太陽の光を浴びながらおこなう。健康を保つうえで太陽の光は重要。睡眠リズムをととのえる効果もある

ハイキングは自然に親しむ健康的な面だけでなく、仲間づくりというプラスもある

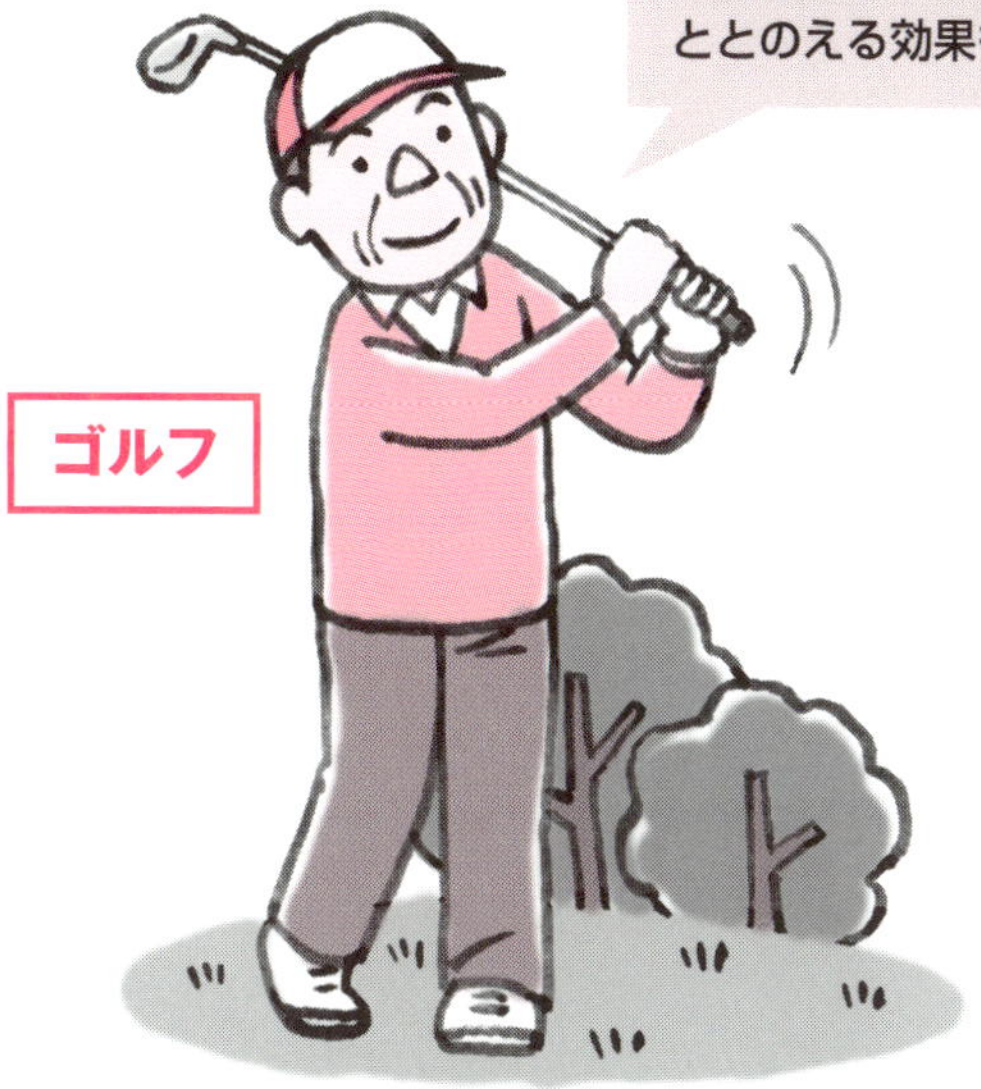
ゴルフ

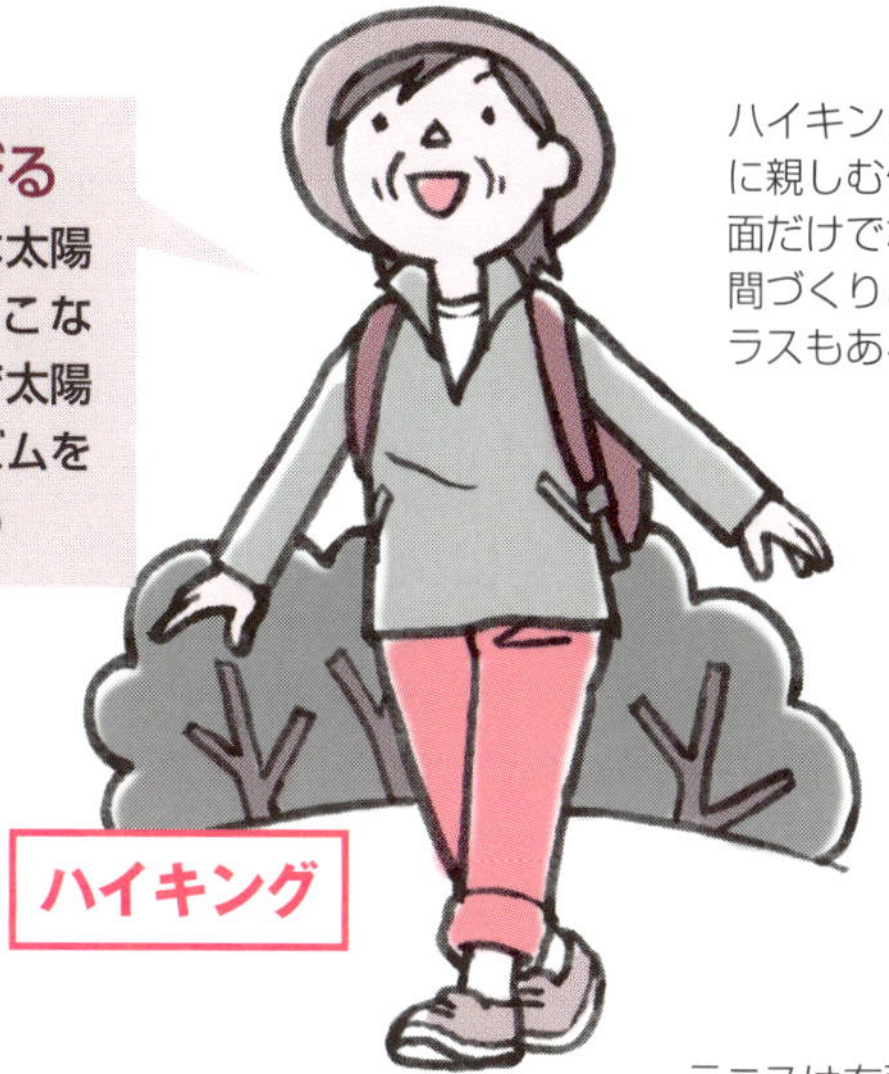
ハイキング

テニスは有酸素運動としても優れたスポーツ。ただし、運動量は多いので無理をしないように。また、急な動きをしないように注意を。きつければダブルスで

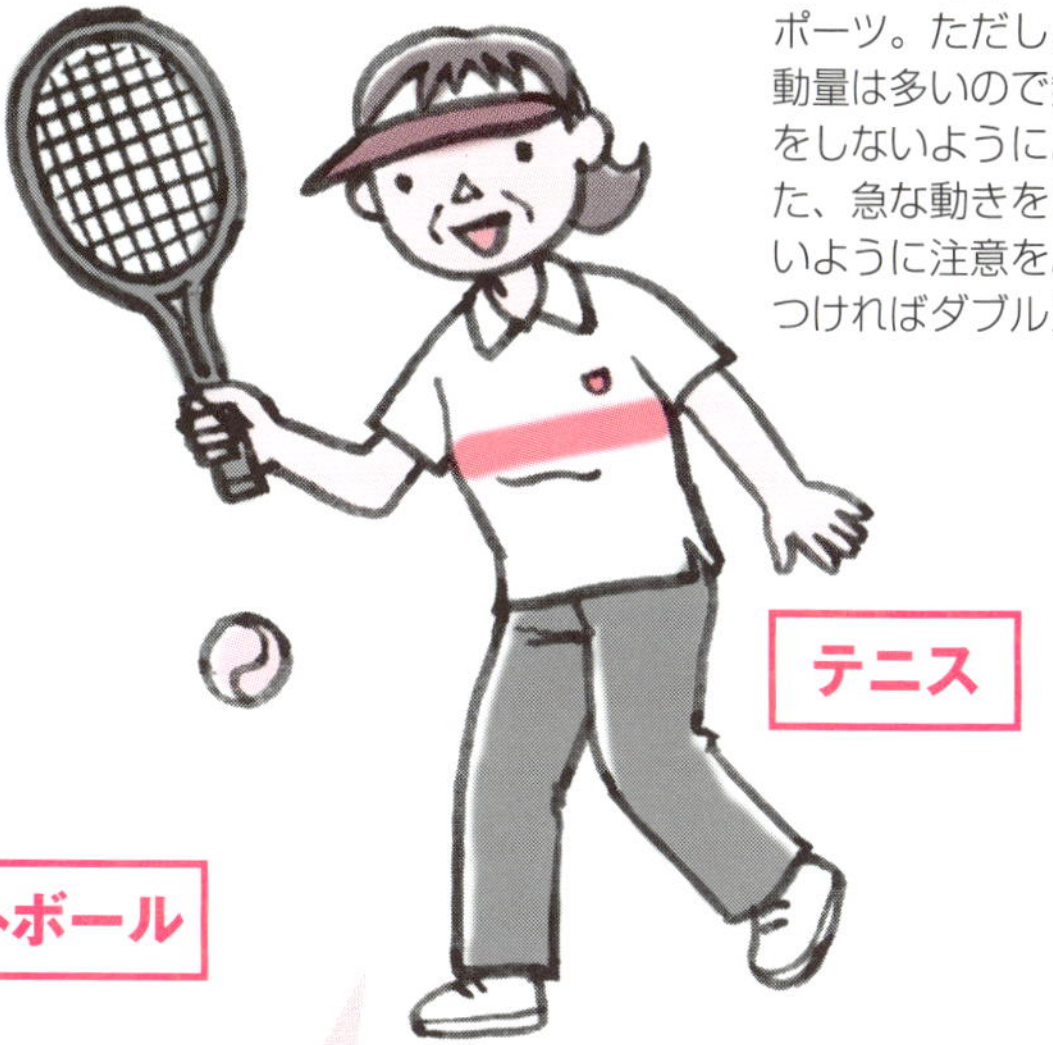
テニス

ゲートボールは中高年に向いたスポーツ。これからなにか始めたいという人にはぴったり

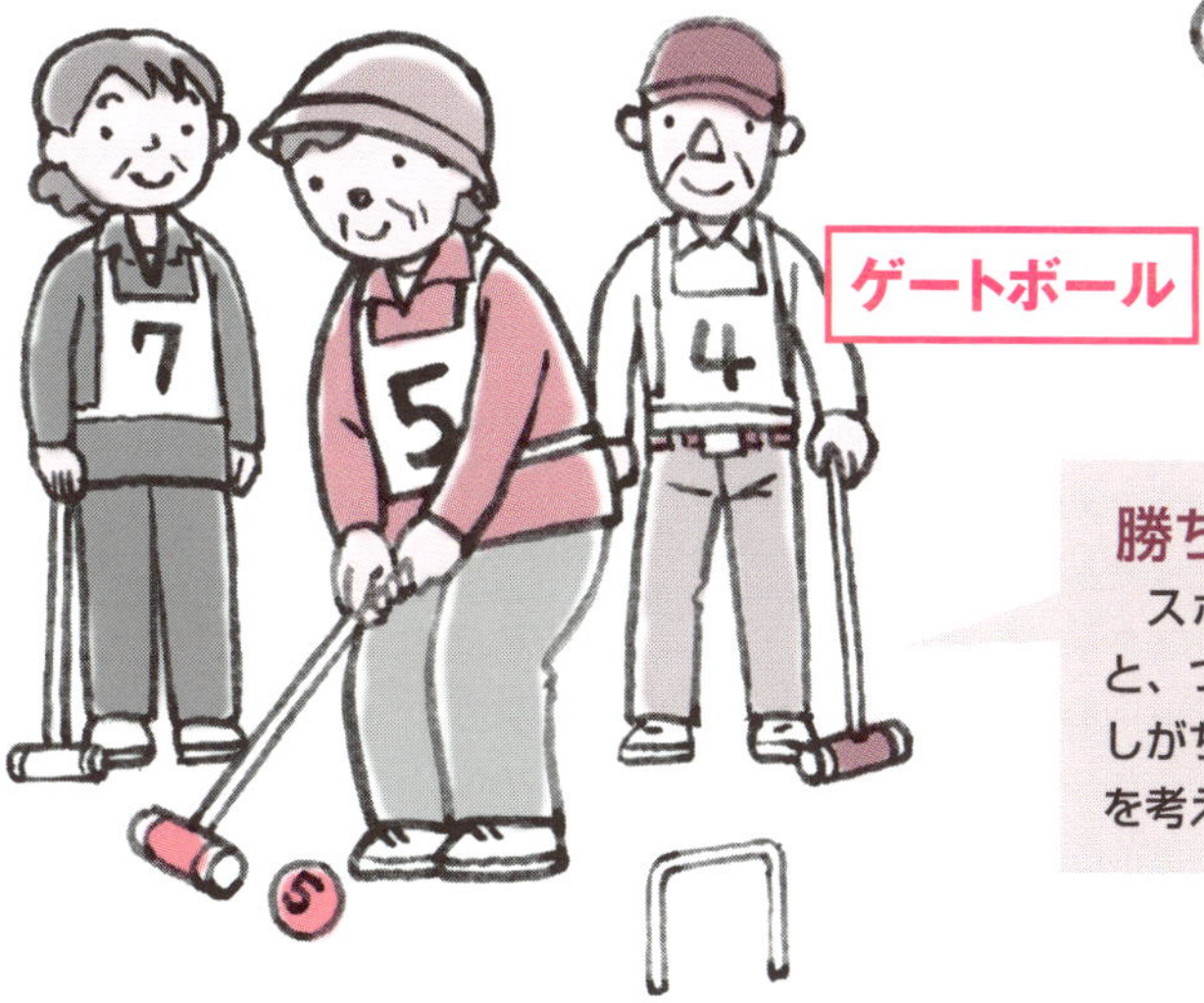
7
5
4
ゲートボール

勝ち負けにはこだわらない

スポーツを勝負としておこなうと、つい夢中になって無理な動きをしがち。ひざの悪い人は、勝ち負けを考えずに楽しむことを第一に

トラブル対応

無理をせず、休む勇気をもって

夢中で運動をしていると、つい限界以上にがんばってしまうことがあります。けれど、ケガや事故が起きるのは残念です。自分の体調をみて休むのも、セルフマネジメントのひとつです。

戸外での運動の注意ポイント

トラブルが起こらないように、注意したいことがあります。なかでもウォーキングはインストラクターもつかず自分でおこなうので、しっかり準備しましょう。

いざというときの対応を知っておく

ケガをしたときの連絡方法や、応急手当ての知識をもっていると安心です。とくに脱水による熱中症には要注意です。自分では大丈夫と思っていても、いきなり具合が悪くなるので、水分をしっかりとります。

移動時間、往復時間も見込む

ウォーキングは行きだけでなく帰ってくる体力も必要です。ハイキングなら、移動時間も考えてください。ギリギリのところまで続けず、余裕をもって計画を立てます。

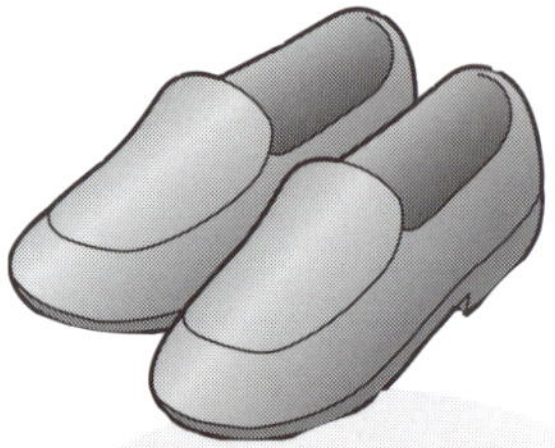

靴は大切な要素

運動に合った靴をはきましょう。革靴やサンダルは不可です。準備不足はトラブルのもと。ウォーキングなら、靴底がやわらかいジョギングシューズやウォーキングシューズにします。

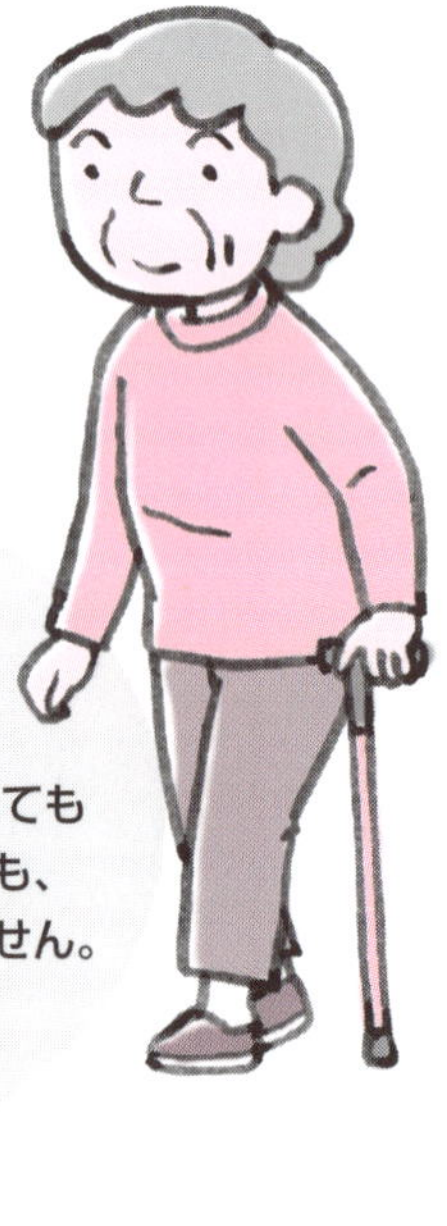

杖、キャリーはそのまま使う

見た目より安全第一。杖を使ってウォーキングをしてもいいのです。歩幅が狭くても、スピードが遅くてもかまいません。痛くなく歩くほうが大切です。

注意が必要なスポーツ

変形性ひざ関節症の人は、ひざへの負担が大きいので避けたほうがいいスポーツがあります。また、やり方によっては、避けたほうがいいものもあります。

× 山登り

ひざへの負担が大きいので、すすめられません。ハイキング程度にしましょう。

× なわとび

ジャンプはひざへの負担が大きいので、やめましょう。

× ジョギング

負担が大きすぎます。関節軟骨がすり減ってしまうので、やめましょう。

△ エアロビクス

ジャンプや激しい動きの入るものでなければ、やってもかまいません。

△ スクワット

痛みがなければ、やってもかまいません。ただし、重りをもっておこなうのはすすめられません。

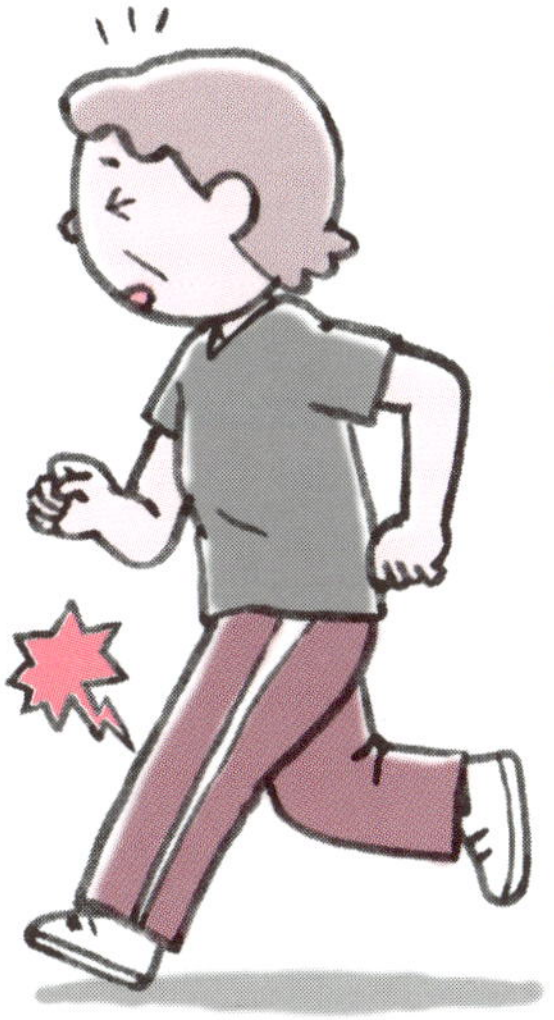

若いときからジョギングをしていた場合でも、ひざが悪くなったら避けよう

原則

- **痛むことはやらない**
- **痛んだらやめる**

運動は技術の向上が目標ではない

運動は、ひざの痛みが再発しないように、強いひざと元気な体をつくるためにするものです。技術の向上が目標ではありません。

少しぐらいなら痛くてもがんばれ、というのはあてはまりません。あくまでも、痛ければやらないでください。やっているうちに痛くなってきたらやめます。筋肉体操なら痛まずにできます。ストレッチもプラスしましょう。

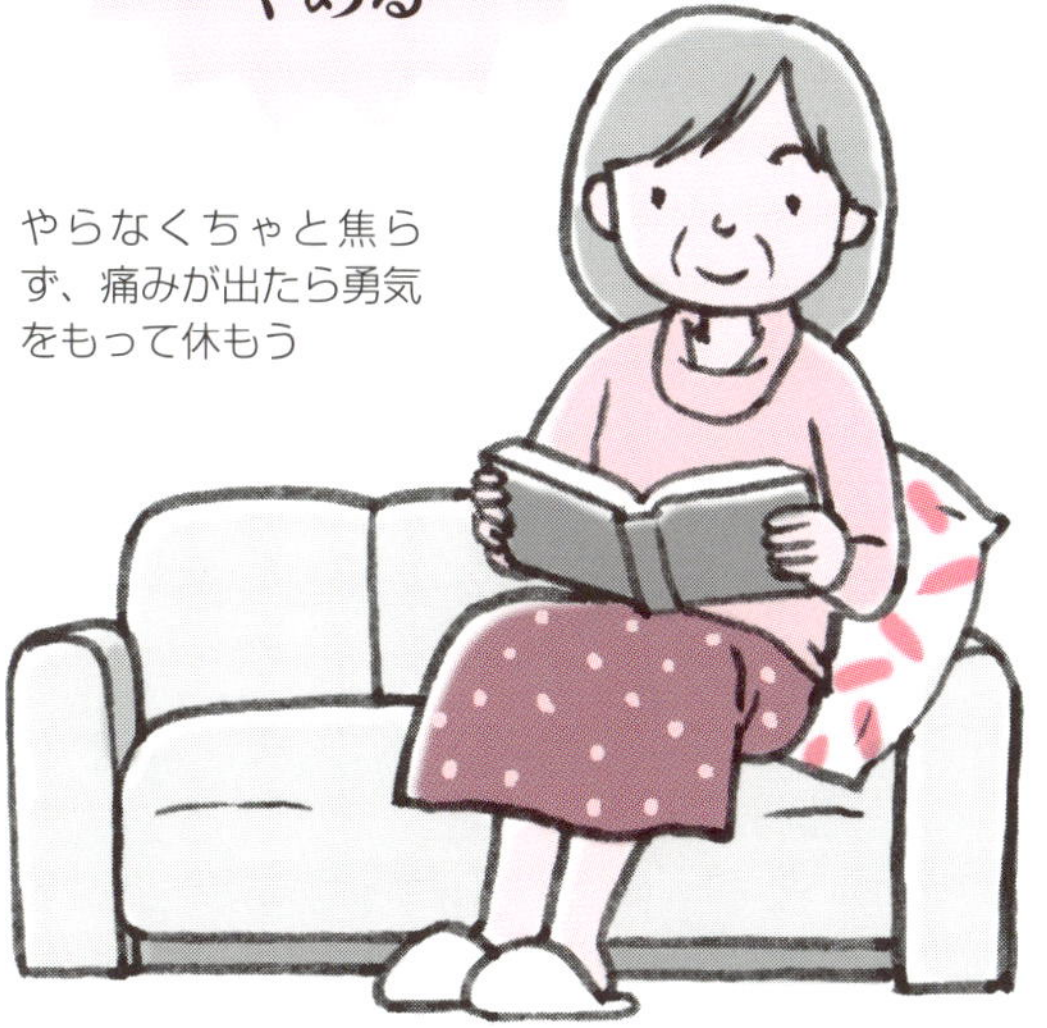

やらなくちゃと焦らず、痛みが出たら勇気をもって休もう

トラブル予防

自分の体力に合った運動の見極め方

自分の体力に合った運動をしてくださいといわれても、自分ではどのくらいまでできるかわからないという人もいます。そのようなとき、目安になるのは脈拍です。

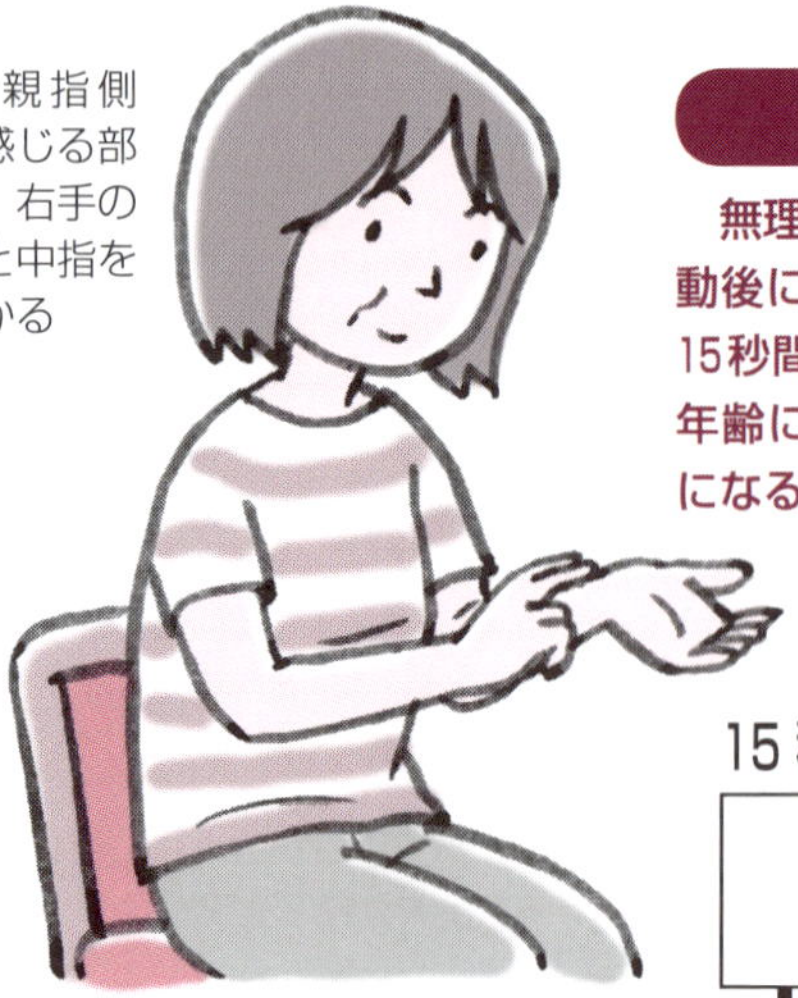

左手首の親指側に、脈を感じる部分がある。右手の人差し指と中指を当ててはかる

脈拍から判断

無理な運動だったかどうかは、運動後に脈拍をはかって確かめます。15秒間はかって４倍した脈拍数が、年齢に合った運動強度の40～70%になるようなら安全です。

15 秒間はかる

↓ ４倍する

↓ あなたの脈拍数

▼運動強度と年齢別平均脈拍数の関係

たとえば60歳の人で15秒の脈拍が30回だったら、1分で120。運動強度は60%なので安全圏

（体育科学センター「健康づくり運動カルテ」より）

強度(%)	30～39歳	40～49歳	50～59歳	60～69歳
100	185	175	165	155
90	170	165	155	145
80	160	150	145	135
70	145	140	135	125
60	135	130	125	120
50	120	115	110	110
40	110	105	100	100

（拍／分）

安全はこの範囲 40～70%（70～40の行）

これ以上できない限度を100%としている

ケガや体調不良をおこさないように

運動をおこなうには、まず安全でないとなりません。これまで紹介してきた運動やスポーツのなかには、変形性ひざ関節症のほかに、持病がある人には向かないものもあります。

体のためにする運動が、事故や体調不良につながっては本末転倒です。まず、下記のチェックをしてみてください。

ただし、チェックが入っても運動をしてはいけないわけではありません。これは運動をやめるためのものでなく、安全におこなうためのチェックです。

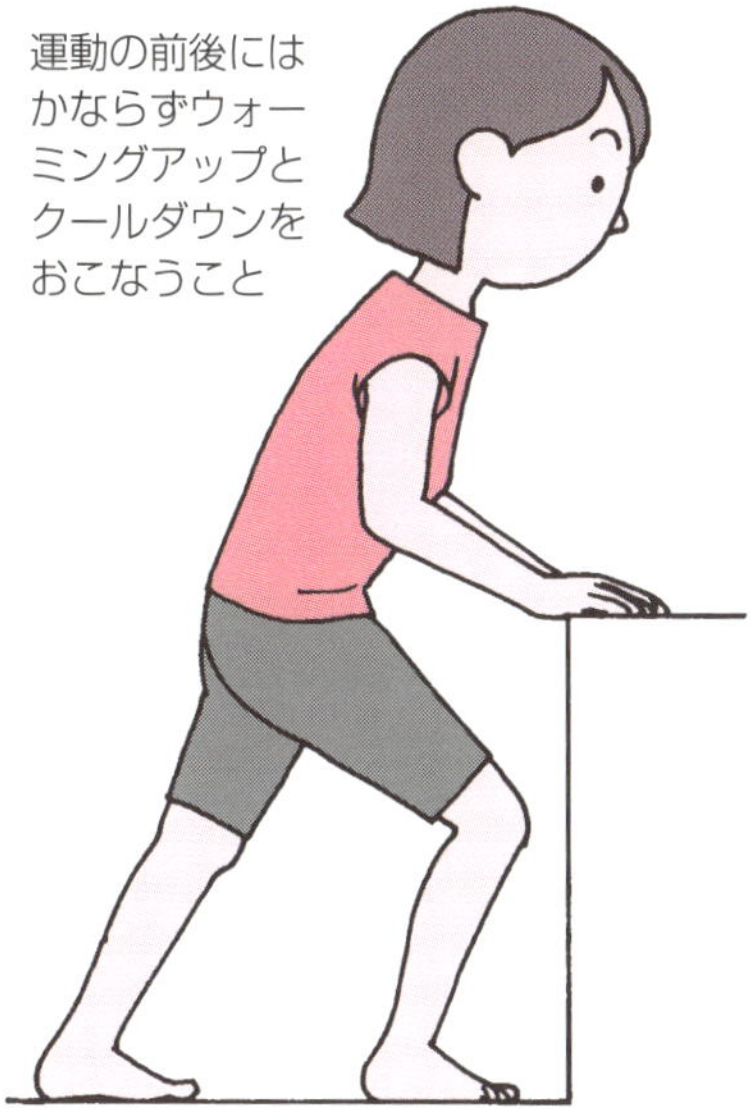

運動の前後にはかならずウォーミングアップとクールダウンをおこなうこと

始める前の自己チェック

下記の10項目で「いいえ」があったり、心配な項目があったら、主治医に相談してください。

- □太りすぎではない
- □高血圧ではない
- □心臓に疾患はない
- □階段の上り下りや運動後に息切れや胸苦しさを感じたことはない
- □急に脈が速くなったり、調子が乱れることはない
- □コレステロール値は正常
- □顔や手足にむくみはない
- □血糖値は正常
- □ぜん息はない
- □ひざなどの関節や腰に痛みを感じない

医師に相談を

右記のチェックで、たとえば高血圧に該当しても、そのための運動はありますので、主治医に相談してください。

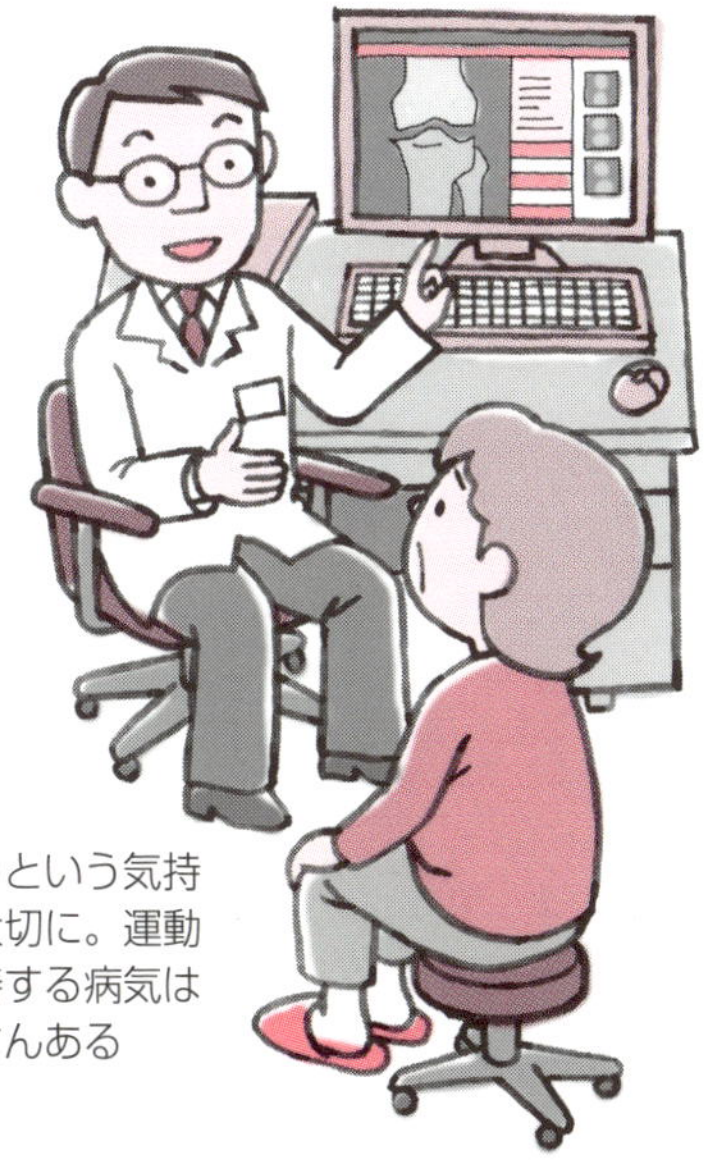

やろうという気持ちを大切に。運動で改善する病気はたくさんある

COLUMN

日常生活や運動は メッツから考えることもできる

運動を始める前にきつさがわかる

脈拍をはかって運動が自分に合っていたかどうかは、運動をおこなったあとでできる方法です。運動を始める前には、運動強度そのものをみることができます。

運動強度はメッツという単位で表されます。静かに座っているときを一メッツとして、その何倍の強さがあるかを表しています。

自分に合った運動の種目ややり方をみつける目安になります。たとえばウォーキングをおこなってもの足りないときには、回数を増やすよりもスピードを上げるほうが強度は上がります。逆に、ウォーキングを一ランク下げるには、回数を減らすだけでなく、ゆっくり歩くのでもいいことになります。

メッツは運動だけでなく日常生活の動作にもあてはまります。

▼メッツ（運動強度）

メッツは運動そのものの強さなので、自分にできるかどうかは、やはり脈拍をはかって確かめよう

（厚生労働省「健康づくりのための身体活動基準 2013」より抜粋）

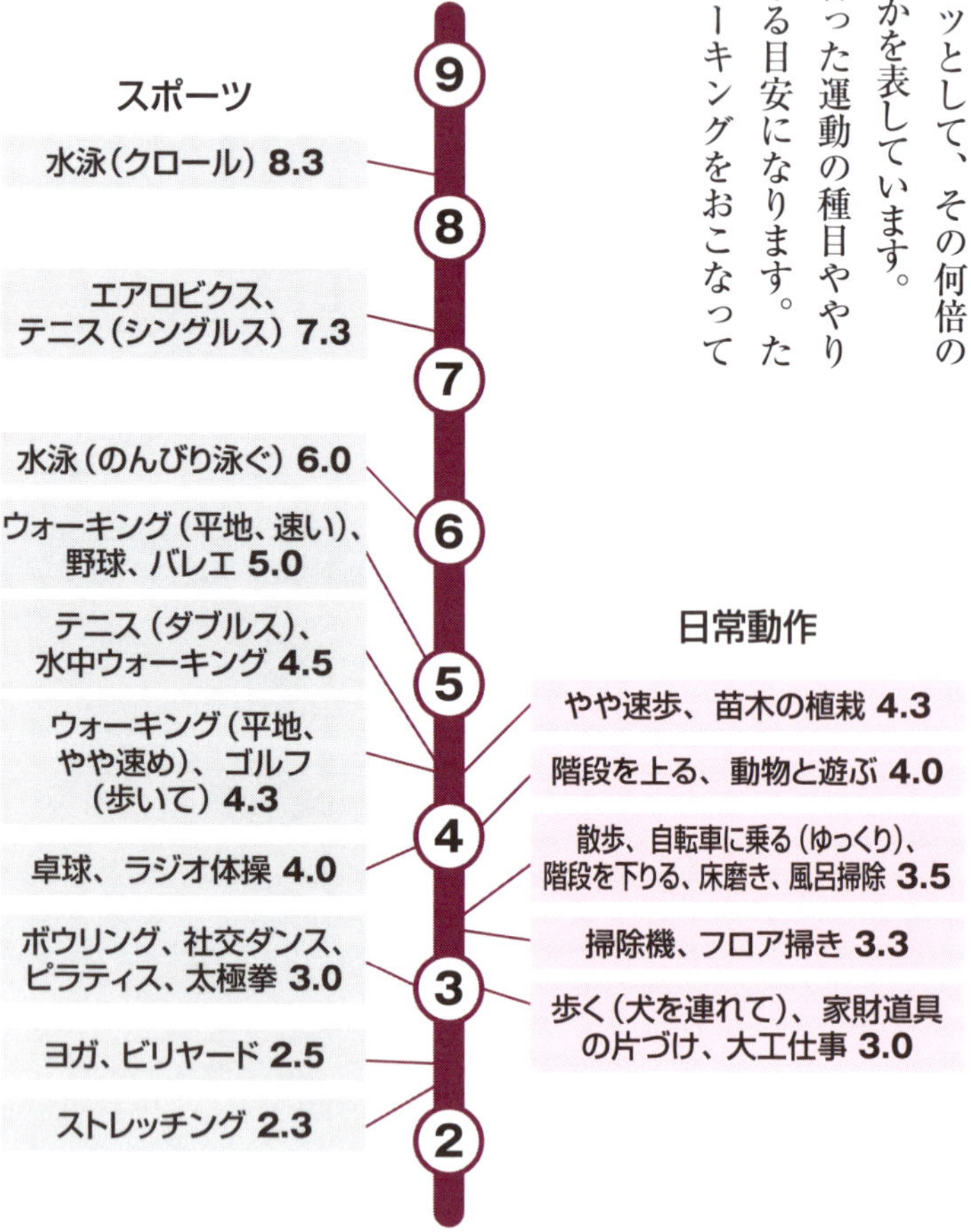
スポーツ
9
水泳（クロール） 8.3
8
エアロビクス、テニス（シングルス） 7.3
7
水泳（のんびり泳ぐ） 6.0
6
ウォーキング（平地、速い）、野球、バレエ 5.0
テニス（ダブルス）、水中ウォーキング 4.5
5
ウォーキング（平地、やや速め）、ゴルフ（歩いて） 4.3
卓球、ラジオ体操 4.0
4
ボウリング、社交ダンス、ピラティス、太極拳 3.0
3
ヨガ、ビリヤード 2.5
ストレッチング 2.3
2
日常動作
やや速歩、苗木の植栽 4.3
階段を上る、動物と遊ぶ 4.0
散歩、自転車に乗る（ゆっくり）、階段を下りる、床磨き、風呂掃除 3.5
掃除機、フロア掃き 3.3
歩く（犬を連れて）、家財道具の片づけ、大工仕事 3.0

■著者プロフィール
黒澤 尚（くろさわ・ひさし）
1943年生まれ。順天堂大学医学部附属順天堂東京江東高齢者医療センター特任教授。1970年、東京大学医学部卒。東京大学医学部整形外科講師、東京逓信病院整形外科部長、順天堂大学医学部整形外科主任教授などを経て、現職。専門はひざの外科、スポーツ外傷、運動療法など。変形性ひざ関節症、廃用症候群などに、体操を中心にしたセルフコントロール法を提唱。主な著書に『ひざの痛みをとる本』『歩いて治すひざの痛み』（ともに講談社）などがある。

健康ライブラリー イラスト版
ひざの痛《いた》みがとれる本《ほん》

2015年4月10日 第1刷発行
2023年8月3日 第8刷発行

著者　黒澤　尚（くろさわ・ひさし）
発行者　髙橋明男
発行所　株式会社講談社
東京都文京区音羽二丁目12-21
郵便番号　112-8001
電話番号　編集　03-5395-3560
販売　03-5395-4415
業務　03-5395-3615
印刷所　凸版印刷株式会社
製本所　株式会社若林製本工場

N.D.C. 493　98p　21cm

ISBN978-4-06-259792-0

●写真協力　秦運動具工業（P17）
武内義肢製作所（P56）
サントリー（P57）
日本シグマックス（P57）
松永製作所（P59）
泉工医科工業（P62）
アイ・ファーム（P86）
有限会社トータルケアシステム（P86）
大正製薬（P86）

●編集協力　オフィス201
●カバーデザイン　松本 桂
●カバーイラスト　長谷川貴子
●本文デザイン　勝木雄二
●本文イラスト　松本 剛　千田和幸

講談社　健康ライブラリー　イラスト版

レビー小体型認知症がよくわかる本

横浜市立大学名誉教授
小阪憲司　監修

アルツハイマー型に続く第二の認知症。そこにはいない人やものが見える幻視に要注意。病気の見極め方から治療法、介護のコツまで徹底解説。

ISBN978-4-06-259779-1

心臓弁膜症
よりよい選択をするための完全ガイド

国際医療福祉大学三田病院心臓外科特任教授
加瀬川　均　監修

放置すれば心房細動や心不全のおそれも。病気のしくみから最新治療法まで徹底解説！

ISBN978-4-06-523502-7

認知症と見分けにくい「老年期うつ病」がよくわかる本

慶應義塾大学医学部精神・神経科学教室教授
三村　將　監修

もの忘れ＝認知症とはかぎらない！　見逃されやすい高齢者のうつ病。要注意サインから治療法までを解説。

ISBN978-4-06-259778-4

嚥下障害のことがよくわかる本
食べる力を取り戻す

浜松市リハビリテーション病院　病院長
藤島一郎　監修

家庭でもできる訓練法、口腔ケア、安全な食べ方・調理法など、誤嚥を防ぎ、食べる力を取り戻すリハビリ術を徹底解説。

ISBN978-4-06-259786-9

まだ間に合う！　今すぐ始める認知症予防
軽度認知障害（MCI）でくい止める本

東京医科歯科大学特任教授／メモリークリニックお茶の水院長
朝田　隆　監修

脳を刺激する最強の予防法「筋トレ」＆「デュアルタスク」記憶力、注意力に不安を感じたら今すぐ対策開始！

ISBN978-4-06-259788-3

また立てる・また歩ける寝たきりの人でもできる「足腰体操」

順天堂東京江東高齢者医療センター特任教授
黒澤　尚

本人の動ける程度に合わせて目標設定、無理なくはじめる「足腰体操」保存版。寝たきり予防にも！

ISBN978-4-06-259777-7

講談社　こころライブラリー　イラスト版

うつ病の人の気持ちがわかる本

大野裕、NPO法人コンボ　監修

病気の解説本ではなく、本人や家族の心を集めた本。言葉にできない苦しさや悩みをわかってほしい。

ISBN978-4-06-278966-0

認知症の人のつらい気持ちがわかる本

川崎幸クリニック院長
杉山孝博　監修

「不安」「恐怖」「悲しみ」「焦り」の感情回路。症状が進むにつれて認知症の人の「思い」はどう変化していくのか？

ISBN978-4-06-278968-4